Z Roksolanii

Zygmunt Haupt

Z ROKSOLANII

Opowiadania, eseje, reportaże, publicystyka, warianty, fragmenty (1935–1975)

Zebrał, opracował i notą edytorską opatrzył
Aleksander Madyda

WYDAWNICTWO NAUKOWE
UNIWERSYTETU
MIKOŁAJA KOPERNIKA
TORUŃ 2018

Redaktor
Magdalena Mordawska

Projekt okładki
Tomasz Jaroszewski

ISBN 978-83-231-3996-6 (oprawa twarda)
ISBN 978-83-231-3995-9 (oprawa miękka)

Printed in Poland

WYDAWNICTWO NAUKOWE
UNIWERSYTETU MIKOŁAJA KOPERNIKA
Redakcja: ul. Gagarina 5, 87–100 Toruń
tel. +48 56 611 42 95, fax +48 56 611 47 05
e-mail: wydawnictwo@umk.pl
Dystrybucja: ul. Mickiewicza 2/4, 87–100 Toruń
tel./fax +48 (0) 56 611 42 38
e-mail: books@umk.pl
www.wydawnictwo.umk.pl

Wydanie II zmienione, poprawione i uzupełnione
Druk i oprawa: Drukarnia Wydawnictwa Naukowego UMK
ul. Gagarina 5, 87–100 Toruń

SPIS TREŚCI

III. KRYTYKA I PUBLICYSTYKA LITERACKA

IV. PUBLICYSTYKA SPOŁECZNO-KULTURALNA

I. OPOWIADANIA

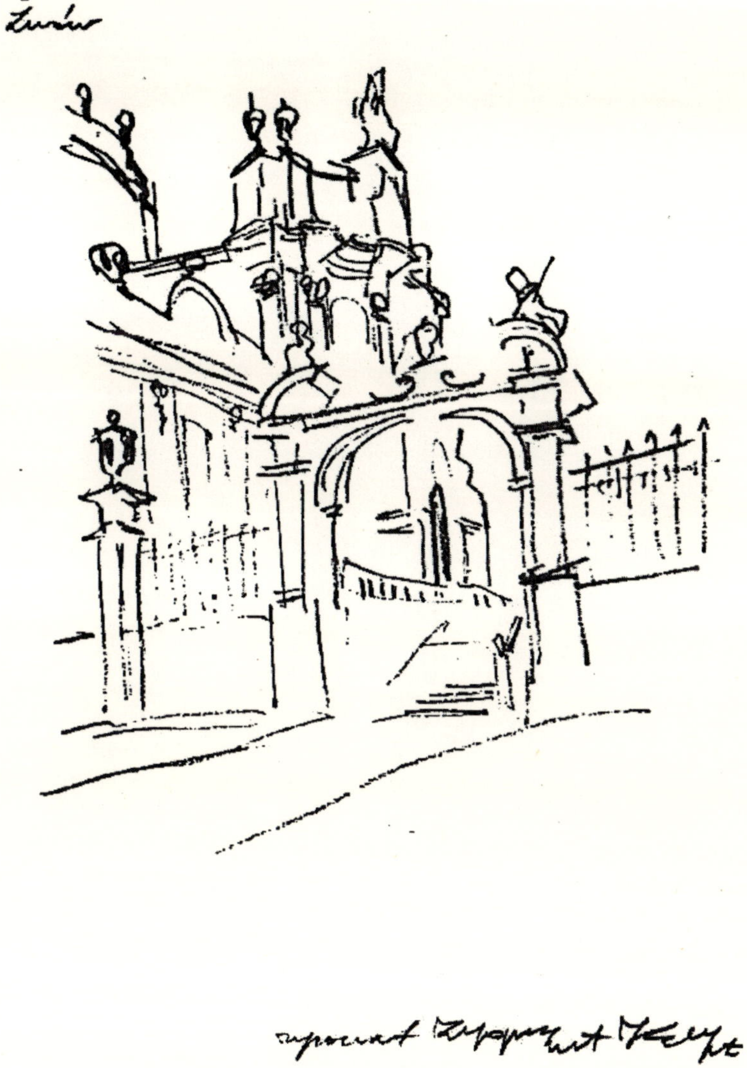

Cel

Wprawiony w krwawą kolię frontu osłaniającego pierś Francji, batalion 71. Pułku Piechoty – czekał. W rowach, chodnikach, gniazdach karabinów maszynowych zbierała się woda i nowe strugi deszczu niepowstrzymanie wlewały się do lejów granatnich. Przytuleni do parapetu, za osłoną z poprutych worków z piaskiem, żołnierze już przestali drżeć z zimna. Czekali. Nieuchronna chwila, kiedy wskazówki zegarków dowódców kompanij, bateryj, posterunków sygnalizacyjnych dobiegną do oznaczonej z góry minuty i sekundy, zbliżała się w plusku ulewy.

Krzysztof tępo oczekiwał tej chwili.

W mroku z trudnością rozróżniał skurczone pod deszczem postacie-stwory w hełmach pokrytych włóczkowymi pokrowcami, z wolem maski gazowej u szyi, z nogami tonącymi po kostki w kwaśno śmierdzącym błocie okopów. Leniwą myślą konstatował, że na długiej przestrzeni trzydziestu paru kilometrów, tak jak on w błocie, z wyłaniającą się w brzasku dnia przędzą drutów kolczastych za przedpiersiem okopów, czeka fala ludzi. Za pierwszą linią, z „*baïonnette au canon*" w rowach komunikacyjnych, w zwaliskach ferm, w zagłębieniach terenu za strzępami zagajników w oczekiwaniu mokną kompanie, bataliony, pułki, które pójdą po moście ciał pierwszej linii. Baterie z załadowanymi działami operliły się kroplami wody zawisłymi na maskujących sieciach. W lukach lasków, za nasypami kolejowymi szwadrony dociągają popręgi. Pod pancerzem czołgów głucho uderza serce silnika i noga kierowcy spoczywa na akceleratorze. Pilot naciąga okulary i sprawdza jeszcze raz loksodromę, a ciężki kadłub bombardującego samolotu drży przy niepełnych obrotach silnika. Na przestrzeni trzydziestu kilku kilometrów stłoczeni ludzie, zwierzęta i maszyny oczekiwali decydującego momentu. Przed sobą mieli cel.

Krzysztof nie miał celu w życiu. Przedstawiał doskonały typ wykolejeńca życiowego. Złożyło się na to wszystko. Wpływ ojca: człowieka majętnego, który miał kiedyś aspiracje artystyczne, a skończył na groszoróbstwie, cynika i kosmopolity. Krzysztof miał zaszczepiony w dzieciństwie starczy sceptycyzm i pogardę dla wszelkiego autorytetu. Nie miał przed sobą ideału i dusił się bez jego trójwymiarowej perspektywy. Przed wybuchem wojny światowej wyjechał z Polski do Paryża, ażeby tu jeszcze raz skonstatować, że życie jego skalą swoją nie przenosi bytowania najnędzniejszego z tworów – jakiegoś pierwotniaka zagrzebanego w mule mórz. Raz, kiedy stał wsparty o poręcz Pont Neuf i bezmyślnie patrzył w migotliwy marmur Sekwany, usłyszał głosy kamelotów zwiastujące wybuch wojny. Obeszło go to dopiero wtedy, kiedy w związku z jego przynależnością obywatelską do jednego z państw centralnych zaczęto go nękać całym aparatem szykan. W jego świat wtargnęła siła nowa, która brutalnie dawała mu do poznania, że prawdziwy świat, który ma swoje cele, posądza go o jakieś teleologiczne spekulacje. Dozór policji, obozy internowanych i nędza dały mu się we znaki. Idąc drogą najmniejszego oporu, mając nadzieję, że wojna się skończy zanim pójdzie na front, zgłosił się na ochotnika do armii.

Przeszedł straszliwą szkołę rekruta, gdzie, o ironio! jego człowieczeństwo potrafił ukazać mu wściekły „*sous-officier*" po to, by zmieszać je z błotem. Z prawdziwym zniecierpliwieniem oczekiwał końca skróconego czasu szkolenia. Zmobilizowany autobus paryski z zachlapanym napisem: „OPERA–PLACE DE L'ETOILE" przerzucił go pewnej nocy z węzłowej stacji Petite Ville-sur-Oise na front.

. . . .

Jest pół do czwartej nad ranem. Pół do czwartej… Zatem za pół godziny i pięć minut atak. Krzysztof był już rok na froncie i widział wiele ataków. Ale ten zapowiadał się szczególnie. Z tyłu skonsygnowano nieprawdopodobną ilość artylerii. Baterie tłoczyły się obok baterii wśród cholerycznej pogody, cholerycznych przekleństw, cholerycznej dyzenterii. Konie z zaprzęgów angielskich gryzły się z końmi portugalskimi, a jezdni, brnąc po kolana w glinie, walili się batami. Nie wiadomo po co skoncentrowano czołgi. Każdy rekrut i każdy ochotnik wiedział, że czołgi ugrzęzną w glinie i że trzeba je będzie zębami wydobywać z błota.

Tylko jeść dali mało. Oczywiście kradną. Kradną wszyscy, począwszy od pomocników kucharza...

W batalionie 71. Pułku, którego szeregi miał uzupełnić swą piersią, Krzysztof znalazł się w jednej drużynie z „rodakiem". Rodak nazywał się Anzelm i wzbudził w Krzysztofie zdecydowaną niechęć. Z płową brodą zarastającą twarz nie mytą od tygodni, ze swoimi drobnomieszczańskimi wspomnieniami z ojczyzny, opowiadaniami o społecznej pracy w jakimś prowincjonalnym „Sokole" wywoływał w nim odrazę. Jakże go nienawidził, kiedy przy huku pękających piętnastocentymetrowych pocisków i świście szrapneli Anzelm z oczyma zamglonymi roztaczał przed nim fanatyczne obrazy przyszłej wolności. Straszliwa sceneria wojny, plugawe przekleństwa rozbestwionych „*poilus*", wszy, smród, trupy leżące na przedpolu w błocie i tającym śniegu i ten maniak prorokujący o szczytnym celu, to było ponad siły Krzysztofa. Znów straszliwy szept żelaznych ust śmierci, huk, lecące na łeb grudy i kamienie i głos Anzelma:

„Uważacie, kolego, cały świat ruszył z barłogu. Strzelcy senegalscy, spahisi, ułani z Bengalu, cockneye z Londynu, episjerzy z Marais w Paryżu, nafta z Persji i górnicy z Pensylwanii i dlatego toną krążowniki w Dardanelach, ładują konserwy w Melbourne, młoty parowe walą u Schneider-Creusot. Wszystko to ma cel. Uważacie, kolego, cel ten, żeby była Polska".

I znów szatański chichot pocisku, huk, żołnierze odruchowo przytulają się do parapetu, piasek i błoto lecą i znowu Anzelm zaczyna o swym celu.

Od tygodni trwało przygotowanie artyleryjskie. Tony stali rzygane z paszcz wielu dział leciały, opisując trajektorie i krzywe balistyczne, i rwały zasieki, kozły hiszpańskie i wilcze doły. Na odległych odcinkach frontu demonstracyjne ataki i fałszywe ofensywy pochłaniały hekatomby ludzi, żeby odwrócić uwagę i oszukać nieprzyjaciela.

I znów:

„Miarkujecie, *mon vieux*, kończy się przemoc piekła i znów nastanie nowy dzień dla nas: zmartwychwstanie..."

Tu przerwał i zaczął coś rachować na palcach, a potem:

„Kolego – toż mamy dzisiaj Wielki Piątek. Pojutrze to już Pâques, Wielkanoc, Zmartwychwstanie!"

Krzysztof w duchu posyłał go do wszystkich diabłów, a głośno z szyderstwem wycedził:

„Dzisiaj będzie miał jeszcze..."

Znów niewidzialny ekspres pośpieszny rozwalał się w uderzeniu o ziemię i jak meteor zrobił księżycowy krater.

W tym momencie Krzysztof uczuł, że nogi, które od czterdziestu ośmiu godzin mu drętwiały zamknięte w butach, już ścierpły. Przede wszystkim spojrzał na nie i stwierdził, że ma je jeszcze, co go nieco ucieszyło. Na froncie cierpnięcie jest złym objawem. Unosząc oczy, spojrzał na lufę karabinu. Lufa była czerwona od rdzy.

„Zatem" – myślał Krzysztof – „kradną wszyscy. Tak. Ciekaw jestem, czy kradnie też pułkownik? Zresztą któż go tam wie. Możc on właśnie ma czyste ręce?..."

Ręce... ręce... Na ręce jest zegarek. Godzina za dziesięć minut czwarta. Jak ten czas szybko leci! Zatem o czwartej minut pięć. Zrobiło mu się nieswojo. Uczuł się nagle lekkim jak balon na uwięzi i coś złapało go za przełyk. Przypomniał sobie pierwszą spowiedź. Właśnie wtedy, jako siedmioletni chłopak, doznał po raz pierwszy podobnego uczucia. Był lekki i dziwił się, że ku zdumieniu grubego kanonika nie leci pod sklepienie między pyzate aniołki. Na dworze jest już wiosna, a chłopcy strzelają za zakrystią z korków. Krzysztof klęczy przed konfesjonałem, a z tyłu stoi mama z *Fräulein* i zamykają mu odwrót.

...Bzyk!... jakaś kula lepko utkwiła w wale zaplecza. Krzysztof spojrzał na zegarek i stwierdził, że była czwarta. Zatem za pięć minut. Usiłował wrócić pamięcią do chwili, gdy klęczał przed konfesjonałem. Nie szło. Przypominał sobie, że klęczy, że stopień jest twardy, i nagle przypomniało mu się, że wysoko pod sklepieniem, w wybitym oknie, usiadł wróbel. Było to zdarzenie niezwykłej wagi, zważywszy że kościół był przybytkiem Pana Boga, a nie mieszkaniem wróbli. I Krzysztof zrobił się mały, zadarł nos do góry i chciał przyjrzeć się wróblowi śmiałkowi.

...Wysoko, zawinięty w brudne pieluchy chmur, tkwił samolot... Wokół niego pękały szrapnele podobne po wybuchu do główek włoskiej kapusty. Jeden szrapnel, drugi, trzeci... czwarty... Czwarty... zatem za cztery minuty...

Odwrócił się i spotkał oczy Anzelma zaczerwienione i błękitne. Obok ludzkiego niepokoju wyczytał w nich bohaterstwo entuzjazmu... Chciał mu coś powiedzieć, ale zanim udało mu się sformułować jakąś myśl, szmer przebiegł wzdłuż okopów.

Krzysztof zrozumiał, że to już jest koniec. W jednym momencie całkowicie wytrzeźwiał i otępiał w sobie. Uczuł znów charakterystyczny skurcz przełyku i zrobiło mu się nagle zimno. Kiedy zbierał się w sobie, ażeby wreszcie skonstatować, że to właśnie już, teraz – atak, gdzieś daleko za plecyma potoczył się ciężki armatni strzał.

Był to początek. W pół sekundy później Krzysztof mocniej przywarł do okopu, albowiem niebo rozpękło się na granitowe bloki, które wśród przytłaczającego huku waliły się na ziemię. Z wszystkich bateryj wszystkich dywizjonów sprzymierzonej artylerii wyleciały w powietrze tony żelaza i dynamitu. Ziemia czarnymi gejzerami tryskała w niebo, a strzępy podartego słońca tańczyły po niej. Był to huraganowy ogień artylerii. Zanim jednak przyswoił się uszom pierwszy piorunujący impet, wzdłuż całej linii okopów francuskich zrobił się ruch i z tysięcy ludzkich gardeł wybiegł w górę wielki przejmujący grozą wspólny krzyk:

„*En avant! Vive la France!*"

Krzysztof nie wiedział, jak wydobył się na przedpiersie okopu, kiedy już biegł z bagnetem na broni do ataku. Nie przebiegł, ale przeleciał pierwszych dwadzieścia kroków. Obok niego ze zdziczałymi koszmarną emocją wojny twarzami parli naprzód ludzie. Potem chmura dymu bojowego przesłoniła pole widzenia.

Krzysztof biegł naprzód.

Anzelma znaleziono w zwaliskach czegoś, co niegdyś zwało się fermą La Pelouse. Leżał na wznak; dwu sanitariuszy po ściągnięciu z niego resztek munduru i koszuli skonstatowało, że już nie żył. Rana w boku przestała już sączyć krew. W żółtym świetle przedartym przez chmury robił wrażenie woskowej figury Chrystusa z Bożego Grobu. Zabłocone buty i kask stalowy zdawały się podkreślać spokój tego zmęczonego ciała. Resztki piwnicy murowanej, którą wojna zmieniła w gniazdo karabinu maszynowego, stwarzały dekorację podobną do tej, jaką Krzysztof pamiętał, kiedy z matką i *Fräulein* w tłumie pobożnych odwiedzał w Wielki Piątek Grób Zamęczonego. Zgiął kolano i ujął bezwładną dłoń towarzysza. W tej chwili wydało mu się, że zginął jego najlepszy przyjaciel. Wziął z martwej dłoni jego szczytny cel. Cel ten miał przed oczyma, kiedy wychodził ze schronu z odbezpieczonym granatem ręcznym w ręku.

[współautor: Władysław Jan Turzański]
„As" 1935, nr 11

Nowy Jork +70°

„Hallo, Sid!"

„Hallo, Dave!"

Dwaj młodzi ludzie wpadli na siebie w czeluściach „*subwayu*" – podziemnej kolei Nowego Jorku. Potok spieszących się ku pociągom na węzłowej stacji potrącał ich tak, że mogli wdać się w rozmowę dopiero wtedy, kiedy automatyczne schody wyniosły ich na rozpuchły od gorąca lipcowego asfalt 42 ulicy.

Mac Sidor, piegowaty krępy blondyn, parował wszystkimi porami swego ciała i wycierał spocony kark mokrą chustką. Dave Short, smagły, muskularny, o granatowych włosach południowca, był zawsze tak opanowany i chłodny w swoim zapiętym eleganckim garniturze, że zdawało się, iż blisko niego temperatura nowojorskiego Fahrenheita spadnie o dziesięć stopni.

Przecisnęli się do najbliższego baru. Z ulicy dolatywał huk motorów, zgrzyt hamulców autobusowych, gwar tysięcznego tłumu – w barze ryczał *pick-up* i chrzęścił lód w *shakerze* potrząsanym przez *mixera*.

Short wypił szklankę whisky i wparł swoje zimne oczy w spocone czoło Maca Sidora:

„Słuchaj, Sid, jeżeli myślisz, że Manhattan to jest las w Athabasca, gdzie możesz się schować, to się mylisz. Na twoim miejscu uważałbym, że jest tu za gorąco, jak na godzinę przed terminem, który wyznaczono ci do opuszczenia Nowego Jorku. Wstydzę się sentymentu, jaki mam do ciebie za to, że kiedyś przed sędzią nie poznałeś mię, ale ważniejsze są dla mnie rozkazy z góry. Dzięki mnie wyrok »gangu« był bardzo łagodny. Masz zapomnieć, że istnieje Manhattan, Queensborough, New Jersey, Brooklyn, Bronx, Richmond, wykreśl w swoim podręczniku geografii to, co nazywa się Nowym Jorkiem. Poza tym całe USA jest dość obszerne, ażeby cię pomieścić razem z bagażem moralności, solidności, prawości, który to bagaż jest tak potrzebny *racketeerowi*, jak neseser toaletowy gwiazdy filmowej misjonarzowi w Chinach".

Mac Sidor rozpiął kołnierz koszuli i spojrzał ponuro w automat do sprzedawania żyletek:

„Nie, nie wyjadę! Mam dość! Teraz, kiedy Annabel najbardziej mię potrzebuje, nie mogę jej zostawić. I co jej powiem, kiedy zapyta mię o powód wyjazdu? Jeszcze jedno kłamstwo, jeszcze jedna przeklęta pętla, w którą zaplątaliście mnie! To już wolę kulę w plecy! To umiecie – tchórze!"

Podniósł oczy na olbrzymi termometr zawieszony przed witryną baru. Bezmyślnie powiedział:

„70 stopni".

Doszedł go głos Shorta:

„Okay! Ostrzegałem cię ostatni raz. Za czterdzieści pięć minut moim obowiązkiem będzie właśnie z tyłu strzelić do ciebie. To jest ważniejsze niż twoja moralność, niż Annabel, niż 70 stopni w cieniu".

Mac Sidor nie wiedział nawet, kiedy Dave zniknął mu z oczu. Zapłacił i powlókł się w górę ulicy. Nie bał się. Było mu wszystko jedno. Zresztą śmierć w biały dzień, wśród zawrotnego ruchu ulicy w południe wydawała się czymś tak nierzeczywistym.

Olbrzymie kadłuby autobusów z czerwoną reklamą: „Żujcie gumę Wrigleya!" torowały sobie drogę wśród mrowiska samochodów. Dzwonki na skrzyżowaniach ulic, spocony fałd tłuszczu nad kołnierzem grubego policjanta i tłum mężczyzn bez marynarek, w słomianych kapeluszach, kobiety poubierane względnie porozbierane niemożliwie z powodu gorąca (uważacie, 70 stopni Fahrenheita), a nad wszystkimi wyziewami dominujący zapach rozpalonego asfaltu, spalin i jeszcze czegoś specyficznego dla olbrzymich zbiorowisk ludzkich – wszystko to było tak natrętnie realne, że śmierć wydała się tu czymś metafizycznym.

Doszedł do drugiej przecznicy, wsiadł do tramwaju, nie patrząc na kierunek, w którym jedzie, i ocknął się dopiero, kiedy na końcowej stacji konduktor wypchnął go dość bezceremonialnie.

Zorientował się, że jest na wybrzeżu Baterii. Skwar powyganiał stąd spacerowiczów. Jedynie na ławce, zakryty przed słońcem gazetą, leżał jakiś abnegat w dziurawych butach. Brudna fala uderzała miarowo o bulwar. Parowce ciężko wlokły się w wodzie wydającej się gęstą jak smoła. Odór morskiej wody rozgrzanej słońcem wiercił w nosie nieprzyjemnie.

Mac Sidor poszedł ku miejscu, gdzie spodziewał się zastać prom, który by go przewiózł do Brooklynu. Po drodze zniechęcił się do tej myśli.

Nagle opadł go strach! Przeraziła go myśl, że może tu zostać zastrzelony. Nie dbał o siebie, ale co stanie się z Annabel? Pojedzie do niej, powie jej wszystko! Ona uwierzy w jego miłość, w jego dobrą wolę! Przebaczy mu!

Wskoczył do stojącej przy skwerze taksówki. Powietrze uderzające w pędzie w twarz miało temperaturę paleniska na transatlantyckim parowcu. Kiedy wessał ich tunel ulicy, cień *skyscraperów* nie łagodził gorąca.

French Building lśnił emaliowanymi tarasami czterdziestu pięter, Empire State Building godził ostrą igłą w upalne niebo. Na rogu 42 ulicy, koło Public Library, powstał taki natłok samochodów, że Mac Sidor wyskoczył, żeby przenieść się do „*subwayu*" i pojechać do okolicy Park Avenue, gdzie mieszka Annabel.

Gdyby nie było chociaż tak gorąco! Bary nęciły chłodem i lodami! Rzucił okiem na przegub ręki. Fatalna godzina pierwsza! I w tej chwili zobaczył, że na ukos przecina mu drogę wśród tłumu Dave Short. Prawa ręka w zanadrzu!

Mac Sidor wiedział, że w praktyce nigdy nie załatwia się wyroków „gangu" w biały dzień, przy maksimum niebezpieczeństwa. Ale to przesąd. Najłatwiej po wpakowaniu mu kuli zbiegnie sprawca w tłum ogarnięty paniką.

Mac Sidor stanął na krawężniku i wyliczał moment, kiedy dać nura między samochody.

I w tej chwili ujrzał małą dziewczynkę, takiego brudasa rynsztokowego, jakich wielu na asfalcie wielkiego miasta – uprzykrzona zgraja brodząca w strugach wody aut zlewających ulice, [zgraja dzieci] drących się wniebogłosy, brudnych, czepiających się autobusów, natrętnie wciskających gazety, adorujących wystawy sklepowe, zdemoralizowana banda, przyszłość miasta!

Mała, trzymając w rączce wafla z lodami, wyskoczyła prawie spod kół jakiegoś ciężarowego packarda po to, żeby rzucić się pod nadtętniający tramwaj.

Tramwaje Nowego Jorku zaopatrzone zostały w jakiś genialny wynalazek, który podobno ma usuwać niebezpieczeństwo przejachania, a daje ten skutek, że wydobyty spod niego człowiek jest trudny do poznania.

Mac Sidor rzucił się błyskawicznie, czując, że już jest za późno. Jakieś silne uderzenie pchnęło go w ostatniej chwili. Oprzytomniał dopiero, trzymając małą w rękach. Zgrzyt hamulców, dzwonienie, gwar zbiegowiska dopełniły reszty oszołomienia. Sygnały piętrzących się w zatorze samochodów, gwizdki policjantów. Jakiś szofer wychylony z swego wysokiego siedzenia ciężarowego samochodu wołał głośno: „Już po nim!" Po kim? Tknięty [przeczuciem], oddał dziecko otaczającym go ludziom i rozpychał tłum. Sierżant policji utorował mu drogę, pytając: „To pański przyjaciel?" Przeraźliwa syrena auta sanitarnego rozdzierała zator wozów i ludzi. Na noszach ujrzał Shorta albo raczej krwawe jego strzępy. Jego piękne włosy południowca, zawsze starannie zaczesane, zlepiała krew.

Mac Sidor ujął go za rękę. Short otworzył oczy i przymknął je. Z ust wydarł się rzężący szept:

„Sid, myślałem, że nie zdążę cię uratować spod tramu. Sid... bądź szczęśliwy z Annabel... wyrok »gangu« umiera ze mną... I strasznie mi zimno... Sid... pomimo 70 stopni..., które ci tak dokuczają..., 70 stopni..."

„Dziennik Polski" 1937, nr 91, 92

Admirał Gaspar Hojeda

Wpłynęli na płytkie wody Morza Karaibskiego. Zdawało się, że po miesiącach żeglowania po bezkresach oceanu, po dniach spędzonych wśród trwogi morskich nawałnic, po godzinach bezładnych pijatyk, tęsknot za zapachem kobiecych włosów i przetkanym słonecznymi cętkami cieniem drzew znajdą i przywrą do brzegu jak spragnionymi ustami wpija się w dzban wody.

A tu wstążki pawilonu nie podnosi najlżejszy podmuch, olbrzymie płachty żagli workowato wiszą u rej i piersi Tetydy pod bukszprytem nie omywa spieniony grzebień rozdzieranej dziobem okrętu wody.

Szlachetny i świetnie urodzony Gaspar Hojeda da Immaculacões, wsparty o rzeźbioną balustradę rufy, patrzył zniecierpliwiony w czerwone krzyże na pomarszczonych żaglach.

Był małego wzrostu nawet tak, że graniczyło to z komizmem, ale nie nadawał swej twarzy srogiego marsa ambitnych małym wzrostem ludzi. Dwie fałdy biegnące od nosa do kątów ust, fałdy mądrej, świadomej goryczy, to były jedyne charakterystyczne cechy jego pospolitej twarzy.

Na jego rozkaz obdarty puszkarz wyniósł zapalony lont z kambuza i przytknął do zapału działa. Huk targnął upalnym powietrzem i obłok skłaczonego dymu długo rozrzedzał się w powietrzu, niezdecydowany, czy wsiąknąć w morze, czy popłynąć ku miedzianemu słońcu.

Do „Tetydy" admiralskiej przywiosłowały szalupy z „São Bartholomeo" i „Pão da Diaz", dwu karawel, które zostały wraz z „Thetis" z floty jedenastu okrętów JMości Króla wysłanej dla wkopania kamiennych portugalskich krzyży w Zielonym Kraju na zachód od

Indyj. Kapitanowie wdrapali się po schodni i szli ku rufie, gdzie stał admirał Hojeda. Kapitan z „Pão da Diaz" był, jak zawsze, elegancki i nie pozwolił sobie na to, by zapomnieć rękawic z łosiowej skóry, które były nieco splamione smołą okrętową. Zapijaczony dowódca z „São Bartholomeo" ocierał spocone dłonie o spodnie.

Admirał odwrócił się do nich tyłem i patrzył w zielonooliwkową toń w cieniu rufy.

Mówił jakby do wyłupiastookich ryb, które przepływały w tym cieniu. Mówił urywanymi zdaniami, dobitnie, głos mu urywał się tylko, kiedy zastanawiał się nad dalszym ciągiem – wtedy powoli powtarzał koniec ostatniego zdania. Wpadał w łacinę i powracał do portugalskiego. Mówił o galonach wody, krzemieniach do zamków, o wypadkach choroby wielkiej na „Pão da Diaz", o dyscyplinie i wtedy padło: „Vivan".

Odwrócił się do nich nagle i spozierał ni to pytająco, ni to karcąco. Obaj oficerowie nie patrzyli mu w oczy, tylko usiłowali zaczepić wzrok o cokolwiek, ale przed nimi był drgający w słońcu bliski morski horyzont, a ponad admirałem – łuszcząca się oślepiającym słonecznym odbiciem w szkle latarnia rufowa.

Vivan. Przywlekli go na pokład muszkieterzy, był posiniaczony od uderzeń i krew z rozciętego czoła zlepiała mu włosy, kiedy w dzień odjazdu, jako poddanego z królewskich winnic, okrętowano z robotnikami. Mały Hojeda nie mógł zapomnieć wzroku jego, kiedy nadszedł na rozgardiasz wywołany przez buntownika. Hojeda, wykwintny stylista, miłośnik i znawca logiki, nie zaniedbujący nawet wobec prymitywnych ludzi miażdżyć i policzkować ironią, pozwalał im nawet na obronę, aby potem straszną ripostą, jak dobrze wycelowanym kopnięciem ciężkiego rajtarskiego buta, wkopać i zagnać nędzę ludzką w rozpacz i czeluść, i w beznadziejność, i w bezradę upokorzenia.

Vivan! Na brzegu stała, słaniała się jego żona, młoda dziewczyna; strzępy sukni wisiały na niej od szarpania się z muszkieterami uprowadzającymi jej męża.

Vivan! Patrzył w stronę niej i słowa admirała przelatywały koło niego jak niecelne strzały. Mały Hojeda podszedł i gardą rapiera uderzył go raz w twarz.

Vivan z krwawym piętnem na twarzy nie odrywał oczu od brzegu, kiedy rzucono cumy i pióra wioseł z holujących szalup zagarnęły wodę.

Umarł po miesiącu, pod pokładem – wgniecione w klatkę piersiową połamane żebra i cuchnąca woda nie sprzyjały powrotowi do zdrowia. Umarł z oczami tonącymi w dalekich srebrzystych oczach samotnej żony. W zapadający wieczór, między dwoma szkwałami, kiedy sierp księżyca łamał się w rozbieganych wałach morskich, poszedł za burtę.

Nic nie zmieniło się we flocie. Fale dalej opluwały pokłady, szczyty masztów zapisywały niebo zawiłym tekstem, skrzypiały bloki i wachty monotonnie dzwoniły czas.

Ale admirał nie wertował książek, nie omiatał horyzontu lunetą, dla podwładnych miał nie widzący wzrok i kiedy nikt, zdawało się, nie patrzy i [nie] słucha, to gniótł gardę rapiera i z ust wydzierało się: „Vivan..."

Okręt to rodzina, rozrzucona flota to dom. Puszkarze, żaglelnicy, cieśle, arkebuzjerzy i ci, co mieli sobie powierzony horyzont z wyżyny gniazd na maszcie, i kotlarze, starsi nad marynarzami przełożeni wacht i oficerowie, i kapelani, i mnisi odprawiający modły powtarzali sobie w skrytości, że Vivan wstępuje w nocy na pokład z morza i wlokąc za sobą strugi wody i zielsk morskich, idzie tam, gdzie admiralskie pomieszczenia. Wachty tulą się do want i szyldwach u drzwi kajuty admirała zasłania twarz halabardą.

Vivan kładzie popuchłe od wody morskiej dłonie na mapy posieczone różami wiatrów, pięknie zdobne w delfiny i gryfy i szczerzy zęby do admirała, i zasłania mu sobą zachód...

Hojeda patrzy na swych kapitanów i mówi twardo:

„Szalupy na morze i okręty na hol. Nie przeczekiwać ciszy. Wina nie wydawać ani okowity, składy prochu przejrzeć, chorych oddzielić i dać rozkaz odprawić modły. Światła w nocy mają być pogaszone. Przy działach niech czuwają puszkarze. Lada dzień możemy ujrzeć góry Zielonego Kraju".

„Krytyka i Życie" nr 17,
[dodatek do:] „Dziennik Polski" 1937, nr 113

Pan Pickwick i dzieci
(*À la manière* Charles Dickens)

Był piękny sierpniowy poranek, jeden z tych, kiedy słońca nie zakrywają chmury i deszcz nie pada, gdy pan Pickwick zerwał się z łóżka w swym mieszkaniu przy ulicy Goswell.

Toaleta nigdy nie zabierała wiele czasu naszemu filozofowi i kiedy jego wierny sługa, Sam Weller, wrócił ze stacji omnibusów, gdzie zamawiał miejsce do Dover, pan Pickwick był już gotów.

„I cóż, Samie, czy będziemy mieli wygodne miejsca?"

„Omnibus poranny odjechał wcześniej niż się spodziewano i mamy miejsca w wehikule, który niegdyś służył jako ekstrapoczta. Jeżeli nie będzie amatorów na pasztet dla państwa Hooliganów, to unikniemy losu sardynek w pudełkach".

„O jakim pasztecie mówisz, Samie?" – zapytał pan Pickwick swego giermka.

„Czy nie słyszał pan nigdy o oberży Hooliganów na drodze do Dover? Przez wiele lat, w czasie złej pogody, kiedy podróżni zatrzymywali się na nocleg w drodze do Dover lub vice versa, państwo Hooliganowie przyjmowali ich tak gościnnie, że trudno im było rozstać się z pamiątkami po gościach, i nazajutrz ani śladu nie znachodzono podróżnych".

„Nie chcesz przez to powiedzieć, że miały tam miejsce rabunki i grabież?" – zapytał zaniepokojony pan Pickwick.

„Takie same wątpliwości miały władze bezpieczeństwa tak długo, aż okręty z Dover zaczęły nagminnie odpływać bez pasażerów. Ramię prawa jest leniwe, ale niezawodne. Dzisiaj niemowlęta mogą spokojnie podróżować w jedną i drugą stronę".

Słowa Sama zawierały proroctwo, bo kiedy znalazł się ze swym panem na stacji omnibusów, ujrzeli widok, który w każdych innych okolicznościach byłby rozczulił i rozrzewnił miłośnika dzieci i niemowląt.

Na ekstrapocztę oczekiwała rodzina złożona w głównej części z damy i mniejszej, ale za to bardziej rozczłonkowanej – kilkorga dzieci.

Dama była osobą potężnej statury, której objętość podnosiła jeszcze niezliczona ilość peleryn, płaszczów, mantylek i szalów, [a] którą to górę materiałów, falbanek i wstążek wieńczył kapelusz. Mógł on uchodzić zarazem za wiszące i wędrujące ogrody Semiramidy, w których ogród warzywny walczył o lepsze z ogrodem kwiatowym.

Dzieci w liczbie pięciorga, różnej płci i wieku, albo tuliły się do swej rodzicielki, albo z kompletną abnegacją dla jej spokoju i własnego bezpieczeństwa asystowały zaprzęganiu koni pocztowych, przytraczaniu pakunków i powiększaniu harmideru, jaki zawsze towarzyszy odjazdowi omnibusu.

Dama wzywała niebiosa na świadków swego utrapienia, potem usiłowała znaleźć w panu Pickwicku bardziej uchwytnego i współczującego arbitra swych macierzyńskich kłopotów.

„Ach, ja nieszczęśliwa" – wołała – „czy kiedy mój świetlanej pamięci małżonek, mister Slumkey z Floty Jej Królewskiej Mości, byłby przypuszczał, w jak opłakanych okolicznościach będą się tułać te jego małe podobizny? Nie uwierzy pan, jak ciężki jest los znękanej wdowy, kiedy od niej zależy los tych pięciorga pieszczot".

„Mam nadzieję, że rząd otacza ich przyszłość stosowną opieką" – powiedział pan Pickwick.

„O, tak, w miarę wielkich zasług mego czułego męża. A to wisielec!" – ostatnie słowa były skierowane nie pod adresem świętej pamięci kapitana Slumkeya z Floty Jej Królewskiej Mości, tylko – jego latorośli, chłopca lat około dziesięciu, który z zapałem godnym lepszej sprawy badał zawartość naczynia z smarem do osi. Czcigodna matrona bez pytania umieściła najmłodsze niemowlę w ramionach zaskoczonego pana Pickwicka, a sama z szybkością niezwykłą u osób jej cyrkumferencji pośpieszyła z doraźną interwencją.

Młodego Slumkeya uratowało przybycie panów Snodgrassa, Tupmana i Winkle'a, a to stało się hasłem do odjazdu.

Pan Pickwick z panem Winkle'em, wdową i pięciorgiem dzieci mieli jechać wewnątrz powozu, panowie Tupman, Snodgrass i Sam ulokowali się na zewnątrz. Po wielu „ach!" i „och!" pani Slumkey i dłuższych pertraktacjach z średnim małym Slumkeyem, który nie chciał się rozstać z batem pocztyliona, wszystko było gotowe. Konie plątały uprząż, przekupnie usiłowali sprzedać podróżnym swoje drobiazgi, w końcu pocztylioni wskoczyli na siodła, trzasnęły bicze i omnibus ruszył przez ulice.

Pierwszych chwil nie mącił żaden dysonans i kiedy powóz wytoczył się z przedmieść Londynu, pan Pickwick wpadł nawet w lekką drzemkę, którą przerwał dopiero pan Winkle gromkim: „Stój!"

Okazało się, że w międzyczasie, kiedy pani Slumkey roztaczała przed słynnym sportowcem girlandę zalet swego męża, świętej pamięci kapitana Slumkeya z Floty Jej Królewskiej Mości, średni Slumkey miał szczęśliwy pomysł uświetnienia nowych nankinowych spodni ze strzemiączkami pana Winkle'a deseniem z resztek smaru, jaki został na wszystkich jego dziesięciu palcach, a starszy uczynił sobie nawet z jego cylindra coś pośredniego między tamburynem a kotłem wojennym Afganów.

Wobec tego pan Winkle przypomniał [sobie], że jeszcze przed wyjazdem uczuwał lekki ból głowy, i doszedł do wniosku, że pobyt na zewnętrznym siedzeniu zrobi mu znakomicie.

Wewnątrz powozu stało się przestronniej. Pan Pickwick ocknął się ze snu zupełnie, ale nie potrafimy wcale osądzić dobrodziejstwa nieświadomości, jaką nam dają objęcia Morfeusza. Oto mógł przerażonym, acz osłabionym wzrokiem skonstatować, że najstarsza panna Slumkey w jego kapeluszu na głowie i okularach na nosie do złudzenia naśladuje pastora intonującego psalmy, podczas gdy niesforni wierni, tłocząc się na kolanach, omalże na karku czcigodnego filozofa, niczym nie zdradzali zbudowania. Raczej przykład ten działał odwrotnie. Starszy Slumkey, pozbawiony środków mechanicznych, za pomocą własnego organu głosu wydawał okrzyki mające wzbudzić przekonanie, że jest wodzem czerwonoskórych Irokezów.

Młodsza panna Slumkey wydzierała z rąk Bena coś, co po dłuższym badaniu okazało się notatami pana Pickwicka. A najmłodsze niemowlę, dotychczas spoczywające w objęciach pana Pickwicka, przyłączyło się nagle do ogólnego chóru wcale wyrobionym dyszkantem.

Pani Slumkey z prawdziwie wyrozumiałą macierzyńskością nie zwracała uwagi na rozpaczliwy stan czcigodnego prezesa Klubu Pickwickistów, a ze stopnia zaangażowania się w opisie choroby świętej pamięci Slumkeya należało wnioskować, że do agonii jeszcze nie blisko.

Rezygnacja nie jest ostatnią z cnót, nawet jeżeli się jest na nią bez własnej woli skazanym. Pan Pickwick, przy swoim pełnym słodyczy charakterze, przeszedłszy wszystkie stany od niemej wściekłości, idej suicydalnych, wspomnień bezkarności, jakiej zazdrościł królom Dahomeju w spełnianiu najokrutniejszych czynów, popadł, z braku większego wyboru, w osłupienie, z którego otrząśnięto go dopiero po przybyciu do Dover.

Dover jest miastem portowym o wszystkich cechach tego rodzaju skupień ludzkich, gdzie wrodzony normalnemu człowiekowi wstręt do wody zwalczany jest przez zrozumienie interesu. Zapach śledzi, chwiejne pomosty, sklepy wekslarzy i równie liczne szynki nadają temu miastu godne oblicze bramy Anglii. Marynarze w niedbałych ubiorach wynagradzają pewne luki w wykwintnym wyrażaniu się niepospolitym humorem, podtrzymywanym przez stosowanie pewnej dozy alkoholu konsumowanego wzwyż wspomnianych szynkach.

Pan Pickwick i jego perypatetycy wylądowali szczęśliwie przed gospodą „Pod Zielonym Krabem". Ogień na kominku i cynowe kufle z portwajnem kazały im zapomnieć o trudach podróży. Nic nie mąciło spokojnej wieczerzy, jeżeli nie liczyć pewnej różnicy zdań między panem Winkle'em i panem Tupmanem co do takielunku okrętowego, ale udało się panu Pickwickowi rychło rozstrzygnąć sporną kwestię, jako że żaden z pickwickistów nie dotykał w swym życiu stopą pokładu.

Sam Weller w międzyczasie nawiązał żywe stosunki towarzyskie z dwoma bosmanami z okrętu noszącego dumnie miano „Huragan", a nieproporcjonalnie do wspaniałego miana przewożącego kapustę wzdłuż wybrzeża hrabstwa Sussex. Przy jałowcówce nietrudno było imponować wilkom morskim świetnym obyciem i manierami londyńczyka.

Kiedy wybiła jedenasta, pan Pickwick życzył swym towarzyszom dobrej nocy i udał się do swego pokoju.

Ale czy to, że wypił więcej niż zwykłą dozę portwajnu, czy też oddech dalekich mórz i kołysanie omnibusu w czasie jazdy nasunęły naszemu filozofowi pewne awanturnicze idee, słowem: coś wpłynęło na czcigodnego dżentelmena tak, że wychylił głowę strojną w szlafmycę przez okno. Może zdawało mu się, że jest kapitanem miotanego wichrem okrętu i z wyżyn pokładu ogarnia wzrokiem rozkiełzane żywioły.

Wzdłuż, a raczej: zygzakiem, ale z określonym celem, szedł ulicą dżentelmen, w którym przy chwiejnych płomykach latarni nietrudno odgadnąć było syna mórz. Znudzony pustką ulicy o północy z entuzjazmem powitał oblicze pana Pickwicka w oknie. Nazwał wprawdzie filozofa tłustym bonzą i niepłodnym rzezańcem, ale w gwarze tak przerywanej czkawką, że pan Pickwick, który sądził, że jest interpelowany w sprawie poważnej, obiecał mu zejść i udzielić wyczerpujących informacji.

Pan Pickwick w szlafmycy i otulony szlafrokiem, ale pozbawiony kamaszy znalazł się u wejścia uśpionej gospody.

Pan Pickwick odznaczał się równie bystrym umysłem, jak szybkością decyzji. Kiedy z ust nieznajomego padło słowo: „Szukam pani Slumkey", w pierwszej chwili sądził, że ma do czynienia ze zmarłym niepowetowanie kapitanem Jej Królewskiej Mości. Cofnął się przezornie do sieni i wtedy światło latarni dostatecznie przedstawiło syna Neptuna oczom świata.

Dżentelmen ten był chudy, ale błękitny frak nie dopinał się na nim i odkrywał jeżeli nie wykwintną, to zatabaczoną kamizelkę i fantazyjnie zawiązaną chustkę.

Poniżej fraka znajdowała miejsce normalna ilość nóg obleczonych w pończochy i trzewiki z klamrami. Kapelusz jego, również o dwa numery za mały, cudem ekwilibrystyki utrzymywał się nad czerwonym nosem.

Pan Pickwick ochłonął po dojściu do wniosku, że nie skonstatowano jeszcze u zjaw pozagrobowych namiętności do alkoholu.

W sukurs przyszedł mu jego wierny sługa. Nadciągnął on ze strony przeciwnej ulicy w powrocie z pożegnania przyjaciół z „Huraganu". Jałowcówka nie pozbawiła go tak zaszczytnego dlań przywiązania do chlebodawcy.

Zlustrował okiem nieznajomego i w szczęśliwym momencie podparł go, kiedy ten nachylił się pod kątem trzydziestu stopni do ziemi dla złapania równowagi.

„Czy dżentelmen nie czuje się dobrze?" – zapytał porozumiewawczo swego pana.

Dżentelmen wydał okrzyk używany również na morzu: „Ahoj!" i nachylił się w przeciwną stronę.

„Zdaje się, że mój dom się kołysze, jak powiedziało pewne wahadło zegara firmy Wait w Londynie" – powiedział Sam.

„Ach, Samie, czy nie wiesz, czemu przedmiotem jego poszukiwań jest pani Slumkey?"

„O, to pan Snogg, kapitan z »Huraganu«, który ma zaopiekować się siostrą i jej dziećmi".

Pan Pickwick przyznał, że niezbadane są drogi losu i że opieka pana Snogg winna być ostatnim azylem nieletnich.

Wspomniał drogę do Dover, dzieci – i powiedział do służącego:

„Odprowadź dżentelmena do portu i jutro rano poproś panią Slumkey o pozwolenie odwiedzenia jej przeze mnie".

„Krytyka i Życie" nr 21, 22,
[dodatek do:] „Dziennik Polski" 1937, nr 139, 146

List z Arktydy

W roku 1897 zawinął do wybrzeży Szpicbergu statek „Svensksund" z ekspedycją balonową Andréego. W trzydzieści lat później ten sam statek przewozi z Tromsö do Sztokholmu z honorami wojskowymi trzy trumny owinięte sztandarem Szwecji. Po tylu latach lody Północy wydały tych, którym nieodparta siła kazała szukać nowych zdobyczy. Przez trzydzieści lat od pamiętnego dnia 11 lipca 1897 nie wiedziano, jaki był los wyprawy. Dopiero przypadek sprawił, że natrafiono na jej szczątki. W sierpniu roku 1930 statek wielorybniczy przypadkowo zatrzymał się u brzegów wyspy Vitö na północ od Ziemi Franciszka Józefa. Znaleziono obóz i szczątki wmarznięte w lód. Niezbite dowody wskazywały na to, że to Andrée i jego towarzysze. Zabrano je na statek i po zawinięciu do najbliższego portu wieść obiegła i poruszyła świat. Z inicjatywy dzienników „Dagens Nyheter" i „Tigens Tegn" zorganizowano specjalną wyprawę na statku „Isbjörn". Znaleziono zwłoki jeszcze jednego towarzysza Andréego, zebrano i spisano wszystko, co było w obrębie ostatniego obozu. Szwedzkie Towarzystwo Antropologiczno-Geograficzne zajęło się dokładnym zbadaniem przejść i katastrofy wyprawy. Bardzo pomocnymi okazały się notatki uczestników, zwłaszcza dziennik Andréego. Z ogromnym trudem wywołano i utrwalono filmy zdjęć fotograficznych i po trzydziestu trzech latach słabe zdjęcia z zatartymi sylwetami trzech bohaterów na tle smutnej bieli polarnych lodów mają wzruszającą wymowę.

Słabo wyekwipowani, w gondoli kulistego balonu, „Orła", odrywają liny od skał Szpicbergu, żeby po trzech dniach lotu lądować pod 82,56 stopnia szerokości północnej. Potem zaczyna się marsz powrotny przez lody, szczeliny, śniegi pod wrogim niebem Arktydy. Wędrówka trwa do 14 września. Docierają do wyspy Vitö. Kontaktu ze światem nie ma, radio jest jeszcze w stanie narodzin. Niedostateczne wyekwipowanie, brak żywności, a zwłaszcza straszliwie na psychikę człowieka działająca pustka lodów robią swoje.

Ostatnie zapiski mają datę 17 września. Kiedy śmierć, tak pewna swego, tak niespiesznie krążąca wokół obozu, wyciągnęła swą rękę, nie wiemy. Tylko o kości ich pobiły się polarne niedźwiedzie, a lód i śnieg pokryły pole ich ostatniej walki. Świat czekał, robił domysły na temat losów wyprawy i potem wrócił do swoich spraw. Tylko w dalekiej Szwecji narzeczona młodego Nilsa Strindberga czekała na list, który jej dojść nie miał:

„Moja jedyna Ingrid!

Jest teraz wrzesień i chcę wyobrazić sobie, jak przechadzasz się wieczorami wśród drzew waszego ogrodu. Mówiłaś mi przed wyjazdem, że będzie Ci bardziej pusto i smutno wśród ludzi niż mnie wśród lodów. Byłem wzruszony Twoją solidarnością. Wyczuwałem w niej pewien wyrzut nie wypowiedziany. Chciałaś wyrazić w tym, że nie robisz podziałów w swym życiu, jak gdyby można było przeprowadzić jakieś granice demarkacyjne pomiędzy sprawami.

Przecież życie przerasta delikatnymi odnogami glonu wszystkie nasze sprawy. W najbłahszych, mechanicznych czynnościach dnia mamy odpowiednik naszych największych wzburzeń i przeżyć.

To, że zostawiłem Cię samą wśród białego i czarnego kalejdoskopu dni i nocy, aby przenieść się w pustkę i ciszę najniezwyklejszej krainy jednego długiego dnia z pełgającym w monotonnej wędrówce nad widnokręgiem gniewem słońca, jest dowodem mojej najgłębszej miłości. Musiałem odnaleźć równowagę pomiędzy wciągającym mię strasznym wichrem miłości a zwykłym codziennie – biologicznym i drobiazgowo mieszczańskim kołowrotem spraw.

Brzydząc się romantyzmem i blaszanym snobizmem, które przesłonią wstydliwym parawanem moją nie uciechę, ale skok, który wytargnął mię z zaczadzającego mię koliska, wiem, ile zawiniłem wobec Ciebie, której chcę to wytłumaczyć. Stań razem ze mną i patrz moimi oczami. Czy widzisz tak samo? Czy rozczepione kolory widma są dla Ciebie te same? Czy to, co czerwone, jest naprawdę dla Ciebie czerwone? Czy Twoje tętno mierzy Ci taki sam czas, jaki mnie wydzwania w skroni?

Patrz ze mną!

Potraf ująć, spleść swoje palce z moimi i przejść do mnie ponad czasem i przestrzenią. Niech nie zadrży w Tobie dusza, nie wahaj się, nie poświęcaj się! Nie bądź bohaterska!

Twoja bohaterskość dzieli nas. Nie możesz mieć dla mnie nic do poświęcenia. Muszę być w Tobie tak, żeby kiedyś, kiedy przyszlą Ci te kartki i pierścionek, nie widziano w Twoich oczach łez. Pamiętaj, że przez łzy będziesz widziała wszystko zniekształcone, a chciałbym, żebyś widziała tak jak ja.

Jest tyle we mnie, że żałuję za szczęściem" (w tym miejscu list jest zniszczony).

Poniżej tylko fragment ze spostrzeżeń i rachunków ustalających pozycje:

„82′56″ Nord West 8 (Wild)
– // – 01″ 327
81′30″"

i dwa razy wypisane słowo: „Ingrid, Ingrid".

„Krytyka i Życie" nr 24,
[dodatek do:] „Dziennik Polski" 1937, nr 160

Paralela ironiczna

Mały komiczny tramwaj, podobny do pagody chińskiej na kółkach, wspina się na stoki Mon Secour. Serpentyny karkołomnej drogi owijają zielone stoki, kamienne omurowania porośnięte bluszczem i uwieńczone bukszpanem zasłaniają to z jednej, to z drugiej strony widok na miasto, które w tych interwałach ukazywało się coraz to niżej i coraz to odleglejsze.

Sekwana szeroka tam, w dole, i senna w oparach, o wiele szersza od tej, którą znał od dzieciństwa z mieszkania przy quai Voltaire, połyskuje w słońcu. „*Transbordeur*" na pajęczych nogach konstrukcji żelaznej okracza ją wśród dymów i kurzu przystani. Ciężkie kadłuby okrętów, galarów, żurawie szyje kranów i dźwigów portowych niepostrzeżenie łączą się z indygowymi cieniami domów, kominów i mansard. Szczyty Hôtel de Ville, *donjon*, Paroisse de St-Nicolas zgubiły się w gmatwaninie domów i budowli, tylko trzon wieży katedry ostro odcina się od nieskoordynowanej masy.

Tramwaj stanął. Ostatni przystanek na szczycie Mon Secour. Jak błogo zielona i aż do wrażenia śmieszności szmaragdowa wydaje się trawa wzgórza.

Jakiś pietyzm mieszczucha dla cudownej świeżej zieleni kazał mu przeciskać się skrajem urwiska, byle nie deptać zielonych piersi góry.

W ten sposób niemal nie wpadł na siedzącą wśród głogów dziewczynę.

Była bardzo młoda. Musiała odwrócić się od impresjonistycznie szarej dali roztaczającej się przed nią z urwiska, ażeby na jego wezwanie podziwiać zieleń. Potem usiadł przy niej. Z uprzejmością zainteresował się widokiem, który ona kontemplowała. Chwilę w milczeniu przysłuchiwali się, jak dzwony Rouen wybijały piątą. Potem zwrócił jej uwagę, że tych dzwonów słuchał jego umiłowany Flaubert, nieodwołalnie poszedł za tym sentyment wspomnień o *Pani Bovary*, zdetonował się i wobec tego musiał nawiązać do *Słownika komunałów* tegoż Flauberta, i niespodziewanie zainteresował się swoją słuchaczką.

Była bardzo młoda.

....

I oto siedzieli oboje wśród krzewów lauru i leszczyny, a przed nimi w dole leżała tafla zatoki z odbijającymi się we wodzie skałami i cyprysami przylądka. Działo się to trzy tysiące lat wcześniej. Chociaż było to w prawdziwej Arkadii i w pobliskim gąszczu, w łopuchach akantu i powojach, stoi kamienny Hermes Trismegistos, a ona ma na sobie owczą skórę i piastuje w ręku dzbanek z prymitywnie malowanym meandrem, nic nie przypomina w rodzajowości kiczu Alma-Tademy.

Dla uwieńczenia klasycznego banału, dla odróżnienia Gastona Dubnera, który siedzi teraz na szczycie Mon Secour w pulowerze i wspomina Flauberta, dodam jego prototypowi podwójny flet do rąk i niech wykwitną na stoku wzgórza kapitele kolumn z marmuru.

Pomimo klasycznego sztafażu nie ma różnicy w sytuacji i spojrzeniach dwojga młodych.

....

Uciekamy się do mocy wyższych! Oto zstępuje bóg!

Jest brązowozłoty. Nieskazitelny zarys głowy z dumnymi łukami brwiowymi, przepaścią groźnych i łagodnych oczu, goryczą mądrych ust. Pulsująca życiem szyja wrasta w tors wypukły blachami piersi, ramiona z drżącymi pod skórą wrzecionami mięśni, balansujący nonszalancko na gibkich kolumnach nóg. Stopy w obłoku puchu i lotek. Hermes!

Bóg – jak to bóg. Jest pewny siebie i łaskawy. Jest spokojny o wrażenie, jakie wywoła. Typowy „deus ex machina". Swoim kaduceuszem czy *seistronem* oplecionym miedzianymi wężami młynkuje w powietrzu jak elegant z czasów kankana – bambusową laseczką. Pukle włosów wiją mu się pierścieniami na czole.

I teraz może być tak: bóg oczarowuje Ziemiankę, a młody pasterz zwołuje na pomstę swej krzywdy wszystkich poniżonych i pokrzywdzonych. Śmiertelni mają wiele szacunku dla zamierzeń bogów i sami im podsuną najpoetyczniejsze rozwiązania sytuacyj.

....

Bóg, który ukazał się na szczycie Mon Secour, nie miał stóp upierzonych, ale był banalny. Nieskazitelnie poprawna elegancja, nonszalancja w ruchach i nade wszystko pewność swego uroku. Solipsyzm przebijający się nawet w starannie zaciśniętym węźle krawata.

Trismegistos usiadł łaskawie na trawie. Nie podziwiał widoków. Nie myślał o miejscu, gdzie spalono świętą Joannę Darczankę. Nie wpadał w historiozoficzne dygresje, nie epatował. Nie patrzył na zakochanych. Oto w drodze przyjmował należne mu ofiary.

W danym wypadku mówił o metafizyce, mówił o tragizmie dystansu między nieśmiertelnym a nimi, mówił, że wyrównuje to w niezmiernie rzadkich wypadkach podniesiona na wyżyny półbóstwa duchowość jego interlokutorów.

Bożek golfowym butem o grubej podeszwie wiercił dziurę w zwietrzałym wapiennym usypisku stoku, poprawiał chustkę w kieszeni po lewej stronie piersi. Mówił o swym kulcie, o swych reinkarnacjach w rozmaitych wierzeniach i obrządkach – słowa i zdania, jak kule rtęci, staczały się po nierównościach urwiska.

....

Arkadyjscy pasterze odeszli cicho, tylko rudy owczarek warknął parę razy, oglądając się z stulonymi uszami. Hermes został oparty o pień lauru i z przymkniętymi oczami mówił, mówił... Od północo-wschodu, pomiędzy ciężkimi chmurami nad horyzontem ostrzył się sierp księżyca. Od morza nadlatywał chłodny wiatr...

....

Mały, śmieszny tramwaj, podobny do chińskiej pagody na kółkach, w zgrzytach staczał się stromymi serpentynami ze zboczy Mon Secour. Gaston Dubner i dziewczyna stali na tylnym pomoście i patrzyli na ukazujące się i znikające światła Rouen.

Na górze, nad urwiskiem pozostał Trismegistos. Nie zauważył ich odejścia. Mówił w dalszym ciągu. W ustach jego połyskiwały plomby.

„Krytyka i Życie" nr 32,
[dodatek do:] „Dziennik Polski" 1937, nr 216

Hansomcab

Jeżeli siedzi się przez cały dzień na wysokim koźle *hansomcabu*, jeżeli przy tym ma się stanowisko na Strandzie, jeżeli dzieje się to w sercu świata i do tego w roku 1885 w Londynie, to można o sobie powiedzieć bez przesady, że zna się wiele spraw ludzkich.

Tego zdania był John Wosley. Nie bez słuszności. W dzień Strand szumi jak rzeka, na morzu dachów pływa bąbel kopuły św. Pawła, tłum mieni się i faluje, przewalają się ciężkie wozy Pickford and Co., jednostajnie klaszczą kopyta koni setek pojazdów, wędrują kolorowe reklamy piętrowych omnibusów i fosforyzuje woda rynsztoków.

Kursy od Leicester Square, Fleet Street, Regent's Park, Tate Gallery, Hyde Park Corner, przez Waterloo Bridge, Piccadilly, w cieniu Tower, Parlamentu, w blasku Trafalgar Square, przed kratami Buckingham Palace, do Chelsea, Soho, doków, od West Endu, od Kensington do Notting Hill, kursy po małym świecie Londynu, który jest odbiciem całego świata.

John Wosley mawiał często do Berta Colla, posłańca w zielonym fartuchu, powiernika i przyjaciela: „Gdyby pan Gladstone miał, jak drugi Harun al-Raszyd, chętkę poznać świat od podszewki, to ani chybi poznałby go z kozła dorożki. Uważasz, Bertie" – mówił – „jeżeli patrzysz na ludzi z wysokości dziesięciu stóp, to nabierasz większej pewności siebie i twój obiektywizm – nie wytrzeszczaj tak gał na mnie – twój obiektywizm jest niezmącony".

John Wosley był oczytany – w swojej przegrodzie na Malabar Street, gdzie mieściły się stajnie, między torbami z owsem i starymi rzemieniami miał półkę z książkami: Boswella *Żywot Johnsona*, Pepysa *Dziennik*, zniszczony tomik Ruskina *Siedm lamp architektury* i *Bohaterów* Carlyle'a. Miał kiedyś jeszcze Buckle'owską *Historię cy-*

wilizacji w Anglii, ale łobuzy z Malabar Street wyciągnęli ją w czasie jego długich nieobecności i wykleili z niej latawca.

John Wosley nie był megalomanem ani snobem. Poprawnym językiem literackim nie chciał odgradzać się od slangu londyńskiego Berta. Raz – dlatego, że gdzie mu tam do iskrzenia się manierami dżentelmena, dorożkarzowi w wyblakłym kitlu i pozieleniałym od starości sztywnym kapeluszu; po wtóre – uznał dosadność i bezpretensjonalność gwary rynsztokowej. Uważał jedynie, że abstrakcyjne i metafizyczne myśli, jakie nasuwają mu się z obserwacji życia, i tak trudno wyrazić, nawet w bogatej obfitości słów języka z Pall Mallu i Royal Court.

John Wosley miewał gorsze strapienia. Strapienia, można by powiedzieć, z natury swej bierne. Trudno na tym miejscu wnikać w gąszcz urazów i zahamowań małego, cichego, o skrzywionych łopatkach człowieczka, który w jesienne szarugi, zimowe mgły i duszne upały lata z zakrzywionym znakiem zapytania bata, jak z berłem w dłoni, królował z wysokości dziesięciu stóp nad szumiącym w dzień i cichym w nocy Strandem. John Wosley w swym przeciętnym życiu zaznał emocji tyle, ile jest danym każdemu człowiekowi. Przeżył zawody, burze, radości, rozczarowania, nadzieje, upadki, wzniosłości. Te same zawody, wstrząsy, ekstazy, szały, nostalgie, spleeny dostępne są każdemu śmiertelnikowi, czy jest członkiem klubu z Pall Mallu, czy maharadżą Dżodhpuru, lordem admiralicji, więźniem z Reading, profesorem z Trinity College, czy Rotszyldem. Różnica może polega na tym, że John Wosley w swej pięćdziesiątej wiośnie pełen był naiwnej i gorzkiej pychy, że przejrzał już wszystko, że przetasowawszy swoje i cudze karty kilkadziesiąt czy kilkadziesiąt tysięcy razy, uważał, że ma klucz do wszystkich innych możliwości, jakie ograniczona ilość kart w talii taroka może dostarczyć.

Wiezie na przykład w pudle *hansomcabu* zrozpaczonego bankruta na Fleet Street. Podsadził tłustego pana na stopień, ściąga lejce, ale chudy, żwawy Tom – kasztanowaty wałach – wpada w zrutynowany trucht, wysokie koła *hansomu* ocierają się o krawężnik chodnika. W pudle powozu, jak w wędrującej celi skazańca, przewala się galaretowate cielsko patrycjusza, który w apoplektycznym błękicie policzków, w schizofrenicznym bełkocie błądzących palców przeżywa raz jeszcze swój ból, przeżywa raz jeszcze swą rozpacz. John Wosley już to sobie sklasyfikował, batem rześko klaszczącym akcentuje sobie i skanduje formy i określenia.

„No, następny!" – i oto tanecznie i nonszalancko wskakuje do *cabu* fircyk, któremu poszła dziś wieczór karta, a umierająca ciotka zostawi dużo pieniędzy. To nowa kukła tak skrupulatnie obdzielona przez los... tym razem radością.

„Mamy kurs szylingowy, Tomie!" W *cabie* tym razem Żyd lichwiarz z East Endu z nadziejami zysków i strat, potem znów obwozi pustą strojnisię, której sukni falbany czepiają się długich szprych *hansomcabu*, potem z kolei ściśnięty gorsetem i opięty w ciasny czerwony mundur porucznik z nieuniknionym monoklem i foksterierem, po nim uczony o niechlujnej brodzie do British Museum i blady pacjent do szpitala.

John Wosley klasyfikuje ich bez trudu, nie ma dla nich ani szacunku, ani entuzjazmu, ani wstrętu. Są tymi samymi sztonami, które przewalają się po zielonym suknie stołu w rytm wyrzucanych oczek kości z kubka gracza.

Pesymizm Johna Wosleya, wiara w nieuniknione występowanie schematu, jakim jest życie we wszystkich swych przejawach, miały swój nurt spokojny jak oliwkowe wody Tamizy. Strand w perspektywie wystaw sklepowych szumiał i huczał: powozy przejeżdżały i wymijały się, z bruku unosił się delikatny pył, uderzała ostra woń końska, ulicznicy natrętnie żebrali wśród cylindrów mężczyzn i parasolek dam. Na wysokim siedzeniu za czarnym pudłem *cabu* John Wosley gorzko przeżuwał w sobie nieuniknioną monotonię i automatyzm życia. Teraz nastąpi opowieść, jak John Wosley w swej pięćdziesiątej wiośnie miał stanąć oniemiały przed gruzami pesymizmu, którym tak odgrodził się od życia i z wyżyn którego patrzył na szumiący Strand.

A było to tak:

„*Cab!*"

„*Yes, sir!*"

Elegancki pan w wysokim kołnierzyku, okrągłym sztywnym kapeluszu, jakie zaczęły wypierać cylindry noszone przed południem, niecierpliwił się, zanim *cab* podjechał do chodnika.

„Trinity Hall!"

„*Yes, sir!*"

Na Trinity Hall zatrzymali się przed domem, który wiek i sadza okryły dostojną patyną. Mosiężna kołatka wywołała z głębi domu zapleśniałego służącego, który bez entuzjazmu powitał eleganckiego młodzieńca.

„Tak, sir Reginald jest nieobecny; tak, lady jest u siebie, zaanonsuję..." – dobiegły do *cabu* strzępy rozmowy. Dorożka miała czekać.

Trinity Hall jest w upalne południe puste i nudne. Leniwe koty przeciągają się w słońcu na płytach chodnika.

Po dwudziestu minutach zgrzytnęły drzwi i młody człowiek zeszedł ze stopni. Był blady, kapelusz niósł w opuszczonej ręce, włosy miał w nieładzie, wzrok – nie widzący. Stał chwilę, zrobił trzy kroki i znowu zatrzymał się. Ultramarynowy cień na wielkich płytach chodnika wiernie odtwarzał jego ruchy.

John Wosley, wyrozumiały i zblazowany, czekał cierpliwie, potem dyskretnie trzasnął batem, a potem pudło *hansomcabu* w takt truchtu równie zblazowanego Toma potoczyło się w dół Trinity Hall.

Epizod ten nigdy by nie zaważył na określonym trybie życia Johna Wosleya, bo obiekt kaprysów loterii został odstawiony na Strand i minęło już kilka tygodni od tego czasu, ale los obracający swymi dłońmi również i sprychy *hansomcabu* kazał potoczyć się jego kołom w nieuniknioną stronę.

Po powrocie z jednego z kursów Bertie posłaniec, to poczciwe chłopisko o oczach wołu, powiada:

„Zamówiono na szóstą do Trinity Hall".

Na miejscu okazuje się, że to ten sam dom z patyną i kotami. Po kilkakrotnym stuknięciu trzonkiem bata drzwi uchylił ten sam famulus, powiedział: „Czekać" i zniknął.

Kamienie bruku połyskiwały od wilgoci. Zmierzch zapadał wcześnie. Jak żółw pełzały w jego fiolecie płomyki latarń gazowych. Listki glicynij na fasadzie domu lśniły jakąś chorą wilgocią. Z kresy kapelusza spadała od czasu do czasu kropla na skórzany fartuch. John Wosley pod ceratą płaszcza błyszczącą jak szmelcowany pancerz mediolański zasklepiał się w swym fatalistycznym pesymizmie. Przywoływał na pamięć młodego człowieka sprzed kilku tygodni, nieuniknionego desperata, banalną kulę kręglową toczącą się w pochyłej rynnie życia, i zastanawiał się nad tym, czy młodzieniec na tyle już zmądrzał, żeby nie uważać się już w swym nieszczęściu za ośrodek wszechrzeczy. Gdzieś na dnie świadomości było Johnowi trochę żal nawet młokosa. Z drugiej strony – miał jak gdyby uciechę. Cóż to znowu? Wyobraża sobie taki, że jak Carlyle'owski bohater jest olbrzymem, że czaszka jego to pieczara, fałdy mózgowe to chmury, myśl w nich to błyskawica, barki to góry, a serce to wulkan? A potem w obliczu kapryśnej kobiety, której intelekt jest tylko lusterkiem odbijającym jej banalny światek, lusterkiem w ładnej oprawie, olbrzym rozpada się w kawały, kurczy do rozmiarów chińskiej statuetki.

Skandował w myśli trzaskaniem z bata nad kościstym grzbietem i obwisłymi uszami Toma.

Szczęknęły masywne odrzwia i po stopniach zbiegła do powozu dama. Miała jakby w pośpiechu zarzuconą pelerynę, spod wstążek kapelusza wymykały się ciemne włosy i w mżącym deszczu zaperliły się od razu mikroskopijnymi kropelkami wody. Wzniosła do Johna oczy, rzucając adres, i w tym ułamku sekundy odczytał w nich tak bezbrzeżną rozpacz i boleść, że jego wysuszona na rzemień dusza drgnęła. Zbierając lejce, nasz filozof stajennego chowu był poruszony i zaniepokojony. Coś było tu nie w porządku. To usiłowało zachwiać solidnymi słupami i podporami jego własnego, samolubnego jak gdyby, szczęścia.

Poprzez cienie drzew, blaski latarń, pochylone w deszczu postacie przechodniów uporczywie rzucał mu się w oczy lazur jej spojrzenia zakamieniałego w bólu.

„To było tak, jak niebieska smuga" – usiłował sobie sformułować wrażenie. Kopyta kłapały o bruk, czarne pudło *cabu* chwiało się na zakrętach, John Wosley był zaniepokojony i trochę poirytowany.

Kiedy zatrzymali się pod wyznaczonym adresem – było to gdzieś w okolicy Wingham Road; nie jest to zresztą ważne dla tej historii – dama nie wysiadła. John Wosley delikatnie zapukał w okienko, coś mu odpowiedziano; nie usłyszał. Czekał. Po dobrej chwili okienko się uchyliło i znów olśniło go spojrzenie młodej damy, która powiedziała:

„Proszę jechać byle gdzie… Proszę jechać…"

Mijali bloki domów. O szyby *cabu* ocierały się gałęzie drzew, z perspektywy placów nadpływały dostojne posągi, odbywały lakoniczny sąd nad nieszczęśliwą podróżniczką, ale nie danym było jej usłyszeć wyroku. Uciekali ku wieżom gmachów, ustroniom parków, do gwaru rojnych ulic i pustek zaułków. Tamiza wybłyskiwała w światłach parowców, zadudnił Waterloo Bridge i odbiły się w mętnych wodach wiśniowe mury Parlamentu.

Tom, zmęczony długim kursem, przeszedł nieznacznie z pilnego truchtu w stępa i John Wosley zaniepokoił się na dobre. Stanęli. John Wosley zlazł z kozła i z szacunkiem, dotykając batem brzeżku kapelusza, jak gdyby salutował wielkiemu cierpieniu damy, zajrzał do wnętrza.

To, co zobaczył, skłoniło go do gwałtownego szarpnięcia klamki powozu i rzucenia wokoło rozpaczliwych spojrzeń, jakby szukał pomocy. Na poduszkach powozu, z odrzuconą w tył głową, z twarzą śmiertelnie bladą leżał już trup młodej kobiety. Uparte drzwiczki ustąpiły wreszcie.

Kobieta jeszcze żyła. Z kolan jej stoczyła się jakaś flaszeczka i z cieniutkim dźwiękiem rozprysła się na bruku.

John Wosley stał bezradny; usiłował pogłaskać ją po wymykających się spod kapelusza lokach, na których lśniły jeszcze kropelki wody, potem znów rzucił zrozpaczonym okiem po pustej ulicy.

Zanim wielki opasły bobby, policjant, nadbiegł na gwałtowne ruchy rąk i zduszone krzyki Johna Wosleya, młoda dama już nie żyła.

W zimnej rączce ściskała suwerena – zapłatę za swój kurs.

....

Kiedy w parę dni potem John Wosley odwoził znalezioną w *cabie* mufkę młodej damy, która otruła się w ów ponury wieczór, dowiedział się detali. Zgryźliwy famulus wtajemniczył go w bardzo zresztą banalne szczegóły całej historii. Młodzi się kochali; potem ona wyszła za mąż za innego, którego nie kochała, a potem żyć bez siebie nie mogli i tak dalej, i tak dalej…

John Wosley nie czytywał już w wolne wieczory od kursów Carlyle'a ani *Żywotu doktora Johnsona*. Owszem, darował je łobuzom z Malabar Street, ażeby mieli z czego wyklejać latawce. Leżał godzinami, wsłuchując się, jak monotonnie chrupią konie owies i tupią głucho kopytami. Myślał o tym, że są pewne rzeczy do przeżycia zawsze inne i niebywałe i że są pewne sprawy, których przeżyć nie można.

Wtedy to także John Wosley zaczął pić.

„As" 1938, nr 33

Sprawa Wilsona
Biuletyn z gór

Od pięciu tygodni wyprawa nie mogła wysunąć się poza lodowiec Pang La. Wiatry, zwiastuny letniego monsunu, czyniły wszelkie wysiłki bezskutecznymi. Doktor George, zapalony zwolennik aklimatyzacji, twierdził, że ma to dobrą stronę przyzwyczajania się do życia na tej zawrotnej wysokości siedmiu tysięcy metrów. Doktor jeden tylko reprezentował krytycyzm i sceptycznie zapatrywał się na powodzenie wyprawy. Przypominał ponuro tragiczne wyprawy niemieckie na Nanga Parbat i ze swą fajką w zębach, siedząc zgarbiony na brezentowej podłodze namiotu, uosabiał zniechęcenie i defetyzm.

O ściany namiotu z szelestem tłukł śniegiem przeklęty wiatr. Temperatura jednak nie opadała poniżej siedmiu stopni i dzięki temu, zwłaszcza w śpiworach, zupełnie znośnie przeczekiwało się noc.

Kearney, zaciągnąwszy wór aż pod brodę, świecił kpiąco oczyma z głębi namiotu. W pustej puszce po konserwach pieczołowicie gromadził niedopałki z gold flacków i porozumiewawczo mrugał na Sowpitha, trzeciego członka wyprawy.

Sowpith był najdziwniejszym rodzajem człowieka, na członka wyprawy z pozoru zaś nie nadawał się zupełnie. Skrofuliczna twarz z typowymi pod oczyma podkrążeniami żółciowca, szpiczaste ramiona i ptasia, ostra pierś czyniły z niego świetnego reprezentanta nauki i zresztą jego stanowisko lektora filozofii ścisłej Uniwersytetu Londyńskiego nie kolidowało z tym wyglądem. Ale ten dwudziestoośmioletni młodzieniec znał Dolomity jak własną kieszeń, miał poza sobą szereg olśniewających przejść alpejskich, między innymi wariant z południowej ściany Eigeru, a jako młody chłopiec był z ojcem swym w Kenii, w Afryce, bez tragarzy. Jego prace filozoficzne nie przeszkadzały mu w interesowaniu się mechaniką i on w wyprawie miał do czynienia z nieprzydatnymi aparatami tlenowymi i wiecznie psującym się aparatem radiowym.

Pochylony nad rozstrojoną skrzynką, usiłował uchwycić audycję wieczorną z Bombay Broadcasting.

Kearney nie odmawiał doktorowi wartości i talentów zdobywczych, a do malkontenta miał czas przyzwyczaić się. Doktor George wszędzie wietrzył ujemne strony i podejrzliwie zapatrywał się nawet na autentyczność danych Survey of India co do wysokości Czomolungmy, czyli Mount Everestu, który był celem wyprawy. Omalże w niego, Kearneya, nie wmusił na początku wyprawy wiary w konieczność operacji *appendicitis* tylko z nieufności dla jakichś niedomagań wewnętrznych.

Teraz, grzebiąc w fajce, bąkał coś o tragarzach, którzy spali obok, w drugim namiocie:

„Wiecie, ten Lughi-chan, Nepalczyk, mówił mi dzisiaj coś o jakimś kwaśnym bólu w zwichniętej kostce. Oni określają bardzo ściśle, nie tak, jak my, kiedy posługujemy się synestezją i bajdurzymy o chłodnym intelekcie i bladym wysiłku. Jeżeli mówi, że czuje kwaśny ból, to to jest prawdziwe, on jest bardziej husserlowski w swojej fenomenologii niż twój Husserl, Sowpith!"

„No, nie sprowokujesz mnie do napaści na filozofię Lughi-chana" – nie przerywał majstrowania Sowpith – „stać mię na tolerancję nawet wobec takiego reprezentanta swoistej filozofii, jak ty".

„Ale stary lama z Rongbuk to cię nie przekonał do siebie".

„Lama z Rongbuk jest za brudny, żeby się do niego przekonać, zresztą był on u siebie, na swoim terenie, nad głowami szeleściły nam buddyjskie papierowe chorągwie na masztach i pielgrzymi z takim skupieniem obracali młyny modlitewne, że przy całej mej znajomości jego narzecza ograniczyłem się na tak opanowanym terenie do wymiany grzeczności i datku na klasztor".

„Ale, doktorze, czy ty sam nie wpadłeś w ramiona abnegacji dla spraw ziemskich po dyskusjach z czcigodnym mnichem? Siedziałeś z nim ostatnie popołudnie, kiedy przenosiliśmy skrzynie do obozu numer dwa".

„Mówił z nim o Wilsonie" – burknął niechętnie ze śpiwora Kearney.

„Co, czy może wie coś o nim?" – Sowpith przerwał kręcenie w radioodbiorniku i rzucił błyszczącym okiem w stronę doktora.

„Wie o nim tyle, co i my" – powiedział doktor.

„No, w wypadku, gdyby tamten wracał, mnisi pierwsi wiedzieliby o tym. Klasztor zamyka u stóp lodowca prawie jedyną drogę".

„Stary lama jest cynikiem drańskim" – chrząknął doktor – „nie wyobrażacie sobie, ile kabotyństwa mieści się w tej kreaturze razem z jego wojłokową czapą. Mówił mi – a zresztą to nie należy do sprawy – [że] był kiedyś sipajem w Amritsarze; sami wmawiamy w nich przesiąknięte przez magazyny ilustrowane i broszurki dam w rodzaju Annie Besant cudowne własności i chiromancje Wschodu i jeżeli w zapadłym nawet kącie jakiś cwaniak je dyskontuje, to sobie to zawdzięczamy".

„No więc cóż z tym Wilsonem?" – dręczył Sowpith. – „Nie powiesz w końcu, że wcielił się w tego lamę".

„Nie widzę w tym znowu niczego godnego fantazji" – wtrącił milczący dotąd Kearney. – „Podobno nawet wielki znawca lodowca sam nie da sobie tu rady, jak miało miejsce z Wilsonem. Zresztą zgodziliśmy się już z tym, że są sprawy, gdzie poza idealizmem nawet najszlachetniej pojętym, sprawami, gdzie zaczepiamy o surową naturę, muszą rządzić kalkulacja i rozsądek. Sam sobie nie mam nic do zarzucenia. Dwa rekonesanse, uzgodnienie opinii takich autorytetów, jak Ruttledge, generał Bruce, dosyć drobiazgowe opracowanie planu i, dodajmy, szczęście i dopełnimy swego. Wilson poszedł sam, jak straceniec, to już fantazja i nie ma porównania z nami o pobudkach odległych od tych, jakie nim kierowały. Oby tylko wiatr ustał".

„Wilson musiał pójść. Ty, Kearney, tego nie zrozumiesz. Właśnie kalkulacja fizyczna i psychiczna, jaką się rządzisz, robią na mnie wrażenie, jakbyś należał do konstrukcji tego lodowca. Właśnie ty i Wilson jesteście przeciwieństwami i wy dwaj mogliście osiągnąć cel. Ty, Sowpith, rzuciłbyś to wiercenie w radio. Antenę, zdaje się, już diabli wzięli, a oczy znów ci zaszwankują, jak przed tygodniem".

„Wracamy do sprawy Wilsona" – zakonkludował Sowpith spokojnie.

Z trzech członków wyprawy na Czomolungmę najpóźniej umarł pesymista i malkontent doktor. W czasie samotnego odwrotu, kiedy stało się jasnym, że tragarze zostali zasypani krótką lawiną w obozie piątym, schodził, a raczej: wlókł się, czepiając się urwistych ścian w szczelinach lodowca, jakby uciekał od miejsc, gdzie zostali towarzysze. Naprawdę jednak było to mechaniczne czy instynktowne. Zmęczenie fizyczne i ostateczne wyczerpanie w straszliwie rozrzedzonej atmosferze góry odebrały mu świadomość. Granatowofiołkowe niebo z pełgającym gniewnie kraterem słońca i tuman miecionego wiatrem pyłu śnieżnego o konsystencji nie spotykanej nigdzie tam, w dole, [to] jedyne atakujące jego otępiałe zmysły wrażenia. Dyszał urywanie, przystawał, podnosił ręce do okularów, które nie chroniły jego opuchłych i porażonych oczu.

Miał chwile przytomności. Widział wtedy przed sobą posiekaną zmarszczkami i płaską twarz lamy z Rongbuk i usiłował odegnać ją z pola widzenia. Potem zdawało mu się, że znajduje się w wybrukowanym dziedzińcu kolegium uniwersyteckiego i czeka na profesora histologii, u którego ma egzamin. Ostatnie prace laboratoryjne nad mikroskopem pewnie dały mu się we znaki, bo nic nie widzi poza plamami i bąblami kolorowego preparatu pod obiektywem.

I nagle uświadamia sobie ostatnie chwile. Oto Sowpith leży na ostrym i równocześnie miękkim od promieni słońca lodzie. Twarz ma siną i obrzękłą, ręce nienaturalnie wyrzucone w bok. Leży piersią do lodu, głowę ma przekrzywioną, jak gdyby słuchał, nadsłuchiwał pulsu lodowca.

Kearney dyszał pochylony nad towarzyszem i patrzył pytająco na doktora. Potem wbił czekan ukośnie w śnieg, tak że przytrzymywał i jakby dekorował ciało zmarłego. Coś mówił do George'a. Doktor raczej z ruchu warg niż z głosu dorozumiał się:

„*Rush up!*"

Hasło ich wyprawy: „Nagły wypad!" Przeklęty po trzykroć urok i fałsz słowa! Z nieartykułowanego bełkotu antropoida, przez gardłowe nawoływania troglodyty narodziły się pierwsze dźwięki miłości, strachu, nienawiści. Zbiegły i rozdzieliły się w słowa. Zaczęły żyć własnym życiem. Magią swoją zaczęły tworzyć i kierować nowym życiem. Zaczęły tuczyć się żywą krwią ludzką. Jedno słowo mogło być tak wspaniałe, że o mocy zdolnej dźwignąć człowieka na napięty łuk tęczy szczęścia, inne, okrutne – rzucić w loch i w studnię hańby i śmierci (bo czy śmierć nie jest ostateczną hańbą?).

Kearney zginął w cztery godziny później. Doktor, który utknął pięćdziesiąt kroków od miejsca, gdzie leżał Sowpith, widział dokładnie przez lornetę, jak Kearney posuwał się gniewnymi krótkimi posunięciami i długie chwile wypoczywał. Po czterech godzinach wspinania się jego oddalona figurka, dokładnie widoczna na czarnej grani podszczytowej Czomolungmy, znikła w pyle krótkiej lawiny. Lawiny te obsuwały się ustawicznie i grzmot ich zlewał się w jeden szum. Potem uspokoiło się; na czystym ostrzu grani nie było nikogo.

Chciał zorientować się w czasie. Zębami ściągnął rękawicę i z trudem rozpiął pętle kombinezonu. Czuł gładką i okrągłą tarczę zegara w kostniejących palcach. Godziny nie mógł odczytać. Czuł ogarniający go bezwład. Nie poddawał się. Miał przecież jeszcze do przemyślenia jedną sprawę. Co to było? Towarzysze zostali tam, w górze. Czy jest im jeszcze co winien? Jest między nim a nimi ta sprawa.

Sprawa Wilsona. Ów uparty Amerykanin po trzydniowym błądzeniu po szczerbach lodowca Pang La został znaleziony na stokach poniżej klasztoru. Był nieprzytomny i w dwa tygodnie pochowano go obok wirydarza klasztornego. To wszystko zrelacjonował doktorowi brudny lama z Rongbuk. Ta mała śmierć nie mogła stanąć zakazem przeciw patetycznemu „*rush up!*" Kearneya. I dlatego w pamiętny wieczór w namiocie w obozie numer dwa doktor nie użył tej małej śmierci jako atutu przeciw potędze, patosowi słowa. Nie wierzył i bał się, i wstydził.

Teraz, niewidzący, z szumem i słabnącym tętnem w uszach, bezwładnie na pół klęczący, oparty o zimne barki lodowca, zwrócił się w stronę góry. Wyciągnął ręce przed siebie. On. Tam towarzysze. Między nimi sprawa Wilsona.

„Dziennik Polski" 1938, nr 293

Wspomnienie o baterii motorowej

Pułkownikowi Kazimierzowi Żmudzińskiemu

Co dzień wstawało to samo słońce w różowych obłokach poranka. Z szarego mroku gałęzi maskujących wyłaniały się działa ciężko wryte lemieszami w ziemię. Wilgoć lśniła na złotych usmolonych łuskach wystrzelonych pocisków. Kanonierzy obsługi zawinięci w koce mokre od rosy budzili się pod nawoływaniami działonowych. W działonie grubogłosego kaprala Ogórka, w 4. Działonie, jakieś rozmowy i konszachty trwały zresztą całą noc. Gdzieś z tyłu zajechała kuchnia z kawą i od razu wszystkie głowy oderwały się od ziemi. Chudy wysoki kucharz z owiązaną ręką rozlewał kawę w obłokach pary i dzwoniąc warzęchwią o menażki, zezował w stronę błękitnego nieba Naprawy.

Buchnął w tej stronie wystrzał armatni i za chwilę zaszumiał pocisk. Potężne: baaach! między świerkami i za chwilę nowy wystrzał i nowa detonacja. Artyleria nieprzyjacielska strzela nieregularnie. Górzysty teren wciąga jedne pociski w głębokie parowy, inne wykwitają na stokach i rozwlekają dymy w wilgoci poranka. Potem ucicha. Dowódca 2. Plutonu zdjął koszulę, przychylił tors nad małym szkiełkiem lusterka i porozrzucał koło siebie, goląc się, niebieskie papierki z opakowania „Gillette Blades". Mówi do mnie:

„Nie chce się wierzyć, że trzy dni temu jeszcze był najbardziej letni pokój pod słońcem. Dowódca dywizjonu został pod bladym niebem Wysokiej w kałuży krwi. Trudno sobie wyobrazić, że nie ma go już i że nie będzie więcej.

Tydzień temu powiedział mi w czasie swoich nagłych wypadów w czasie działoczynów: »Ja sobie ciebie wypożyczę!« i kiedy stawałem do raportu, zaczynał od mówienia mi przez »pan«.

»Panie majorze« – powiadam – »jeżeli pan major ma się tak zrównać z ziemią, to proszę to zrobić od razu, nie mówić tak zaraz przez „pan"«. Udało mi się rozbroić go z miejsca".

Miał on pewien bardzo szczęśliwy fason rubaszny, w ogóle był raczej prostoduszny i pozbawiony jakiegokolwiek kabotyństwa. Toteż zadziwił nas wszystkich jedną odprawą na niedługi czas przedtem, zanim wojna eksplodowała, jedną ze swych wyszkoleniowych odpraw. Ten człowiek, który mówił soczyście i bezpośrednio, nie unikając dosadnych wyrażeń, nazywał rzeczy po imieniu, i to imieniu takim, jakiego nie wymienia się raczej na garden party, naszkicował nam i narzucił jakiś wieszczy obraz wojny. Wzniósł się wtedy na wyżynę poezji w swoim obrazie pierwszego dnia wojny, obrazie wydającym się wobec realizmu spokoju i ciszy letniego dnia fantazją, piękną fantazją w ustach rubachy i instynktowca. Mówił wprawdzie fachowo o pasach działania, osiach, przejściach, obronie, ściekach i ewakuacji rannych, taktyce lotnictwa, artylerii wroga, ale ponad tym wszystkim patrzył w nas i poza nas, jakby chciał nas przed tym wszystkim ustrzec i obronić, i zasłonić, i zrobił to zaraz sam w pierwszym, najkrwawszym dniu wojny, kiedy swoim krwawym ciałem legł pomiędzy wrogiem a dywizjonem, który był jego. Podpułkownik Kazimierz Żmudziński umierał potem długie tygodnie w niemieckim szpitalu i w osamotnieniu i cierpieniu wracał pewnie myślami do kraju i kręgu swoich ludzi. Miał pewnie dosyć czasu i przytomności, żeby nas tam sobie sądzić i oceniać, liczyć na nas i powątpiewać w nas.

Od świtu staliśmy na nowym stanowisku, mieliśmy nalot na baterię, sytuacja była nieprzyjemna, a ja ciągle o nich myślałem. Przed oczyma miałem jeszcze tę parę ludzi samych w polu i ja przed nimi, czułem jeszcze do teraz odpowiedzialność za to wszystko, co się dzieje, skupioną przez ich spojrzenia na sobie.

Dwa junkersy 87 kołowały nad nami. Nasze cekaemy przeciwlotnicze, ustawione na trójnogach kilkadziesiąt metrów przed frontem baterii zasłoniętej leszczynową kurtyną lasu, milczały tak długo, że aż zwróciło to uwagę. Nigdy się nie zwracało uwagi na cekaemistów w ruchu wojny, dopiero kiedy rzęziły nad głowami niemieckie śmigła, myśl leciała do nich.

„Co, u licha?! Dlaczego nie strzelacie?"

Wydawało się, że się boję, czy co? Cekaemy przeciwlotnicze, zawsze truchtem wynoszone na wzgórza i otwarte miejsca dla łatwości obstrzału, były nam prawie nie znane. Tylko na postojach ich milczące obsługi nataśmowywały naboje. Kapral siedział przy maszynie, a ze skrzynek podawali mu naboje. Na przemian jeden smugowy, jeden przeciwpancerny i jeden zwykły. Zdawało się, że nigdy nie sypiają, tylko całą noc nabijają te taśmy, pochyleni u stopnia ciągnika.

A teraz nic. Nie strzelają. Człowiek jest szalenie zmęczony, gdzieś pod czaszką błąka się uporczywa i natrętna myśl o tamtych dwojgu. Znów nad lasem rzężenie junkersów. Wszyscy przypadamy do ziemi. Bodaj to szlag trafił! Widzieli pewnie błysk naszej ostatniej serii. „Dlaczego nie strzelacie?"

Stuki są nam prawie nad głowami. Lecą skrzydło w skrzydło, wyglądają jak dwie zjadliwe osy. Przez mgnienie oka widać drapieżne, załamane przy kadłubach skrzydła, szpony kół podwozia i świst przecinanego śmigłem powietrza; wydaje się, że zostaje na zawsze w lazurze nieba. Przeszły.

Okazuje się, że nie strzelają dlatego, że nie mają już muszek kołowych do strzelania do samolotów. Po prostu w czasie przejazdów, kiedy jadą w pozycji na ciągnikach, naddrożne zwisające gałęzie pozrywały im te przyrządy. No to strzelać tak!

Cichy brzęczyk telefonu bateryjnego. Powiększyć o sześćdziesiąt cztery tysiące dwieście! Pierwsze działo rzuca się w odrzucie, celowniczy przyskakuje do szkła przyrządu i obrotami pokrętła naprowadza wzruszony porządek rzeczy. Drugie! trzecie! czwarte!

W tej chwili nurkowce nalatują znowu! Odzywa się jeden cekaem nasz, za chwilę – drugi krótko i urywa. Obsługa porywa za karabiny. Szukam oczami wśród siatki gałęzi nienawistnych skrzydeł. Oto są! I huk jak grom wali mię w głowę z lewej strony. Ktoś oparł karabin o moje ramię i wypalił mi, kiedy wylot był tuż przy mym uchu. Patrzę ogłupiały na sprawcę i długo nie mogę go poznać. Natchniony, z hełmem zsuniętym na kark, z oczyma prawie błędnymi, mój przyjaciel, dowódca 2. Plutonu, wyrzucał puste łuski i znów podnosił karabin. Kiedy jest nalot, to prawdziwą ucieczką od biernego, długiego jak wieczność wyczekiwania rzuconej bomby jest strzelać.

Przeszły! Nerwy mamy porządnie napięte. To głupio być jednak zwierzyną. Polują na nas. Znów telefon. Trzy tysiące ośmset! Miałoby się ochotę powiedzieć tam, że teraz to niemożliwe, że jesteśmy pod nalotem, i irytuje to, i głupio. Idzie seria. Poprawka i nowa seria. Nagle słychać jazgot pikujących stuk, wszyscy przypadamy do ziemi i naraz ta ziemia tak blisko drży i kołysze się od huku. Poszły bomby. Jestem tak oszołomiony, że ten kataklizm dziejący się tuż koło mnie czy we mnie zmusza mię do powstania i wydarcia się ze znikomo niedostatecznej przykrywy lasu, na którego skraju stoimy, na przedpole baterii. Stuki poszły. Kanonierzy ochłonęli i biegną do wyrw, jakie wykopały dwie stukilówki. W powietrzu unosi się zapach trotylu. Wszystko jest głuche teraz i wesoło świeci zielona poręba przed nami.

Znów myślę o tych dwojgu. Wyłamuję pręt leszczynowy i odzieram go z kory. Nagie drzewo jest lepkie i śliskie, zanim w słońcu nie zmatowieje i nie wyschnie. Patrzę na ślady, pręgi, jakie zostawia na cholewie buta, kiedy się po niej uderzam prętem. Słucham, nie rozumiejąc, głosów ludzi na baterii i ćwierku jakichś ptaków na porębie, ptaków, których nic nie płoszy.

Spotkałem ich wczoraj prawie o zmroku już. Było to tak, że przejeżdżaliśmy przez wieś, a raczej: przez to, co z niej pozostało. Zostały blaszane dachy leżące na ziemi, kiedy drewniane chałupy spłonęły do przyciesi od bomb zapalających. Starostowie w wydziałach powiatowych propagowali dachy z blachy cynkowej w myśl polityki ubezpieczeniowej i teraz te dachy błękitnoniebieskie i cynobrowe pogniecione, przepalone i czarne od sadzy pożarów leżały dokładnie na ziemi. Ku górze sterczą z tej wsi pozostałe jedynie czarne kominy i opalone kikuty drzew, podobne do drzew teatralnych dekoracji Pronaszki; sterczałyby „rozpaczliwie" w niebo, gdyby nie to, że w całej tej atmosferze wojny nie było już miejsca na ten przysłówek. U wylotu wsi leżały pozabijane, popuchłe od rozkładu konie. Po obu stronach i na szosie miejsca wybuchu bomb poznaczyły ziemię w niebywałe konstelacje. Obok jednego z nich leżał trup żołnierza bez głowy. Była ona dosłownie zdmuchnięta. Jedynie po naszywkach na rękawach, z galonu można było poznać, że to podchorąży. Ręce trupa były szare, jak popiół, z kurzu i upłynionej krwi, krwi, którą spiekła ziemia wypiła szybko, bez pozostawienia śladu. Trochę dalej leżały dwa inne trupy twarzami do ziemi. Kolumna nasza stała na drodze, kanonierzy poschodzili z bojowych wozów i patrzyli na pobojowisko. Nie padło ani jedno słowo. Kwaśny zapach spalenizny unosił się w stojącym lepkim powietrzu i był nie do zniesienia.

Na to wszystko padały ukośne promienie zachodzącego słońca. Jego promienie złociły nikłe dymy pogorzelisk i słup kurzu znaczący wozy dołączające do kolumny. Pojechaliśmy dalej, ku temu złotemu zachodowi.

Potem trzeba było znów się zatrzymać. Już zapadał zmrok, nie mieliśmy jeszcze określonego pasa działania i na drodze nie można było biwakować, trzeba było zjechać trochę z jej osi. Dowódca baterii kazał mi rozejrzeć się w kierunku, gdzie mieliśmy jakieś kępy drzew; wszyscy byli już śmiertelnie pomęczeni wielu nie dospanymi nocami. Szedłem na przełaj przez jakieś ugory i miedze, czerwony czerep słońca zapadał się za linię horyzontu. Nagle poczułem się szalenie samotny, bateria na szosie znikła mi z pola widzenia i nie słyszałem już głosów ludzi. Tylko swąd spalenizny zdawał się jeszcze ciągle unosić się w powietrzu. Na tym to polu natknąłem się na nich.

Byli to mężczyzna i kobieta. Młode jakieś małżeństwo uciekinierów, chłopów. On był rosły o zapadniętych z nieszczęścia policzkach, ona – przystojna o surowej, niewesołej twarzy. Oboje byli zgięci pod jakimiś tam dobytkiem zabranym naprędce i niesionym tak donikąd. Musiałem na nich ostro krzyknąć, tak niechętne i niemile niespodziewane wydawało się im spotkanie ze mną. Musiałem sobie w zmęczonych myślach uprzytomnić mój wygląd: z brudem i zarostem wielu dni na twarzy, w nasuniętym niemieckim hełmie szturmowym, jakie nosiła nasza brygada, i z kolekcją ręcznych granatów uwieszonych na pasie.

Stali już i czekali na moje zbliżenie. Odpowiadają na moje pytania. Skąd idą, dokąd, co to za przysiółek tam, w kępie drzew, od którego idą? Odpowiadają oboje, razem, w zachowaniu się mężczyzny jest cała nieprzyjaźń połączona z pewną dozą jakby uniżoności – wiadomo, jest wojna, nie można pozwolić na cień niezadowolenia człowieka uzbrojonego, od którego zależy, czy będą mogli spokojnie pójść w swoją nędzną, bezcelową drogę. Kobieta za to jest bezapelacyjnie wroga. Jakby cała jej nienawiść za spalone wsie była skierowana we mnie.

Kiedy rok temu marszałek Francji w chwili klęski ujął w swe starcze dłonie losy kraju, wezwał patetycznie naród francuski, ażeby pozostał w domach, żeby, jak brzmiała inwokacja z rozgłośni, tragiczna chwila „nie zastała wielkiego narodu, jak włóczęgów, na drogach Francji". O ile wznioślejsza jest ta ucieczka tych dwojga ludzi, którzy, jakimś instynktem wiedzeni, chcą oddalić chwilę niewoli, zwalczają w sobie inny zoologiczny instynkt: przywiązania do ziemi, miejsca, idą w obcość i beznadzieję, nie na dolę, ale na niedolę.

Myślę, że jeżeli możemy być pewni troski o nas pułkownika Żmudzińskiego, troski w bezsenne noce szpitala niemieckiego, to zostanie nam, jak nakaz śmiertelny i ostatni, jego *„ordre de bataille"*: nie będzie już tak, żeby w noc ciemną szli polami ludzie, ażeby oddalić od siebie najstraszniejszą chwilę – niewoli.

„Dziennik Żołnierza" 1941, nr 374, 375, 376

Zołota hramota

„Wo Imia Ot'cia i Syna i Swiatoho Ducha i nyni i na wiky. Amiń!

Panowe Hromada Chrystiane! Czy czuły wy szczo Polszcza prynymaje was za swoji Brat'ja i chocze szczoby wy z neju zariwno buły wilni i wsioho prawa doznawały? Ne budete uże znaty ni pysariw ni ekonomiw waszych, szczo to was honiat' samych deń po dniu, szczo ne znajete ni swita ni widpoczynku, a z kanczukom stojat' za wamy, abo w dyby, abo w husaka was zabywajut'. Waszi brat'ja Polaky wziałysia szczoby was wsich do sebe pryłuczyty – wsich... i Wołynciw i Polisia i Ukrajinu i Pobereża – szczoby wy z namy razom znały jich prawo, i do kotroho prawa choczut' was prypustyty..."

W Kodni w karczmie za stołem siedział rotmistrz żandarmski Fiodor Fadiejewicz von Elsterau. W ściemniającej się pod wieczór izbie karczemnej na stole paliła się świeca, którą pan rotmistrz kazał przynieść Żydowi, były wódka w butelce z mętnego szkła, nadkrojony bochen chleba, kałamarz z gęsim piórem, były jakieś papiery i leżała na nim czyjaś szabla i *sabretache*.

Przed gankiem karczmy stał huzar w dołmanie, z obnażoną szablą i tak dalej, i tak dalej, o tym już było.

Pomimo upalnego wieczoru z zanoszącą się w nim burzą pan rotmistrz nalał sobie kielich wódki, rozpiął kołnierz munduru i rozluźnił halsztuk. Po czym sięgnął po *sabretache* – płaską torbę z wytłaczanej skóry, jaką kawalerzyści nosili przy rapciach szabli. Ale nie było mu śpieszno.

Rotmistrz kazał dać sobie wódki, bo był zdrożony – kawał traktu upalił aż z Warszawy. A skąd „von Elsterau"? A bo to przecież wielu tych zruszczonych Niemców: kurlandzkich, inflanckich, pruskich, wiernie służyło imperatorom, czyż to nie i hrabia Benckendorff – adiutant carski i szef żandarmów? Świeca będzie potrzebna, by rotmistrz mógł przygrzać nóż nad jej płomieniem, kiedy będzie odklejać woskowe pieczęcie listów znalezionych w *sabretache*, niedyskretnie, tak po żandarmsku odczytywanych, bo znalazły się w *sabretache* porucznika artylerii konnej gwardii Królestwa Polskiego, oficera detaszowanego do sztabu remonty w Kodni, teraz będącego pod aresztem i w śledztwie.

„Jak tylko wymkną się spod oka Wielikogo Kniazia Konstantina Pawłowicza, to od razu folgują sobie" – mówił do siebie rotmistrz – „już im służba, regulamin gdzie... *Sabretache* należy tylko do moderunku huzarskiego. Pan porucznik jest z artylerii konnej, do tego z gwardii – powinien wiedzieć..."

Pan rotmistrz przywiózł ze sobą pokaźne dossier tyczące się aresztowanego co tylko porucznika, raporty i instrukcje-donosy tego masona i generała, dowódcy korpusu jazdy Królestwa, Aleksandra Rożnieckiego, ale do śledztwa potrzebne mu były bardziej namacalne rzeczy. Już tu wywiadywał się, ale dowiedział się tyle, że porucznik nie ustępował gwardiakom kornetom w piciu gorzałki („Zdrowie Jego Imperatorskiej Mości Polskiego. Ura!"). Był za pan brat z huzarami – kwaterującymi tu oficerami sztabu remonty dywizji, pułków sumskiego, jelizawietgradzkiego, mariupolskiego, izjumskiego, huzarów grodzieńskich, achtyrskich, pawłogradzkich, litewskich i pułku księcia Orańskiego, remonty zakupującej młode konie na jarmarkach w Berdyczowie. I oto z całej zawartości *sabretache*, tak nieakuratnego moderunku porucznika, okazało się, był tylko panieński sztambuch.

Pan rotmistrz, Niemiec z pochodzenia, był sentymentalny, czuły na romantyczne sprawy dziejące się na stronach welinowych kartek oprawionego w wytłaczane w safianie złote liście tomiku, ale żandarmskim swym okiem doszukał się zaraz w albumie czegoś. Oto na odwrotnych stronach kart porobione były jakieś notatki. Widoczne było, że jeżeli nie posiadacz, to depozytor z konieczności, w braku innego papieru posłużył się sztambuchem do celów wcale praktycznych. Bo notatki te tyczyły spraw bardzo końskich.

Było tam o maściach i odmastkach, farbach [najdziwniejszych] koni przeglądanych przez komisje remontowe. Pan rotmistrz był, jako się rzekło, sentymentalny, czuły na romanse, ale koniarzem to on nie był. Nic nie mówiły mu dalsze notatki tyczące się rzędów, forgoczy, tręzli, cugli, wodzów, rzemieni. Konie, uprzęże, skóra mu śmierdziały.

Co innego mówił mu cuch, zapach smoły czy liny konopnej. Jego przeznaczeniem za młodu miało być morze. Miał zostać [podróżni]kiem. Jako chłopak zaczynał nawet we flocie bałtyckiej w Kronsztadzie. Naprzód jako „junga", potem – „miczman". Ale dla jakichś względów ta morska kariera urwała się u samego wstępu. Może zakup oficerskiego stopnia we flocie był poza finansowymi możliwościami rodziny, może wcześnie poznano się na pedantycznych zdolnościach Niemca z pochodzenia. Został żandarmem.

Ale w uszach na zawsze pozostał mu ryk i szum fali *priboju*, skrzyp bloków, świst wiatru w linach, a w ustach – smak słonej wody. W marzeniach (każdy z nas ma swe marzenia o dalekim i nie osiągniętym, nie?) widział się na przechylonym w bejdewindzie pokładzie korwety zapatrzonym w fosforyzujący po nocy szlak kilwateru. Za młodu w Kronsztadzie był świadkiem, kiedy to z ukazu imperatora Aleksandra Pawłowicza admirał Bellingshausen wyruszał do Antarktydy, z zazdrością patrzył na niknące we mgle żagle jego fregaty „Wostok" i barki „Mirnyj", płynących w nieznane. Chciał, jak ten inny nawigator, hrabia Yves de Kerguelén-Trémarec, w którego sprawozdaniach się zaczytywał, odkrywać nowe wyspy, nadawać im imiona.

Okręt marzyciela miał nazywać się „Pałłada". [Szczyty masztów] „Pałłady" miały rysować na nieboskłonie Terra Australis [...] konstelacje i gwiazdozbiory. Ze szkoły, jeszcze w cars[...], wyniósł niezłą znajomość mitologii. Stąd miano jego [...] korwety. Stąd pomysł nazwy nie oglądanej dotąd, [...] nie odkrytej jeszcze konstelacji owych karmionych lu[dzkim mię]sem ludojadów, Klaczy Diomedesa.

Uwagę rozmarzonego rotmistrza przyciągnął z nagła wypadły spomiędzy kartek sztambucha świstek papieru, zadrukowanej bibuły. Jest!

Otaczali mnie półkręgiem, kiedy stałem tak przed nimi jeszcze w uprzęży spadochronowej Irvinga, jeszcze mi biła z emocji upadku krew w skroniach i nogi pode mną drżały, i zdawało mi się, że to ziemia tak drga pode mną, i czułem dławienie w gardle i ucisk w piersiach od wstrętnego uczucia strachu.

Ten strach chwycił mnie za gardło, kiedy pilot liberatora przez interkom kazał nam wyskakiwać. Oba silniki prawego skrzydła paliły się jak meteory, kiedy bąble spadochronów załogi nikły w chmurach jak meduzy w falach oceanu, a ja nie mogłem wyszarpać się z potrzaskanego pęcherza wieżyczki. Nie pamiętałem nic potem i musiałem wyrwać sznur *ripcordu* w stanie zupełnej podświadomości, ale musiałem to zrobić, bo przecież wylądowałem cało i nawet w boleśnie zaciśniętej garści miałem jeszcze ten *ripcord*, ale że wylądowałem bez tej świadomości i najbardziej nieprzepisowo, bo na nerki, to czułem, że coś we mnie jakby się oberwało, i stałem chwiejąc się na nogach.

Ludzie, którzy mnie otaczali, byli zapewne oniemiali od wrażenia niespodziewanego zjawiska, jakim musiałem się im wydać, nie mówili nic, jedynie gestykulowali i przeciskali się jedni przed drugich. Mali chłopcy nurkowali między nogami starszych i kobiety osłaniały trwożnie niemowlęta usadzone im okrakiem na biodrze.

Zrobiło mi się niedobrze i zachwiałem się, ukląkłem, ale nikt nie przyskoczył mi z pomocą. Tłumek się cofnął, jakiś chłopak zaśmiał się bezgłośnie i przestraszył się tego, i nurknął poza starszych. Ale inni z tyłu pchali się jak w tłumie, kiedy koń konnego policjanta chodzi bokiem i ci inni z przodu cofają się, a ci z tyłu napierają, i ja, żeby nie upaść, chwyciłem się odzieży najbliższej osoby.

„Już nigdy" – powiedziałem, chciałem powiedzieć, że już nigdy nie będę wyskakiwał ze spadochronem, ale nikt na to nic nie powiedział. W ogóle nie słyszałem jeszcze jakiegokolwiek głosu.

No tak, nie rozumieją. „*Never again! Jamais...*" Jak będzie to po niemiecku? „*Nie wieder...*" Nie rozumieli.

Przybrani byli w owcze skóry i mieli także jakieś poncha na sobie utkane z grubego samodziału, i widziałem ich stopy bose o podeszwie zrogowaciałej wskutek stąpania po kamieniach. Jechało od nich zapachem koziny i dymu, jak zawsze śmierdzą pasterze z gór.

Jeden z nich pochylił się ku mnie i wykonał cały szereg mimicznych i śmiesznych znaków. Do czego to było podobne? Aha, kiedyś widziałem na wyścigach, jak *bookmakerzy* porozumiewają się na odległość umówionym kodem znaków: *tic-tac* – ludzie *tic-tac*. Pewnie ten *tic-tac* chce mi coś powiedzieć. Znów zrobiło mi się słabo. Podtrzymali mnie tym razem z obu stron i słaniającego się poprowadzili kilkadziesiąt kroków ku jak gdyby kopcowi, który z bliska okazał się prymitywnym domem o niskich murach uskładanych z górskich głazów i o darniowym dachu. Wewnątrz było ciemno, palił się jedynie mały ogieniaszek i dym ścielił się i wisiał u pułapu kurnego domowiska kamiennego.

Czyjaś ręka przysunęła mi do ust glinianą skorupę z jakimś napitkiem i wtedy poczułem, jakie mam łapczywe pragnienie. Dziwny mi się wydał smak napitku – było to jakieś zgęstniałe mleko jak żętyca i było ono sfermentowane, bo pomyślałem, że tak pewnie smakuje kumys, i znakomicie mi ono zrobiło, bo osłabienie zaraz minęło i wszystko mi się nagle wyklarowało.

Unosząc skórę u wejścia, wpychało się do środka coraz to więcej ludzi i nagle uprzytomniłem sobie, że jest świdrująco cicho w uszach, bo nikt nie wypowiadał ni słowa, słowa nie usłyszałem od samego początku. Zachowywali się przy tym bardzo dostojnie jak Czerwonoskórzy amerykańscy, ale wcale do nich nie byli podobni. Mężczyźni byli brodaci, brody mieli widać nigdy nie tknięte nożycami i byli przeważnie rudzi o białej skórze twarzy usianej piegami, „jak indycze jajo" – pomyślałem. Ktoś dorzucił do ognia na głazach albo wyblichowanych czaszkach wołów i gestami zasadzono i mnie.

Ruda dziewczyna obeszła wokół i z miecha zrobionego z koziej skóry udoiła każdemu pełną glinianą skorupę tego kumysu. Napiłem się jeszcze, smakował mi ten napój, i chciałem nawiązać rozmowę ze starym dziadem z prawej strony, kiedy znowu napełniono mi naczynie i podsunięto na drewnianym rożenku kawałek zimnej baraniny. Smakowało mi to bardzo i tak jak inni zagryzałem czosnkiem górskim, który tamci jedli całymi pękami. Kiwali się dostojnie i jedli z wielką rezerwą – widocznie dobrym tonem było nie okazywać łapczywości ni też rozmawiać w czasie posiłku.

We mnie po wstrząsającym przejściu, jakiego zaznałem rano, nastąpiła reakcja i pomyślałem: co za stypa! Ale będzie o czym opowiadać, jak wrócę do bazy! I napiłem się jeszcze kumysu, brodacze uroczyście kiwali się na swych siedzeniach i chrustał czosnek, i zgrzytała kość barania miażdżona trzonowymi zębami.

Kiedy napiłem się jeszcze, to już całkiem raźnie mi się zrobiło i tamci wydali mi się tak bliscy. Skłoniwszy się w stronę dziadygi po mej prawej stronie, który widocznie był amfitrionem, poprosiłem go o udzielenie mi głosu.

Chciałem po prostu podziękować za przyjęcie i opiekę, jakich zaznałem, i chciałem także wyrazić nadzieję, że na wielkoduszną pomoc tej czcigodnej gminy można liczyć w przyszłości tak co do informacji, jak przewodnika i transportu.

Ale nigdy dotychczas nie zdarzyło mi się wygłaszać publicznie mowy. I teraz, kiedy przyszło do tego, to okazało się, że nie potrafię. Nie umiałem, nie wiedziałem, jak zacząć, i wydało mi się, że cisza, jaka panowała poprzednio wpośród tego milczącego grona, zagęściła się i skondensowała jeszcze bardziej. Ale patrzyli na mnie i jakby wyczekiwali, i wtedy wiedziałem, że muszę coś powiedzieć – za wszelką cenę, byle co, ale muszę mówić – i rozpaczliwie wytężywszy pamięć, przypomniałem sobie, że utkwiła mi w głowie usłyszana kiedyś na wieczorowych kursach z historii inwokacja. Więc, uradowany („…i tak mnie, bambry, nie zrozumieją…"), zacząłem ni stąd, ni zowąd:

„*Wo Imia Ot'cia i Syna i Swiatoho Ducha i nyni i na wiky. Amiń! Czy czuły wy…*"

Włożyłem w swój adres dużo uczucia i pamiętałem o tym, by nie skąpić emfazy, ale żeby i nie galopować, i pod okopconą powałą koliby rozbrzmiewały wspaniałe okresy hramoty, jak dzwon (byłem trochę ululany kumysem. „Jak nie zrozumieją sensu, to wyczują z intonacji" – pomyślałem).

Otóż jak kiedy indziej, gdzie indziej ta hramota nie spotkała się z aplauzem, tak też i teraz odtworzone w tym górskim pustkowiu uderzyły jej słowa jakby w próżnię. Jej efekt wydał się jakże nikły. Słuchacze wydawali się jakby zgorszeni. Odczułem dziwną dezaprobatę treści tego, co wypowiedziałem.

Podnosili się ze swych miejsc i wymieniając między sobą kolejno tajemnicze znaki, kierowali się ku wyjściu. I wtedy wzrosło we mnie nagle podejrzenie. Kiedy dziewczyna usługująca nam przy jedzeniu podeszła do mnie i pociągnęła mnie za rękaw (miała, jak się już rzekło, rude włosy i siwe, prawie białe oczy i patrzyła nimi przyjaźnie), otóż ta obca dziewczyna chciała mi dać coś do poznania i ukazywała swe usta – roześmiane, ale nieme. Uderzyło mnie znowu pętające się wokół świadomości wrażenie milczenia tych ludzi i nagle przeraziłem się, że cicho, że ich nie słyszę. Pewnie poszły mi bębenki w uszach przy skoku, przy raptownej zmianie wysokości i ciśnienia…

Wybiegłem przed dom i ogarnąłem wzrokiem świat. Wokoło piętrzyły się niebosiężne góry tuż-tuż i stromo trzeba było zadzierać głowę, by ujrzeć ich lodowce i śniegi rozpalone w słońcu i lazurze, kiedy u stóp ich wiatr przeganiał niski pułap chmur.

Ale z ulgą usłyszałem szum i gadanie potoku górskiego pieniącego się wpośród głazów kilkadziesiąt kroków od domu i usłyszałem krakanie orła górskiego.

A więc słyszałem!

Tedy więc oni nie słyszeli.

…………………………………………………

Straciłem rachubę czasu, pojęcie o tym, jak długo przyszło mi żyć wśród ludzi głuchych. Kiedy jednak myślałem o nich, to nie nazywałem ich w ten sposób – nazywałem ich ludźmi *tic-tac* albo syndykoanarchistami (dlaczego? – o tym później). Przyzwyczaiłem się do nich i oni do mnie.

Dawało mi się we znaki jedynie zimno górskich nocy i dostałem egipskiego zapalenia oczu od nisko zalegającego dymu kurnej kamiennej koliby i od blasku śniegów zalegających szczyty. Ale od zimna chroniły mnie baranie skóry posłania, a od dymu uciekałem w cień cedrów pod reglami i słuchałem szumu ich czarnych gałęzi. Słuchałem, wsłuchiwałem się w całej świadomości tego, że to ja jeden tylko je słyszę.

Tamci nie słyszeli.

Byli samotną gromadą zagubioną wpośród gór, byli czymś bardzo innym od czegokolwiek, com widział i znał poprzednio. Kiedy po pierwszych dniach pobytu przyszedłem do siebie i zacząłem zapoznawać się z otoczeniem, to sytuacja nawet bawiła mnie – taka przygoda fantastyczna jak z *Podróży Guliwera*: znaleźć się bohaterem jakby wyjętym z mych ulubionych lektur o podróżach do niebywałych krajów i wysp, *Naufrage des isles flottantes, ou Basiliade du célèbre Pilpai* czy markiza de Sade *Histoire de Zamé*, czy Wellsowskiej doliny ślepców. Myślałem: co to będzie za historia do opowiedzenia w mesie po powrocie!

Teraz, mądrzejszy o parę miesięcy, czułem marność mej guliwerowskiej pychy. A powrót? Czy kiedy dane mi będzie powrócić?

Ulokowano mnie w owym domu, gdzie odbyła się pierwsza stypa. Dom należał do starego człowieka, którego wnuczką była ta ruda dziewczyna. Dziadek był garncarzem. Obok domu był prymitywny piec do wypalania garnków i zagroda dla owiec i rodzaju długowłosych jaków czy wołów piżmowych.

Liberator powracający z rajdu porzucił mnie w tej części gór w całej nieświadomości tego, na którym odcinku tysiącznokilometrowej trasy zostałem zagubiony. Z mimicznych rozmów z ludźmi *tic-tac* oraz z własnych wycieczek wzdłuż doliny zacząłem domyślać się niepokojącej prawdy: byłem tu zamknięty jak szczur w studni. Góry sterczały wokół skrawka, na którym żyła odcięta od świata, zdegenerowana przez endogamię, zwyrodniała na skutek specyficznych warunków czy nieznanej choroby gromada głuchych ludzi.

Ale trzeba to uporządkować. Byłem, proszę państwa, byłem wtedy zwykłym zdrowym młodzieńcem, normalnie unerwionym i miałem trzeźwy stosunek do rzeczywistości. Kiedy stawałem twarzą wobec jakiejś rzeczywistości, to wyrabiałem sobie jej odpowiednią koncepcję albo kilka jej koncepcji zależnie od tego, jak ta rzeczywistość apelowała do mego poczucia humoru, ambicji i potrzeb. W tym wypadku miałem wyrobione trzy takie koncepcje; z czasem ustąpiły one czwartej i ostatecznej, po czym zadałem sobie wiele trudu, ażeby powrócić do rzeczywistości, w której wyrosłem. Czy udało mi się to, nie wiadomo, miejmy nadzieję, że tak, w każdym razie nie należy to już do tego opowiadania.

Koncepcja Guliwera wśród Liliputów nie wyszła. Pewnie, że nie byłem codziennym zjawiskiem wśród tych rudobrodych troglodytów, kiedy sam ciemnowłosy w swym workowatym kombinezonie lotniczym poruszałem się pośród nich. Kilka trików nowoczesnej cywilizacji, jakie dzięki zapalniczce, latarce elektrycznej, zegarkowi i innym drobiazgom ocalały w kieszeniach, nie wzbudziło entuzjazmu. Tubylcy, jeżeli idzie o kulturę materialną, żyli gdzieś na pograniczu ery kamienia gładzonego i epoki brązu. Dla krótkości przytoczę oderwany epizod:

Jak już nadmieniłem, mój gościnny gospodarz i jego wnuczka trudnili się garncarstwem. Skorupy, które wypalali, były najprymitywniejszym dziełem rąk ludzkich. Nie znali koła garncarskiego, toteż z gliny lepionej w ich palcach wychodziły one niekształtne i nieforemne. Ale w okresie, kiedy chciałem im zaimponować ekwilibrystyką cywilizowanego mózgu, zadałem sobie wiele trudu i w końcu skonstruowałem coś w rodzaju prymitywnego koła garncarskiego i zaprodukowałem garnek symetryczny, okrągły i gładki (wyszło mi to, jako że nie święci garnki lepią). No i co? No to: jedynie dzięki sympatii ku niesamowitemu domownikowi nie wyrzucono tego na stos odpadków.

Zniechęciłem się i pozwoliłem uschnąć idei zrewolucjonizowania ręcznego foluszu do utłukiwania grubego samodziału z wełny, czym trudniła się rodzina najbliższych sąsiadów, foluszu, który chciałem zmodernizować i zmechanizować, używając do tego energii bieżącej wody i tak dalej. Tubylcy byli ciężcy i apatyczni jak ich woły-jaki przeżuwające paszę z łąk górskich. Ich prymitywizm, a zwłaszcza wstręt do innowacji, graniczył z komizmem.

Przyzwyczaili się do mnie, niesamowitego gościa, mali chłopcy przestali ciskać za mną kamieniami, kiedy przechodziłem rozrzuconym osiedlem, i dzieci nie chowały głów na ramieniu matki, kiedy zasiadałem przy ich ogniskach.

Było już po owym pierwszym okresie, kiedy wydawało mi się, że powinienem być ośrodkiem zainteresowania, czymś niezwykłym, wtedy, kiedy, jednym słowem: mój egocentryzm był mile połechtany wrażeniem, jakie wywołało moje niespodziewane pojawienie się. Ale wkrótce potem przekonałem się, że moja osobliwość i jedyność były właściwie czymś potworowatym na tle tego odmiennego świata. Zdałem sobie sprawę, że byłem czymś w rodzaju cielęcia o dwu głowach, zjawiskiem teratologicznym, albinosem wśród czarnych. Co gorsza, czułem nawet wstręt, jaki ludzie ci mieli do mej inności, obcości intruza z innego świata. Naturalnie, że wtedy moja miłość własna doznała dotkliwej porażki. Pocieszałem się staropolskim przysłowiem: „Mów wilkowi pacierz, a on woli kozią macierz..."

Więc przeszedłem nad tym do porządku dziennego i znalazłem się w następnej fazie – w fazie poznawania, czyli w fazie pozbawionej osobowości. Nawet doznałem pewnej ulgi, kiedy odjęty mi został ciężar odpowiedzialności, jaki jest na nas nałożony, kiedy reprezentujemy własną osobowość. Z pasją zacząłem studiować to społeczeństwo głuchych. Robiłem to na zimno, rzeczowo, z całym brakiem tolerancji młodych, bo byłem wtedy młody.

A nie było to czymś łatwym. Jeżeli ktoś, pobierając nauki, przeszedł na przykład kurs geometrii, jeżeli nauczono go, że na przykład suma kątów w trójkącie równa się stu osiemdziesięciu stopniom, to trudno mu nagle przejść gładko nad tym, że w nieeuklidesowej geometrii równać się będzie ona czemuś innemu.

Interesowało mnie studiowanie nieeuklidesowego świata tamtejszych ludzi, miałem zamiar spisać to w wielu tomach, by kiedyś przedłożyć je Szwedzkiej Akademii Nauk...

....

Jest!

Pan rotmistrz żandarmski von Elsterau ostrożnie wygładził wypadły spomiędzy kartek sztambucha świstek papieru, bibułę, druczek wytłoczony w jakiejś krzemienieckiej drukarence koślawymi literami ruskiej *azbuki* z jego nierównymi spacjami i czernidłem drukarskim. Przy mdłym blasku świecy w zapadającym wieczorze czytał:

„*Wo Imia Ot'cia i Syna i Swiatoho Ducha i nyni i na wiky. Amiń!*

Panowe Hromada Chrystiane! Czy czuły wy szczo Polszcza prynymaje was za swoji Brat'ja i chocze szczoby wy z neju zariwno buły wilni i wsioho prawa doznawały?... szczoby wy z namy razom znały jich prawo, i do kotroho prawa choczut' was prypustyty..."

Jest!

Nadszedł i zamiótł żydowskimi śmieciami na podwórzu, zadzwonił blachą wiechy karczemnej, rozłupał niebo piorunem, cisnął kamieniami i żwirem o szyby okienne, zamiótł czubami drzew, zadął wzdłuż traktu wiodącego do rogatki, nawrócił znowu i porwał, i poniósł wir i lej kurzawy, słomy, półsnopków wyrwanych z dachów szop, stodół, i znowu nabiegł, i zatargał drzwiami karczmy, wdarł się przez rozwarte z trzaskiem okiennice, podniósł kurz z podłogi karczemnej i rozmiótł papierzyska leżące na stole.

Pan rotmistrz żandarmski von Elsterau rzucił się całym ciałem na stół, rękoma, rozczapierzonymi palcami przytrzymując wyrywane podmuchem kartki, *bumagi*, dokumenty, świstki, notatki, rysopisy, dowody, zeznania, relacje, protokoły, tajne zapiski, przesłuchy, listy imion i nazwisk podejrzanych, paszporty, sekretne instrukcje i donosy, akta z odfajkowanymi na ich marginesie uwagami i znakami, od których zależał los setek, tysięcy: degradacje, odpisywania od heroldii, zsyłki, transporty, kibitki, kantony, bataliony sołdackie, cytadele, tiurmy, martwe domy, kopalnie, *posielenija*, wyspy i klasztory, rózgi, pałki, piętna wypalane na czole i cęgami wyrywane nozdrza, kaptur zakładany u stryka szubienicy, straszny werbel tarabanów przed odczytaniem wyroku – i słup...

Płomień świecy położył się poziomo, zapełgał błękitnie i zgasł, i zrobiło się ciemno.

[1972]

[prwdr. pośm. w: Z. Haupt, *Szpica. Opowiadania, warianty, szkice*, Paryż 1989]

II. ESEISTYKA I REPORTAŻ

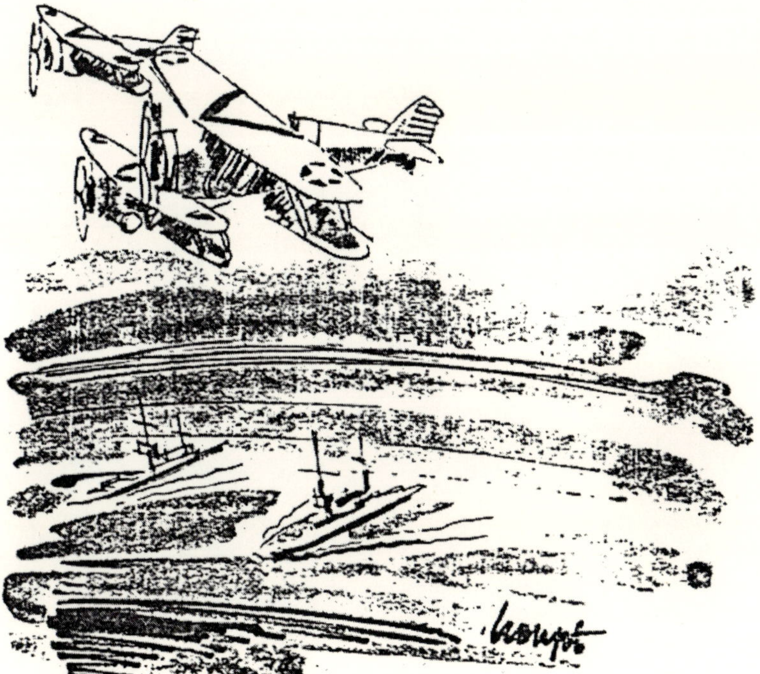

Symbolika kwiatów

Kwiaty! Od wspaniałych storczyków wartości setek złotych, zdobiących stół amerykańskiego miliardera, do hibiskusa, który brązowe dziewczęta Polinezji wplatają we włosy, do pęków pierwiosnków sprzedawanych z pierwszymi ciepłymi promieniami słońca na ulicach naszych miast za grosze, nic bardziej w naturze nie pociągało człowieka jak kwiaty.

Hiacyntowe i tulipanowe pola Holandii, czerwone wrzosowiska Irlandii, pachnące łany hreczki Ukrainy, różowy migdał Grecji, przedziwnie pięknie kwitnące wiśnie Japonii, szał kwiatów dżungli indyjskiej, kwitnące pasożyty puszcz podzwrotnikowych, białe kopuły kasztanów w alejach miast, krokusy hal górskich, gdy jeszcze leżą śniegi, rachityczne nasturcje w oknach suteryn i róże *Maréchal Niel*, i olbrzymie, o średnicy siedmiu metrów, kwiaty *Victorii regii* na Jawie, kwiat agawy pękający z hukiem raz na sto lat, trujące zapachem azalie na Polesiu i biedermeierowskie glicynie w oknach sentymentalnych panien, wykwintne heliotropy i malwy na tle chłopskich białych chat – oto, co natura rzuca przed oczy człowieka, jak gdyby chciała z tym kalejdoskopowym przepychem barw, kształtów, zapachów sygnalizować i wyrazić jakąś tajemnicę.

Człowiek usiłuje ją odczytać. Wbrew ścisłemu i pozytywnemu tłumaczeniu botaników, że kwiat po prostu jest organem płciowym rośliny, który dla zwabienia owadów przenoszących pył kwiatowy wykształcony jest i barwiony celowo i logicznie jedynie dla podtrzymania gatunku, przypisują ludzie kwiatom własności symboliczne.

Więc banalnym już symbolem niewinności jest lilia, fiolek to skromność, róża, zwłaszcza czerwona, to miłość, a kolce jej nieomylnie mają oznaczać, że nie ma miłości bez bólu, niezapominajki mówią same za siebie, kwiat pomarańczy należy do akcesoriów panny młodej, gwoździk koniecznie tkwił w butonierce fraka ci-devant eleganta, mimoza oznacza wyrafinowane przeczulenie, powój naturalnie każe ludziom słabym owijać się wokoło energicznych i silnych indywidualności, orchideje ofiarowuje się damom na pożegnanie, kamelia deklasuje kobietę do półświatka, narcyz mówi o perwersyjnym hermafrodytyzmie, mirt wplata się w wianki niewinnych dziewic, nawet każe się kwitnąć paproci i dawać szczęście, a apasze na peryferiach wielkich miast przechadzają się wieczorami z kochankami z kwiatem bzu w zębach. Ognista Conchita, tańcząca wściekłe fandango, wplata różę we włosy nad uchem. Słonecznik kręci się za słońcem, dziewięciornice nieśmiertelników symbolizują wieczne trwanie, czerwony kwiat „kerali" w Bengalu zwiastuje wiosnę.

Kwiat lotosu w starożytnym Egipcie jest niewyczerpanym motywem zdobniczym architektury i sztuki. Na kwiecie lotosu siedzący Budda jest hieratycznym przedstawieniem Szakjamuni. Starożytni hedoniści wieńczyli skronie różami do anakreontowych uczt, a symbolika pierwszych chrześcijan obok palm męczeńskich wkłada świętym lilie do rąk. Gotyk zakwitł koronką kamiennych kwiatów. Kwiat stylizowany wypełnia herbowe pola średniowiecznych chorągwi i tarcz. Pod znakiem Białej i Czerwonej Róży toczą się wojny w Anglii. Uroczyste postacie obrazów mistrzów holenderskich często dzierżą jakiś kwiatek w kontemplacji. Do dzisiaj przewodniczący sądu londyńskiego, Royal Court, bawi się bukietem kwiatów, który należy obok pudrowanej peruki do akcesoriów jego funkcji.

Oset jest herbem Szkocji, tak jak chryzantemy są kwiatami mikadów japońskich. Lilia biała to znak królów Francji. Lilia czerwona obok lwa broni Florencji.

W heraldyce europejskiej znajdziemy bardzo wiele kwiatów, drzew i krzewów. Ród Porajów używa srebrnej róży, włoscy książęta Pignatelli – sosny, francuska rodzina księcia de Créqui – grabu, a Keyserlingkowie – palmy.

Akacja oznacza czystą miłość, aloes wyraża gorycz i cierpienie, żonkile symbolizują płochość, piwonie czerwienieją się zawstydzone, asfodele oznaczają zawód w miłości, kampanule – kokieterię, krokusy – niepokój, euforbie – namiętność, heliotrop – przywiązanie, delikatne hortensje uosabiają kaprys, pachnąca lawenda – czułość, margerytki świetnie nadają się do wróżb, skabiozy kwiat smuci się melancholią, waleriana oznacza złamane serce. A niezliczone gladiole, dalie, lunarie, narcyzy, magnolie, cyklameny, hortensje, rododendrony, azalie, anemony, fuksje, pelargonie, szałwie, floksy, kwiaty hizopu są niewyczerpanym tematem i materiałem dla poetów wszystkich krajów i wszystkich czasów.

Sentymentalna i naiwna często symbolika kwiatów świadczy jednak, że życie człowieka, wypełnione bezwzględną i okrutną walką o byt, ma momenty prawdziwej i mistycznej bezinteresowności dla niewypowiedzianego piękna natury.

„As" 1935, nr 41

Curling w St-Moritz

Ktokolwiek będzie w St-Moritz zimową porą, kiedy wyczerpany licznymi upadkami na nartach dostanie zawrotu głowy na torze bobslejowym, wymarznie na konkursach hippicznych i skikjöringowych i kark mu zesztywnieje od podziwiania skoków narciarskich, kiedy zakocha się w motylu tańczącym na lodzie i będzie miał wszystkiego dosyć, odpoczynkiem dla oczu i umysłu będzie obejrzenie gry w „curling".

Spokojni, flegmatyczni starsi panowie, tak zwani „odpowiedzialni" panowie w kolorowych pulowerach, jumperach, szalach, poważnie celebrują tę grę, która, jak wszystkie, narodziła się pod niebem Szkocji.

Gładka powierzchnia lodu odbija spłaszczone kształty okrągłych „*stone*'ów" pomalowanych w jaskrawe kolory. Dziwny ten przyrząd sportowy, przypominający z daleka brzuchaty czajnik z uchwytem u góry, jest, jak nazwa wskazuje, z ciężkiej masy kamiennej i mając średnicy dwadzieścia pięć do trzydziestu centymetrów, waży piętnaście do dwudziestu dwu kilogramów. Puszczony wprawną ręką, ślizga się po lodzie do pięćdziesięciu metrów. Każdy gracz mający dwa takie „*stone*'y" zaopatrzony jest w solidną miotłę ryżową i zamiata drogę przed nimi, ażeby umożliwić im dotarcie do celu, który nosi nazwę „*tee*". Dopuszczalnym jest także zbijanie „*stone*'ów" przeciwnika i zagradzanie mu drogi własnymi. Gra emocjonująca, wymaga niewielkiego wysiłku, a zarumienione oblicza dżentelmenów i pogodny ich wyraz same mówią o pożyteczności tego sportu.

Nieśmiertelny pan Pickwick Dickensa, jeżeli nie znał jeszcze tej gry, to znakomite miałby wyniki, zważywszy że temperament jego i tusza spełniały konieczne prawie warunki do jej uprawiania.

Inną grą dla starszych panów, w miarę emocjonującą i zdrową, jest golf.

Narodził się on w Szkocji, a Anglosasi przejęli go i stał się wśród nich tak popularnym, że nie ma na świecie zakątka, gdzie jest dwu Anglików [i] gdzie nie byłoby także pola golfowego. Przede wszystkim Anglia ma ich mnóstwo z racji tej chociażby, że będąc krajem parkiem o kompletnym prawie zaniku przemysłu rolnego, ma wiele przez naturę znakomicie wyposażonych warunków do tego. Więc teren, tak zwany „*links*", obejmujący kilka hektarów falistych łąk z naturalnymi przeszkodami, jak wzgórza, laski, doły, potoki, ma dziewięć do osiemnastu miejsc zwanych „*tee*", w których znajdują się otwory, „*holes*", głębokie na dziesięć centymetrów, oddalone od siebie w rozmaitych odległościach od stu do pięciuset metrów, tak ponumerowane, że ostatni kończący grę znajduje się w pobliżu pierwszego. W ten sposób w czasie gry przechodzi się parę kilometrów. Jest to wymarzony sport dla starszych panów. Ruch, świeże powietrze, łagodny charakter gry, życie klubowe (istnieje w Anglii niezliczona ilość klubów golfowych), wszystko to stwarza falangi graczy ze starszego pokolenia.

Na czym gra polega? Małą kauczukową piłkę uderzeniem kija golfowego należy wprowadzić po kolei do poszczególnych „*holes*". Zważywszy na to, że o wygranej decyduje celność uderzenia, jak najmniejsza ich ilość dla odbycia całej drogi, duże trudności napotykane po drodze w urozmaiconym terenie, wszystko to czyni tę grę skomplikowaną i niełatwo zasłużyć sobie na opinię dobrego gracza. Co do techniki uderzenia, taktyki i strategii prowadzenia piłki istnieją podzielone zdania i cała literatura specjalna broni rozmaitych teoryj.

Sam kij golfowy przechodził rozmaite ewolucje i w rezultacie każdy gracz jest zaopatrzony w komplet „*clubs*", z których każdy jest przeznaczony do uderzeń w specjalnych warunkach. Różnią się kształtem i nazwami: *niblick*, *iron*, *cleek*, *putter*, *driver*, *brassie* itp. Wszystkie w futerale nosi za graczem chłopak, tak zwany „*caddie*", który poza tym dźwiga chorągiewki do trasowania i piłki.

Naturalnie oficjalnym strojem do golfa jest *cap*, pulower, w ogóle dużo wełny, krótkie spodnie, *knickerbockery* i buty golfowe.

Chcecie wiedzieć, jak golf wygląda? Jedźcie do Anglii lub Ameryki, a zapalony amator golfa, wasz znajomy, znajdzie dla was miejsce w aucie, kiedy wybiera się na weekend na zieloną trawkę!

„As" 1936, nr 3

Za rzeką Tweed leży Szkocja

Kiedy wykupiłem bilet i zajmowałem miejsce w pociągu na Victoria Station w Londynie, byłem wzruszony. Jechałem do Szkocji. Na lokomotywie był napis: „Flying Scotchman". To „Latający Szkot", najszybszy pociąg w Europie, o którego laurach marzą stalowe smoki z kontynentu: „Le Train Bleu", „Latający Hamburczyk", „Orient Express", „Krasnaja Strieła". W parę godzin będę w Szkocji, kraju romantycznych bohaterów Waltera Scotta i R.L. Stevensona.

Zawsze była Szkocja dla mnie czymś tajemniczym i groźnym. Jeszcze sto lat temu, żeby zobaczyć Szkocję, trzeba było być śmiałkiem nie lada. Towarzystwo Dickensowskiego pana Pickwicka w romantycznym dyliżansie nie wynagradzało trudów podróży trwającej całe dnie. Można było także puścić się żaglowcem wzdłuż wybrzeży Anglii, ale gniewne fale Morza Północnego koło Dogger Bank nie gorzej trzęsły pudłem statku niż wyboje dróg hrabstwa Devonshire. A już kto miał bujną wyobraźnię, to przywoływał na pamięć jeżeli nie Robina Hooda, to innego rozbójnika grasującego po drogach. Może gościnną oberżę, w której zatrzymalibyśmy się na noc, wynajmował równie zdradziecki Hooligan, jak ten, który ograbiał w nocy podróżnych zdążających z Dover do Londynu (stąd powstała u nas nazwa chuliganów).

Jeszcze Rzymianie, podbiwszy Brytanię, odgrodzili się od Szkocji wałem, którego szczątki zachowały się do dzisiaj. Dzikie plemię Piktów, które gnieździło się w górach, było zbyt groźnym dla rzymskich kohort. Potem solidarne klany Szkotów długo utrzymywały swą niepodległość. Bazaltowe strome brzegi morskie kryły tajemnicze desanty jakobitów, podczas gdy smukłe fregaty lawirowały na horyzoncie.

W przedziale, w którym się ulokowałem, siedział jegomość mający chyba ze dwa metry wzrostu. Ogolone szczęki tonęły w fałdach kraciastego pledu. W długich końskich zębach tkwiła fajka. Spluwał celnie do spluwaczki w kącie wagonu. Ale inne charakterystyczne cechy sprawiły, że zainteresowanie moje współpasażerem zaczęło wzrastać. Tak, to był Szkot, oryginalny *highlander*. Mówił o tym wypchany pokrowiec walizki, waliza sama dla niezniszczenia jej pozostała... w domu. Mówiły o tym buty o trzy numery za ciasne, za to tańsze, nawet wraz z ceną plastra na nagniotki.

Pociąg stukotał kołami na spojeniach szyn. Zakopcone okręgi przemysłowe i zielone żywopłoty Anglii przewijały się w oknie wagonu.

Mój towarzysz wyglądał na mało przystępną osobistość. Moje uwagi czy drobne wagonowe uprzejmości przyjmował dosyć ozięble. Dopiero pod koniec podróży, kiedy zacząłem go kokietować ukazywaniem podeszwy u wytartego doszczętnie buta, oko jego błysnęło zainteresowaniem. Moja bujna broda, oszczędzająca mi tyle wydatków na mydło do golenia, wzbudziła w nim jawną sympatię, a kiedy wydobyłem oryginalną polską maszynkę do dzielenia zapałek na sześcioro, przysunął się do mnie i sam nawiązał rozmowę:

„Pan jedzie do Szkocji?"

„Tak" – odpowiedziałem żywo. – „Mam zaszczyt pewnie jechać z jej autentycznym synem?"

„*Yes*".

„Jakże się cieszę, że zanim wstąpię na ziemię pańskiej pięknej ojczyzny, będę mógł dowiedzieć się paru szczegółów o tym kraju, mającym oset w herbie".

Zawiązała się rozmowa. W trakcie jej omalże nie zburzył całej mej ufności w swą autentyczną szkockość, bo sięgnął do kieszeni i o dziwo! poczęstował mię cygarem. Ale nieco później przedmiot mojego zainteresowania przeprosił mię na chwilę, by przebiegającemu boyowi podyktować telegram do Dundee. Zdziwiła mię treść depeszy, a boy także zwrócił uwagę na dziwny podpis. Brzmiał on tak: „Przyjeżdżamnatychmiastproszęoauto".

„Jestem Indianinem i to jest moje imię wodza" – objaśniał Szkot nie zmieszany, a kiedy później pytałem go o powód tego, powiedział mi po prostu, że oszczędził w ten sposób na opłacie za poszczególne słowa. Tak, to był prawdziwy Szkot!

„Szkoci dnia dzisiejszego" – mówił mój towarzysz, jak gdyby nawiązując do poprzednich moich refleksyj – „są ludźmi cywilizowanymi. Zachowali jednak dużo akcesoriów dawnej dzikości i oryginalności. Poczciwy długonogi Szkot wdziewa przy okazji kraciasty »kilt«, to jest spódniczkę w »szkocką« kratę, na głowę – czapkę zdobną w pióra głuszca, na brzuchu zawiesza torbę borsuczą, a niech sobie wleje trochę narodowej whisky marki »Black and White« albo »White Horse«, a z boku zabeczą najoryginalniejsze szkockie kobzy, puszcza się w tany, które tym są mniej wdzięczne, ile bardziej oryginalne. Inni Szkoci, także już na glinianych nogach (w Szkocji w niedzielne popołudnie nie spotka się od Aberdeen do Dundee i od Glasgow do Edynburga trzeźwego mężczyzny), asystują tym choreograficznym popisom albo imają się ćwiczeń fizycznych. Rzucanie młotem, żonglowanie ciężką belką to narodowe sporty *highlandera*. Cały szereg popularnych wśród Anglosasów sportów, jak na przykład golf, curling, ma swój początek w Szkocji. Mało jest zakątków na świecie o pewnych tradycyjnych zwyczajach lokalnych tak pilnie obserwowanych jak w Szkocji. W jednej miejscowości jest zwyczaj łowienia, przyprawiania i zjadania ryb na miejscu, w innej kowal ma prawo udzielania ślubów legalnych, inna znów, dajmy na to Loch Ness, ma wyłączne prawo do potwora morskiego. Każdy zamek ma swego upiora, który rywalizuje ze zjawami innych zwalisk oryginalną formą materializacji. *Yes, sir!* Szkocja także zmieniła swój wygląd. Zaludniona, uprzemysłowiona. Zniknęły stada owiec strzeżone przez pastuchów na pół dzikich, okrytych pledami i »tartanami«. Po asfaltowanych autostradach przemykają autokary z turystami zwiedzającymi stare zamki. Olbrzymi most na zatoce Firth of Forth odbija się we falach. Ale romantyzm kraju z powieściami Waltera Scotta, z barwną tęczą Pułku Gwardii Lennox przed pałacem Buckingham w Londynie, purytańską przysięgą składaną przez każdego króla Anglii na nietykalność kościoła szkockiego, tragiczną historią królowej Marii Stuart i Rizzia przetrwał do dziś.

Cały szereg wielkich ludzi: mężów stanu, poetów, uczonych, pochodzi ze Szkocji. Szkoci, czy to dzięki temu, że są narodem górali, czy z powodu długiej styczności z rasą celtycką, mają umysł przejmujący się ideami abstrakcyjnymi, pełen polotu. Świadczą o tym prace filozofów i uczonych Szkocji. Wielkie idealizmy filozofii europejskiej nie w Anglii, ale w Szkocji znalazły oddźwięk. Adam Ferguson, Dugald Stewart, sir James Mackintosh, sir William Hamilton, profesor Edward Caird, a zwłaszcza Tomasz Carlyle ze swym kultem bohaterów, w dziedzinie ekonomii Adam Smith. Idealizm przejawia się nawet w spekulacjach naukowych wielkich fizyków szkockich: Thomsona, lorda Kelvin i genialnego J.C. Maxwella. Amerykański milioner Andrew Carnegie, który ufundował olbrzymi instytut dla propagandy pokoju, był rodem ze Szkocji. Robert Burns, William Dunbar byli wielkimi poetami Szkocji, podczas gdy Boswell jest wspaniałym biografem Johnsona. Twórcą pomnikowego dla Anglii *Słownika oksfordzkiego* był Szkot, sir James Murray.

Premierami Anglii są Szkoci: Bonar Law, James Ramsay Macdonald, a przywódca liberałów Asquith, choć Anglik, godnością akademicką i okręgiem wyborczym należy do Szkocji. Sir George Buchanan jest ostatnim ambasadorem Anglii w Rosji. Lord Balfour, polityk i twórca British Academy, jest Szkotem. *Yes, sir!* Podhale szkockie, Scottish Lowlands, wydało wielkich ludzi. Należy pochylić głowę przed bohaterskim kapitanem Scottem ginącym w lodach Antarktydy po zdobyciu bieguna południowego.

Macdonald, Macintosh, Macduggal" – ciągnął dalej Szkot – „no, może jeszcze Macfarlane – to wszystko nazwiska, z jakimi można spotkać się w Szkocji. Można tam jeszcze zetknąć się z dwoma Żydami, którzy nie mogą sobie zarobić na wyjazd ze Szkocji".

Mój współtowarzysz wyciągnął z kieszeni symbolicznego węża i spojrzał na niego ze smutkiem:

„*Yes!* Ile złego mówią o nas i o naszym zmyśle oszczędności! A przecież to jest bohaterstwo. Moi dwaj przyjaciele, Joe i Sandy, założyli się o pensa, który z nich dłużej pod wodą wytrzyma i... dotychczas żaden jeszcze nie wypłynął. Ja sam zaciąłem się dziś rano żyletką i za drobną opłatą gotów byłem służyć do transfuzji krwi, ale mi przez telefon powiedziano ze szpitala, że pewnie jestem Szkotem. A przecież Edynburg zawsze słynął ze świetnej chirurgii i tam, a nie gdzie indziej istniało sto lat temu bractwo rezurekcjonistów, którzy porywali w nocy ludzi, ażeby ich dostarczyć anatomom. A ten poczciwy Jimmie McIntosh z McIntoshów z Dundee, żeniąc się, uszczęśliwił całkiem brzydką dziewczynę, podczas gdy złośliwi twierdzą, że kierowały nim uboczne względy, bo jest zamiłowanym wędkarzem, a ona ma podobno robaki. Ja sam w tym dniu mam zamiar kupić sobie podręcznik do nauki czytania systemem brajlowskim, jak niewidomi. Ile też w przyszłości oszczędzę wieczorami na świetle elektrycznym! No, przejeżdżamy Tweed! *Good bye!* A oddaj pan cygaro. Nie pierwszy je pan pali!"

„As" 1936, nr 8

Polo – sport high life'u

Aldous Huxley w swojej książce z podróży naokoło świata, o tytule *Drwiący Piłat*, wspomina o pewnym perskim dywanie widzianym w Indiach. Dywan ten przedstawiał zabawę królów perskich zwaną „patrzenie w chmury". Nieskomplikowana ta zabawa polegała na tym, że ułożony wygodnie na dachu swego pałacu władca Państwa Srebrnego Lwa patrzył na grę obłoków w przestworzach niebieskich przy akompaniamencie fletów albo recytacji wierszy poety Firdausiego.

Jeżeli ten rodzaj rozrywki nie wymaga poza szczęśliwymi warunkami meteorologicznymi specjalnej zaprawy ani kosztownych inwestycyj, to sporty uprawiane przez tychże perskich królów są mało dostępne dla przeciętnego mieszkańca naszych krajów. Są to przeważnie sporty konne, które mogły rozwinąć się jedynie w kraju sąsiadującym z jednej strony z Mezopotamią i Arabią ze szczepami konnych Beduinów, z drugiej – z Turkiestanem, kolebką koczowniczych plemion, których życie trudno sobie wyobrazić bez konia.

Więc w pierwszym rzędzie polowanie konno z lancą. Dostarcza ono wiele emocyj. Ten rodzaj polowania przyjął się w Indiach, które tak w sztuce, jak w zwyczajach były pod ogromnym wpływem Persji. Polowanie z konia na pręgowanego króla dżungli w bagnach Pendżabu czy moczarach wśród rozlewisk Indusu było zawsze emocją szlachetnych kszatrijów. Nowi zdobywcy, Anglicy, przejęli ten zwyczaj. Do atrakcji sezonu należy zawsze polowanie z lancą na małego, ale groźnego, o ogromnych szablach, dzika indyjskiego. Galop przez kryjące jeźdźca z głową trawy dżungli, z ostrzem bambusowej lancy mierzącym w grzbiet uciekającego dzika nie pozbawiony jest dreszczyku emocji. Wśród ułanów bengalskich pościg za rozbitym po szarży przeciwnikiem nazywa się „zabawą w kłutą świnkę".

Ale prawdziwie królewskim sportem jest gra w polo. Dwie drużyny, po czterech jeźdźców w każdej, usiłują wpędzić za pomocą drewnianych młotków o długich na 1,30 metra rękojeściach drewnianą kulę w bramkę przeciwnika. Zważywszy, że dzieje się to na boisku o dużej powierzchni (dwieście pięćdziesiąt na trzysta metrów), stale w galopie, przy ciągłych zderzeniach i nagłych zwrotach, daje to ogromnie interesujące widowisko dla widza, a jest egzaminem dla jeźdźca i gracza. Dosiada się do tej gry koni o niewysokiej mierze, rasy tak zwanej „pony". Są one tresowane specjalnie do tej gry i zupełnie serio biorą w niej udział z zapałem prawdziwych sportowców.

Jasnym jest, że sport ten staje się bardzo ekskluzywnym z powodu kosztownych akcesoriów. Więc przede wszystkim konie specjalnie utrzymane do gry, treningi zabierające dużo czasu, wyszukane boiska-trawniki. Nosi się do gry białe koszule, mały kask korkowy, spodnie specjalnego fasonu, tak zwane „dżodhpur".

Prawidła gry są skomplikowane. Gra się na czas albo na określoną ilość punktów-bramek, którymi jest przepchanie kuli między dwoma słupami w odległości 7,5 metra rozmieszczonymi.

Każdy szanujący się pułk kawalerii angielskiej ma swoją drużynę polo, każdy garnizon w Indiach i metropolii marzył o laurach pierwszeństwa. Najarystokratyczniejszy klub angielski w Hurlingham w poczet członków liczy zawsze księcia Walii.

Na kontynencie sport ten ma coraz więcej zwolenników: Francja, Niemcy, Włochy liczą coraz więcej klubów. Zagraniczne „kurorty" i plaże nie zaniedbują nadmieniać w reklamach: „tereny do polo". U nas, w Polsce, istnieje jedyny klub polo w Warszawie. Miejmy nadzieję, że w kraju naszym, gdzie koń i jeździectwo zawsze były z zamiłowaniem pielęgnowane, znajdzie w przyszłości ten sport zrozumienie i entuzjazm.

„As" 1936, nr 11

Rodeo – święto kowboja

Kiedy przeciętnego Amerykanina, Babbitta, zjadacza normalnej dziennej porcji sandwiczów, *Quaker oatsów*, rostbefu, lodów, *porridge*'u, posłusznego konsumenta piwa, lemoniady i whisky, jako też wiadomości z „Daily Herald" czy „Chicago Tribune", Radio City Broadcasting ogłuszy potokiem hałaśliwych reklam, koncertów i *hot jazzu*, a magiczne pałace oślepionego najnowszymi dramatami zeroekranu wyplują na asfalt ulicy, kiedy miasto przemiele go w swym kołowrocie dziennym giełdy, sklepów, biur, fabryk, otumani szarlatańnstwem reklam, dreszczem ringów bokserskich i boisk baseballu, zblazuje szaleństwem rewij, dancingów i lunaparków, kiedy Babbitt jest przeżuty przez nowe życie, wtedy patrzy z tęsknotą na Zachód.

Wild West to kraina preryj i „*plains*", gdzie horyzontu nie znaczą kleksy kominów ani słupów przewodów wysokiego napięcia, obłoków nie brudzi dym kominów fabrycznych, falistych łąk nie przecina sieć dróg makadamizowanych, w szpalerach reklam, gdzie nie warkoczą traktory, gdzie czystych wód bez tłustych plam ścieków fabrycznych nie piętrzą tamy zakładów o sile wodnej, lasów nie zaśmiecają puszki wycieczek weekendowych, a życie wygląda jak za dobrych czasów pionierów, prezydenta Lincolna i ma autentyczną oprawę do nowel Twaina.

Wild West to kraina preryj i „*plains*", gdzie pod gorącem słońcem lata, wśród tumanów kurzu wędrują trzody krów z wypalonymi na grzbiecie znakami właścicieli, w poryku i tętencie tysięcy racic, oganiane na koniach przez kowbojów.

Kowboj, romantyczny rycerz Zachodu, niezbyt przypomina eleganckich bohaterów ekranu. Wypłowiały kapelusz ocienia ogorzałą, nieczęsto goloną fizjognomię. Na kraciastej koszuli ma jeszcze czasem zatłuszczoną kamizelkę. Spodnie na szczęście okrywa ochraniaczami z surowej bydlęcej skóry i spina u góry pasem.

Niedbałej postawie obdartusa dodają marsa wiszące na biodrach na drugim pasie rewolwery Colta lub „Smith and Wesson". Wpływy meksykańskiej kokieterii widzimy w zdobieniu srebrem olster, pasów i rzędu na konia.

Koń to druga połowa kowboja. Po prostu dlatego, że każdy pieszy człowiek pojawiający się wśród stad byłby stratowany przez zdziczałe bydło. Jest jedynym środkiem lokomocji wśród niezmierzonych preryj, jest towarzyszem w samotności, dźwiga na sobie przy siodle dobytek swego pana, znosi jego humory, solidarnie dzieli z nim koleje losu, a po śmierci nawet czerep jego czaszki służy jako względnie wygodny taboret przy obozowym ognisku. Jest także współtwórcą i świadkiem chwały swego pana, kiedy w rzadkich w monotonii życia kowboja chwilach bierze z nim udział w „rodeo", święcie kowboja.

Już na długo przedtem wiedzą o nim wiele mil wzdłuż i wszerz. A w przeddzień święta cichy i spokojny Fort Alberta pełen jest przyjezdnych. Wozy farmerów tłoczą się w ulicach miasteczka, kawalkady jeźdźców, kwik gryzących się na uwięzi przed *„saloonami"* mustangów, ryk bydła, użerające się kundle, szeryf denerwuje się zbyt wielkim napływem znanych i notowanych koniokradów, chłopcy w szkole nie mogą usiedzieć, „Gruby Joe", właściciel baru „Pekin", zaciera ręce z radości i angażuje pomocników do rozlewania piwa, redaktor „Fort Albert Herald", z zielonym daszkiem nad oczami, bez marynarki z powodu gorąca, udziela ustnych informacyj z okna redakcji.

Dzień zawodów! Trybuny ustrojone w pasy i gwiazdy. Konie tulą uszy od dźwięku trąb orkiestry *„firemanów"*. Muślinowe sukienki *ladies* szeleszczą, pułkownik Brown i high life Fortu Alberta są na trybunach. Falujący tłum krzyczących, żujących gumę, gryzących *„cacahuetes"*, zakładających się widzów głośno rzuca uwagi i słowa zachęty niedbale przechodzącym i rozmawiającym znakomitościom kowbojskim.

Naprzód konkurs poskramiania młodych byczków. Z zagrody wypuszczają ogłupiałe zwierzę z trzymającym się go kurczowo na grzbiecie kowbojem. W komicznych podskokach oszalały ciołek zrzuca w kurz swego jeźdźca przy akompaniamencie gwizdów i krzyków widzów.

Potem konkurs ujeżdżania konia. Na dany znak do konowiązów, gdzie toczą krwawym okiem złe jak szatany mustangi, biegną na wyścigi kowboje. Trzeba gryzącego i stającego dęba zdziczałego konia osiodłać, dosiąść i teraz zaczyna się taniec. W kurzu, zgięty w pałąk, skacze lub wspina się z rozwianą grzywą mustang, wieją kapelusze kowbojskie, lśnią gwoździe srebrne pasów, piana płatami leci z boków ciemnych od potu koni. Dzika siła zwierzęcia walczy z żelazną wolą człowieka.

Zawody w rzucaniu lassa. Szalony tętent galopu, nad głową zwój rzemienia, rozmach, świst skóry przecinającej powietrze i rosły byk jak piorunem rażony wali się na ziemię z pętlą na szyi, a srokaty mustang zarywa się po pęciny w piasku.

Do konkursów strzeleckich stają sławy, o których celności strzału chodzą legendy z tej i tamtej strony Gór Skalistych. „*Shooting*" jest darem nie lada. Pokazowe strzelanie do monogramu chustki wyrzuconej w powietrze, wystrzeliwanie w desce inicjałów wybranej, strzelanie w galopie do rzuconego krążka, kiedy należy mieć czas do wydobycia spod kolana winchestera.

Pokazy woltyżerki czy jakby kozackiej „*dżygitowki*" kończą popis. W czerwonym zachodzie słońca powrót do stad. Romantyka ma także swoją realną stronę.

Postęp zacieśnia kręgi Wild Westu. Kowboje znikną, jak znikli wyparci przez nich Siuksowie, Kiowowie i Wilki. Jeszcze w jakimś cyrku zalśni fałszywym autentyzmem rycerz Zachodu (mistrzem w rzucaniu lassa w Ameryce jest już teraz żongler, który mało wydalał się w swym życiu z Nowego Jorku).

Ale każdy miłośnik konia będzie pamiętał, że obok wspaniałych rewij kawalerii, parad perskich, „fantazyj" arabskich obrazem harmonijnym współżycia człowieka i konia było święto kowboja: „Rodeo"!

„As" 1937, nr 17

Muzeum wojny w Paryżu

Najefektowniejszymi przedstawicielami historii każdego narodu są niemal zawsze pamiątki wojen prowadzonych przez ten kraj. Gdziekolwiek pojedziemy, wszędzie spotkamy się z pozostałościami różnych epopei historycznych w postaci starych armat, chorągwi, mundurów i różnych części ekwipunku armii. Można śmiało powiedzieć, że przeciętny człowiek orientuje się w historii obrazowo, to jest łączy pojęcie o pewnej epoce z zewnętrznymi objawami jej w zakresie wojskowości. Jakież charakterystyczne są na przykład dla wojny trzydziestoletniej olbrzymie szwedzkie kapelusze, wysokie buty poszerzające się ku górze i cienkie rapiery noszone w całej środkowej Europie. A któż na wspomnienie epopei napoleońskiej w Polsce nie łączy jej z obrazem polskiego ułana z olbrzymim czakiem! Nie mniej charakterystyczną cechą Wielkiej Armii Napoleona I są brodaci saperzy w olbrzymich futrzanych czapach lub też dragoni w lśniących kaskach.

Ale przyznać też trzeba, że ubiegłe wieki, zwłaszcza w zakresie wojskowości, były jakby stworzone dla malarza lub człowieka lubującego się w żywych barwach. Przecież nie istniało wtedy pojęcie „feldgrau" ani też „khaki", i im bardziej kolorowe były mundury, tym bardziej miały straszyć nieprzyjaciela. Ładnie by wyglądała wojna w dzisiejszych warunkach techniki wojowania z takimi mundurami! W przeciągu chyba dwudziestu czterech godzin nie zostałby ani jeden żołnierz na polu walki, gdyż trudno o lepszy cel dla kuli. Gdy wspominamy te dawne czasy, nasuwa się automatycznie wspomnienie o wzgórku, z którego wódz kierował bitwą. Na takim punkcie obserwacyjnym widzimy na obrazach zawsze Napoleona I czy Karola Gustawa, Wallensteina czy też Radetzky'ego. Ale właściwie czasy tych efektownych mundurów nie są znowu tak bardzo odległe, bo pamiętajmy o tym, że wojnę w 1871 roku odbyły wojska w barwnych, pięknych, ale jakże niepraktycznych mundurach. Przecież nawet w roku 1914 zarówno wojska austriackie, rosyjskie, jak i francuskie wyszły w pole w swoich kolorowych mundurach, stając się świetnym celem dla nieprzyjaciela, i dopiero po pewnym czasie wszędzie zapanowała nowa, szara wojenna barwa.

I tak powoli wojna i wszystko, co z nią się łączy, traci na „malarskości" i atrakcyjności, stając się szarą partią szachów rozgrywaną za pomocą coraz bardziej niszczycielskich środków, przy czym wodzowie nie przebywają już, siedząc na rasowych arabskich rumakach, na wzgórzu, ale ślęczą nad wielką kartą sztabu generalnego w otoczeniu licznych aparatów telefonicznych.

Mimo to jednak, a może właśnie dlatego, piękne mundury przeszłości pozostały drogie każdemu narodowi. Pozostały złączone raz na zawsze z epizodami znanymi nam bardziej z obrazów, jak z opisów. Wszędzie też powstały liczne muzea wojskowe ukazujące nam w gablotkach, za szybą, generalskie szlify, spłowiałe kapelusze „stosowane" lub bermyce i czaka. Nie ma państwa, w którym by takiego muzeum brakło: zacząwszy od warszawskiego muzeum wojskowego, poprzez berliński Zeughaus, aż do paryskiego Pałacu Inwalidów, wszędzie zastaniemy zakrzepłą krew przelaną na polach bitew, czerwieniejącą się na mundurach, wszędzie spotkamy szable, które w zgiełku bitewnym pozbawiały nieprzyjaciela życia, a dziś, spokojne i ciche, eksponat muzealny jedynie, budzą zainteresowanie przyjezdnych turystów.

Dziwne wrażenie robią te muzea wojskowe! Trudno się oprzeć smętkowi, gdy na przykład ogląda się muzeum w Chebie (Eger) w Czechosłowacji, które posiada ciekawe pamiątki po Albrechcie Wallensteinie, księciu Friedlandu. Są tam mundury jego żołnierzy, są halabardy, kotły i bębny jego gwardii, jest też partyzana, którą został ugodzony w serce. Jeżeli już mówimy o mundurach, to trzeba przypomnieć, że umundurowanie wojska w dzisiejszym pojęciu weszło dopiero w życie w XVII wieku, poprzednio zaś ubierano żołnierzy dosyć fantazyjnie, wedle możności i osobistych upodobań komendanta.

Miastem, w którym na każdym kroku spotykamy się z pamiątkami wojen i wojska, jest Paryż.

Na placu Vendôme w Paryżu stoi kolumna na wzór kolumny Trajana w Rzymie: kolumna Napoleona. Na potężnym cokole pomnika płaskorzeźba. W kamienny kształt zaklęte orły cesarskie, broń, znaki wojenne, hełmy, liść dębu i wawrzynu, sznury, pasy, ładownice, akselbanty.

Naprzeciw, po drugiej stronie Sekwany, lśni grotem bodącym w niebo kopuła Inwalidów. Tam, obok grobowca Napoleona, sarkofagu z czerwonego fińskiego granitu, znajduje się Muzeum Wojny. Wielkie podworce z szeregami armat, sklepione sale z tłumami zbroic, lasem dzid i włóczni, całe arsenały broni palnej, nie braknie historycznej taksówki paryskiej, jednej z tych, które przewożąc żołnierzy w czasie dni cudu nad Marną, postrzelane zostały kulami, a dalej pamiątki, fotografie.

Najwspanialszy jest dział, gdzie mieści się muzeum Wielkiej Armii. Czasy Napoleona to w sztuce zwrot ku czystemu klasycyzmowi pod wpływem znalezisk i wykopalisk w Herkulanum. Orły, wawrzyn, topór liktorski, pochodnia, prosty miecz jak gdyby wtedy znalazły godnych dla koturnu następców.

Zwycięstwa i podboje Napoleona były na miarę rzymską. Zaklęte w patosie na płótnach obrazów malarzy: Davida, barona Grosa, Horacjusza Verneta, Delacroix, Meissoiniera, Detaille'a, Wereszczagina, Kossaka, pozostaną mniej lub więcej autentycznym obrazem bohaterskiego okresu.

Strzępy mundurów, wypłowiała wstążeczka Legii Honorowej, wzruszające sztychy najwierniejszego marszałka ginącego w nurtach Elstery, przechowane po domach, będą blaknąć i niszczeć, ale wspomnienie wielkich czasów nie przeminie.

Mundury Wielkiej Armii będą wzorem dla późniejszych formacyj rozmaitych broni wszystkich armij. Kirasjerzy, szwoleżerowie, ułani, lansjerzy, dragoni, huzarzy, woltyżerzy, eklererzy, strzelcy konni, mamelucy, grenadierzy, fizylierzy, legie auksyliarne, piechota liniowa i gwardie będą miały naśladowców we wszystkich wojskach świata.

W Żeromskiego *Popiołach* stary wachmistrz Gajkoś namawiał Krzysztofa Cedrę: „Paniczu, pójdźwa w lansjery!", i roztaczał przed oczyma panicza obrazy życia, świetności, blasku munduru lansjerów. A już szczytem wojskowego fasonu był pułk szwoleżerów

Krasińskiego: Le Prémier régiment de Chevaux-Légers de la Garde, przyboczny cesarza. Sam Napoleon chodził stale w mundurze strzelców konnych.

Jego świetni generałowie kawalerii: król Neapolu Murat czy generał Lassalle, byli elegantami wojskowymi. Było w czym wybierać dla zadowolenia próżności męskiej.

Rewia! Cesarz na mlecznosiwej klaczy, w „stosowanym" kapeluszu i szarym płaszczu, w otoczeniu sztabu na wzgórzu. Po bokach flankierzy huzarów, przyboczna straż. Sztab mieni się od pióropuszów, akselbantów, porte-épée, haftowanych czapraków.

Przeciągają kirasjerzy w szmelcowanych pancerzach, kaskach z końskimi ogonami, potem karabinierzy konni w hełmach jak z rzymskich pomników, dragoni. Chmura proporców zwiastuje lansjerów, szwoleżerowie w rozwianych białych płaszczach, ułani, strzelcy konni, huzarzy w szamerowanych dołmanach, oficerowie mają czapraki ze skór lamparcich, krakusi, Tatarzy z buńczukami, mamelucy w zawojach, z lancami z drzewa bambusu, eklererzy, czyli konni zwiadowcy. Sztaby na czele, szefowie szwadronów na flankach.

Czworobokami idą pułki gwardii Frianta, pułki piechoty liniowej, fizylierzy i grenadierzy, bermyce, kołpaki, kaski z kitami na łokieć, miarowo chwieje się płot karabinów *„baïonnette au canon"*, lśnią wydobyte szpady subalternów i zniża się chorągiew pułkowa przed cesarzem, a wiatr niesie w pole gromowe: *„Vive l'Empereur!"* wąsaczy spod Arcole, Jeny, Wagram, Austerlitz, Moskwy.

W chmurach pyłu toczą się spiżowe działa. Jezdni z „postawionymi" batami, bombardierzy przy zapałach armat, z zapalonymi lontami.

A potem przychodzi „sto dni" i klęska. Niezapomniany opis da nam Stendhal w obrazie widzianym oczami najmłodszego entuzjasty cesarza w *Pustelni parmeńskiej*. Klęska pod Waterloo i Belle-Alliance!

Bóg wojny będzie w wichrach Longwood na Świętej Helenie wspominał zgiełk bitew, pługi zaorzą ostatnie pordzewiałe szczątki broni na polach Frydlandu, Arcis-sur-Aube, Lützen, Berezyny, a nowe życie powoła upiory nowych wojen.

„As" 1937, nr 24

Szkocki pułk Argyll and Sutherland

Najmłodszy pułk armii angielskiej jest szkockim pułkiem sformowanym w roku 1881 z wydzielonych oddziałów 91. Pułku Argyll i 93. Pułku Sutherland. Stąd wywodzi się jego oficjalna nazwa: „The Argyll and Sutherland Highlanders". Jego pepinierą jest jednak 1. Batalion utworzony w 1794 roku. Pułk nosi imię księżniczki Luizy i 20 lutego obchodził uroczyście w kościele św. Andrzeja w obozie Aldershot sto czterdziestą czwartą rocznicę powstania.

Pułk ten wysoko dzierży powierzony mu honor. Na inne pułki liniowe patrzy z pobłażaniem, nie ma zaś specjalnie wysokiego wyobrażenia o kolegach z pułku Gordon Highlanders w Edynburgu.

Nie chcę zdradzać tu jego tajemnic organizacyjnych ani spraw ściśle poufnych. Każdy szeregowiec, „*private*", z kompanii E 1. Batalionu wie o tym, co należy. Jeżeli chodzi jednak o świetną przeszłość pułku lub o jego tak troskliwie pielęgnowane obyczaje, to jest to już własnością ogółu. Do zwyczajów należy wystąpić na paradzie w niedźwiedziej bermycy, czerwonej kurtce, z kraciastym pledem przez ramię, w spódniczce zwanej „kilt", z torbą borsuczą „*sporran*", kiedy ostro brzmią dudy szkockie i Union Jack powiewa na wietrze, a białe pasy uzbrojenia chrzęszczą w takt marszu.

Jak różne to od tych dni lipca 1917 roku, kiedy w okopach nad Sommą w huraganowym ogniu Hunów pułk przeżywał długie tygodnie!

I wtedy nie traciło się humoru i zimnej krwi. Stamtąd pochodzi zapewne ta historia, o której szeroko opowiadano:

Zdarza się w czasie najgęstszego nawet ognia, że na pół minuty powstaje w piekielnym hałasie wybuchów cisza i wtedy to właśnie wśród kurzu i drutów kolczastych usłyszano urywek rozmowy:

„...i mówię jej – powiadam ci, Bill – dlaczego nie masz za mnie wyjść za mąż?...”; resztę dyskusji pochłonął silny huk detonacji.

Nie można powiedzieć o żołnierzach z Argyll and Sutherland, ażeby byli specjalnie muzykalni, ale swoje „*honeymoon songs*” wyciągają o tyle szczerze, ile fałszywie, a w błotach Flandrii czasów Wielkiej Wojny improwizowali piosenki o nieskomplikowanym libretcie:

„*We're here... because we're here!*”

(Jesteśmy tutaj... ponieważ tu jesteśmy...).

Lub nierównie tęskne:

„*We've had no beer,*
We've had no beer to-day!”

(Nie dostaliśmy piwa dzisiaj...).

Śpiewali to, ściskając kolby karabinów Springfielda w oczekiwaniu na sygnał do ataku, w hełmach stalowych, z maskami gazowymi na „pogotowie gazowe!”

A do ataku biegli, kopiąc przed sobą piłkę nożną w stronę okopów Hunów, jak nazywali Niemców.

A jak wspaniale wypoczywało się w czasie rzadkich chwil, kiedy odsyłano pułk poza linię frontu! Nie grozi człowiekowi nagła śmierć, można się wyspać i poflirtować z Francuzkami. Wtedy narodziła się, stworzona przez żołnierzy angielskich, zabawna piosenka, równie popularna jak *Tipperary*, z komicznymi zniekształceniami francuszczyzny, *Mademoiselle from Armentières*:

„*Mademoiselle from Armentières,*
Parley-vous?
Après la guerre finie
Soldat anglais parti,
Mademoiselle Fransay boko pleuray
Après la guerre finie...”

albo inna, śpiewana na nutę *Pod mostami Paryża*:

„*Madame, have you any good wine,*
Parley-vous?”

Pułk Argyll and Sutherland ma swoją maskotkę. Jest nią pony, kuc ciągnący bęben orkiestry pułkowej. Nazywa się Cruachan. Jest mały, czarny i potwornie spasiony. Pułk jest z niego dumny.

Pułk wie o tym, że wartość jego żołnierza stanowi męstwo w boju i poszanowanie tradycji.

„As” 1938, nr 16

Panowie! Zaczynamy!

W Paryżu Ludwika XIV, w Paryżu siedmnastowiecznym mamy wieczorem do dyspozycji już trzy teatry stałe (tak!). Czy warto je zobaczyć? *Nom d'un chien!* Przecież to cuda! Podobno nawet role kobiece, zamiast mężczyzn z wypchanymi biustami, grają kobiety. Niebywałe!

Niedługo zastanawiamy się nad wyborem fraka, owijamy szyję świeżym żabotem, zdejmujemy z kołka ostatnie dzieło perukarza, którego to majstersztyku loki rozsypują się nam aż na barki. Kilka ludwików w kieszeni. Nie od rzeczy będzie spróbować, czy szpada lekko wychodzi z pochwy, bo z teatru wraca się w nocy, a w ciemnych uliczkach nie wiadomo kogo się spotka. W najlepszym razie – wierzycieli, a przecież nawet dobry król Filip Piękny niegdyś przed nimi uciekał rue du Temple... ale to już inna historia, jak powie o tym za lat dwieście i kilkadziesiąt niejaki Rudyard Kipling.

Otóż i szczęśliwie minęliśmy kilka katastrof grożących naszym perukom (na okrzyk: „*Gardez l'eau!*" trzeba prędko i bez namysłu uciekać, bo ktoś wylewa właśnie z góry przez okno na ulicę kubeł pomyj), omal nie rozgniotła nas kareta księcia de Guise cwałem pędząca do Wersalu, złożyliśmy opłatę za prawo przejścia przez Pont Royal na Sekwanie, wywinęliśmy się z rąk garncarza z Owernii, który zachęcał nas na tymże moście do kupna jakichś skorup, uniknęliśmy wróżbity, który siedział naprzeciw niego, i w dzielnicy St-Denis dobrnęliśmy jeszcze bardzo wcześnie do teatru.

Jest już parę osób i sakramentalny „*moucheur de chandelles*" właśnie opuścił główny żyrandol i zapala płaczące łojowymi łzami świeczki. Wszyscy gapią się na tę czynność i z nudów rzucają pod jego adresem docinki. Obdarty człeczyna znosi je ze stoicyzmem.

Pod względem bezpieczeństwa pożarowego jest to straszne oświetlenie i mam wątpliwości, czy nie było w Paryżu wtedy więcej stałych teatrów, nic o tym jednak nie wiemy, gdyż z pożaru nie uszedł zapewne ani świadek.

W lożach niewiele wzniesionych nad parter ukazują się damy. Sala się zapełnia. Zażywne mieszczuchy z Marais, Faubourg St-Honoré, a nawet z Faubourg St-Antoine zasiadają z rodzinami, nierzadko przynosząc ze sobą w koszu wino i wiktuały, i posilają się bezceremonialnie. Muszkieterzy Jego Królewskiej Mości prezentują zabójcze wąsy i pendenty rapierów. Ściśnięte gorsetami mieszczki posyłają im czułe spojrzenia. Bardziej rzeczowe spojrzenia kilku rzezimieszków taksują możliwości terenu. Gwar rośnie.

Zjawienie się markizów na scenie zwiastuje, że przedstawienie niedługo się zacznie. „*Les marquis au théatre*" to charakterystyczne dla tych czasów. Ale nie mogą oni siedzieć z pospólstwem na sali. Dla nich są specjalne krzesła aż na scenie, gdzie w perukach, koronkach, falbankach, wstążkach, w wytwornych pozach, patrząc z góry na tłum, sami jak gdyby grają. Gra toczy się tuż przy nich. Nierzadko kapryśny paniczyk laską korygował grę aktorską ku uciesze widowni.

To, co zobaczymy na scenie, ma już swój bogaty podkład. Całe wieki średnie z ich misteriami, które do połowy XVI wieku zaspakajały ludzki głód ułudy, są gruntem, na którym wybujała nowa sztuka sceniczna. Jeżeli jednak teatr misteriów, jakie oglądano z racji Bożego Narodzenia, zapustów, Wielkanocy, w cieniu Świętego Sulpicjusza lub Notre-Dame, był widowiskiem przede wszystkim dla oczu, to teatr XVII wieku to suma wrażeń słuchowych. To gra słów, dowcip, odtworzenie charakteru psychicznego skarykaturowanego aż do psychopatologii postaci takich jak: Pantalon, Sganerelle, Skapen, Turlupin, kapitan Fracasse, Poliszynel, Gros-Guillaume, Arlekin, Pierrot, Kolombina. Komedia francuska bezimienna, mająca swój początek w ludowych grach, starofrancuskich „*fabliaux*", włoskiej komedii dell'arte, operze buffo, hiszpańskich sztukach intrygi, swą improwizowaną swadą aktorów ma równy wpływ na Moliera, jak Terencjusz i Plaut.

Do jakiego stopnia słowo odgrywało rolę w tych komediach, świadczy fakt, że w początkach XVII wieku aktorzy prawie że recytowali tylko swe role bez posługiwania się gestem czy mimiką.

A cóż mówić dopiero o prymitywie dekoracji i kostiumów! Jeszcze w *Sierocie chińskim* Voltaire'a w połowie XVIII wieku (1755) aktorzy LeKain i La Clairon grają mandarynów w strojach polskich! Znów w tragediach klasyków król Fernand w *Cydzie*, cesarz August w *Cynnie* lub kapłan Joad w *Atalii* będą z godnością występować w perukach.

Bezimienna komedia francuska dała późniejszym komediopisarzom pewne zhieratyzowane postacie o cechach, które współczesny psycholog potrafi sklasyfikować. Będzie więc typowy służący (Maskaryl, Sganerelle, Skapen, Kasper) rodzajem „hipomaniaka pyknika" według nomenklatury Kretschmera. Il Capitano, kapitan Fracasse to niewątpliwi sangwinicy. Ze starych sztychów Pantalon, Poliszynel, Signor Dottor Basilio ukazują nam swe typowe zniekształcenia budowy i ruchy schizofreniczne. A melancholiczni Pierrot i Kolombina!

Całe panoptikum psychopatologiczne przewija się w komediach Moliera: od *Skąpca*, przez *Chorego z urojenia*, pana Jourdaina, do *„Tu l'as voulu, Georges Dandin!"*

....

Już późno. Zegary St-Étienne-du-Mont dzwonią północ. Wracam wśród zgiełku aut do hotelu. Widzę jeszcze przejęte twarze dzieci, dla których jakiś wielki magazyn „Au Bon Marché" urządził teatr marionetek na ulicy z okazji wyprzedaży. Biorą udział w bohaterskich iluzjach, Guignol rozpalił ich policzki i krzyczą przejęte, jak gdyby dawny teatr wrócił, a ponad dachami nie świeciły reklamy na wieży Eiffla.

„As" 1938, nr 29

Radio Alameda wzywa PBY na Pacyfiku!

Anglosasi znani są z tego, że entuzjazmują się błahostkami, a zachowują opanowaną rezerwę wobec rzeczy wielkich, starając się pomniejszyć ich wagę. Anglik powie o wygranej wojnie, że... „jakoś wyłabudaliśmy się", Amerykanin, który przyjechał do Europy, mówi, że przepłynął „staw"... Atlantyk, a jadąc z Kalifornii na wschód, kiedy przejedzie olbrzymie góry Sierra Nevada, powiada, że przeskoczył „pagórek".

Kiedy jednak Amerykanin stanie przed problemem Oceanu Spokojnego, nie nasuną mu się wcale jakieś „*practical jokes*", miłe błazeństwa, dla zbagatelizowania sprawy, słowem: z fal Pacyfiku za Golden Gate w San Francisco wyłania się zakuty w hełm stalowy upiór „żółtego niebezpieczeństwa".

Nie jest to termin nowy. Straszono nim już dzieci i starszych pod koniec XIX wieku, kiedy gwałtowny rozwój Japonii został dotkliwie stwierdzony klęską Rosji w 1905 roku. Niedawno zmarły filozof niemiecki Oswald Spengler w swym dziele *Upadek Zachodu* przewiduje przyszłą hegemonię żółtej rasy. Przemysł japoński zadaje ciosy dotkliwsze dla rasy białej niż pociski japońskich pancerników napełniane trotylem, „*czimozą*". Japońskie rowery, suwaki logarytmiczne, konfekcja, wyroby bawełniane, konserwy biją swą taniością wyroby innych krajów.

Dzieje się to dlatego, że japoński robotnik jest niezmiernie tani. Nic dziwnego to w kraju o kolosalnym przeludnieniu. Na 388 000 kilometrów kwadratowych powierzchni archipelagu przypada 70 milionów mieszkańców.

Emigracja, która dotychczas pochłaniała nadmiar przyrostu ludności, została zahamowana przez zakazy imigracyjne Kanady,

Stanów Zjednoczonych Ameryki Północnej, Meksyku, Peru, Chile, Związku Południowoafrykańskiego, Australii, Nowej Zelandii, Indyj Holenderskich... Japonia dusi się na swych wyspach. Jej udział z wojny światowej – niemieckie posiadłości Pacyfiku – jest niczym dla jej potrzeb. Klimat Mandżurii jest, według Ziszki, niemożliwy dla zaaklimatyzowania się Japończyków, przeludnione Chiny mogą być tylko terenem zbytu dla towarów. Japonia musi przełamać zakazy prohibicyjne.

Czy Japonia jest do tego zdolna? Jeżeli spojrzymy na nią nie jak na Krainę Kwitnącej Wiśni, nie z loży teatralnej, kiedy słuchamy *Madame Butterfly*, ani po lekturze o bohaterskich samurajach, ale poprzez cyfry statystyk ekonomicznych i wiersze biuletynów prasowych o podboju Mandżurii i Chin, to nabierzemy szacunku dla jej możliwości. Japonia dogoniła w zdobyczach kultury materialnej Europę i Amerykę. Żołnierz japoński w stalowym hełmie, z karabinem Mausera, marynarz w obrotowej wieży działowej ze stali chromoniklowej pancernika, lotnik w myśliwskim płatowcu, bez balastu kompleksów osobowości rasy białej są najlepszymi wojownikami na kuli ziemskiej. Dzięki temu Japonia jest jednym z militarnych mocarstw świata: na morzu, na lądzie i w powietrzu.

Stara już doktryna morska powiada, że bitwy morskie wygrywa się już w czasie pokoju. Tonaż jednostek bojowych, ich uzbrojenie decydują o tym z góry i bezkrwawo, kto jest zwycięzcą. Od czasu jednak, kiedy konferencje rozbrojeniowe ograniczyły rozbudowę flot wojennych i ujęły je w ramy, trudno zorientować się, kto jest tym potencjalnym zwycięzcą. Konferencja waszyngtońska jest tylko pewnym schematem. Stosunek: Anglia, Stany Zjednoczone, Japonia – 5:5:3 jest drewniany. *Dreadnoughty* buduje się ze stali i w stosunkowo szybkim czasie. Wchodzi w grę jeszcze nowy czynnik, dotychczas nie wypróbowany – lotnictwo.

Wszystko to wpływa na to, że Stany Zjednoczone zaniepokojone są o swój stan posiadania na Pacyfiku. Antagonizm amerykańsko-japoński nie jest świeżej daty i ostatnio megalomania Amerykanów nie zaślepia ich na tyle, żeby nie widzieć niebezpieczeństwa. Ostatecznie w sztabie generalnym Waszyngtonu siedzą trzeźwi ludzie.

Przede wszystkim zwrócono uwagę na lotnictwo. W tej chwili siły powietrzne marynarki amerykańskiej (przeznaczonej wybitnie do operacji na Pacyfiku) wynoszą 1000 płatowców i wodnopłatowców liniowych, nie licząc kilkuset aparatów ćwiczebnych i przeznaczonych do innych celów. Są to płatowce typu „Curtiss" SB2C i wodnopłatowce „Consolidated" PBY tysiąckonne, pierwsze specjalnie przeznaczone do bombardowania okrętów „*en piqué*". Ich bazami są lotniskowce przystosowane do startu płatowców z pokładu i statki tendry dla hydroplanów. Lotniskowce, jak „Lexington" i „Saratoga", są właściwie przerobionymi pancernikami o wyporności 33 000 ton, których budowę rozpoczęto jeszcze przed ograniczeniami konferencji waszyngtońskiej. Japonia ma dwa lotniskowce typu „Akagi" o zwyż 40 000 ton, tej samej zresztą genezy. Do „mniejszych" lotniskowców amerykańskich należą „Ranger", „Yorktown", „Enterprise", „Wasp", tendry „Wright" i „Langley".

Wczesną wiosną tego roku odbyły się na Pacyfiku olbrzymie manewry połączonych flot Atlantyku i Oceanu Spokojnego. Były to pierwsze manewry robione bez typowej reklamy prasy amerykańskiej, tak zakonspirowane, że nic poza ogólnymi wzmiankami nie przedostało się do dzienników. Świadczy to o powadze sytuacji.

Kto chce być panem Pacyfiku, musi opanować przestrzeń. Zastanówmy się nad bezmiarami tego oceanu. Odległość od Kalifornii do Wysp Hawajskich wynosi 4000 kilometrów. Przebywa ją 18 płatowców PBY z 120 ludźmi załogi w dwadzieścia godzin. Inna grupa 15 samolotów startuje z Pearl Harbor, bazy na Hawajach, i woduje w Guam w odległości 6000 kilometrów na zachód. Stąd już tylko 3000 kilometrów do Tokio. Notabene wyspa Guam artykułem 19. traktatu wersalskiego była uznana za strefę zdemilitaryzowaną, co nie było przeszkodą, żeby została ostatnio zajęta przez sześć wojskowych płatowców „Consolidated". Na przestrzeni między Hawajami i Japonią Stany posiadają jeszcze dwie bazy pośrednie. To bezludne i pozbawione wody wyspy Wake i Midway. Cyfra w budżecie zbrojeń na rok 1938/39 dwóch milionów dolarów pozwoliła przekształcić je w doskonale wyposażone porty lotnicze. W czasie pokoju są one stacjami pośrednimi zaopatrzenia dla samolotów pasażerskich stałej komunikacji Pan American Airways, obsługiwanej przez samoloty typu „Samoan Clipper" Sikorskiego. Łączą one kontynent amerykański przez Hawai, Guam z Manilą na Filipinach, a stąd –

z Hongkongiem. Drugie odgałęzienie pasażerskich linij prowadzi przez Pago Pago do Auckland w Australii.

Wielkie te linie pasażerskie, łącznie z brytyjskimi Imperial Airways, mają swą siecią pomniejszyć przestrzenie oceanu, oswoić z możliwościami przelotów, przygotować do wojny. Wygoda, regularność komunikacji zachęcają do posługiwania się nimi. Przelot z Kalifornii do Manili, z noclegami w luksusowych hotelach na Wyspach Hawajskich i Wake, kosztuje tylko kilkaset dolarów.

Sztab generalny Stanów Zjednoczonych przygotował cały szereg baz i punktów ważnych dla sił powietrznych na drogę na zachód wzdłuż kontynentu amerykańskiego i azjatyckiego. Są one pod bezpośrednią kontrolą sztabu jak Wyspy Hawajskie, Panama, San Diego w Kalifornii. Więc będą to Seattle, Sitka i Kodiak na Alasce, wyspa Rat Archipelagu Aleuckiego oraz Dutch Harbor i Petro – Kurylskiego.

Wyspy Hawajskie pozostaną jednak podstawą. Stąd w błyskawicznych wypadach flota morska i powietrzna, jak stalowa pięść boksera, będzie zasłaniać kontynent. Wyspy Oahu, Maui, Hilo – cudowne perły rzucone wśród lazuru oceanu – szarpać będą wybuchy i zasłoni je chmura dymów bojowych. Stacje iskrowe w Alameda, Pearl Harbor, Wake, Midway będą szukać w przestworzach zaginionych samolotów. Tłuste plamy smarów i wir skłębiony zaznaczą ostatni raz miejsce, gdzie zapadnie storpedowany liniowiec. Pasy i gwiazdy flagi Stanów i wschodzące słońce Japonii jednakowo odbijać się będą w falach Pacyfiku.

Wielki i Spokojny, spieniony w podmuchach pasatów Ocean pozostanie na zawsze niepodbity.

„As" 1938, nr 34

Wojsko Stanisława Augusta

Leży przede mną mały tomik oprawny w pergamin, z czerwono barwionymi brzegami i prostym grzbietem – tomik o typowym wyglądzie książki z XVIII wieku. Jeden z tych, które widziałem w Paryżu, preparowane przez fabrykantów fałszywych bibliotek, którzy obcinając grzbiety, naklejali je na drzwi szaf stawianych później w mieszkaniach nuworyszów.

Na tytułowej stronie, na tak miłym miękkim papierze starej książki czytałem słowa wytłoczone szlachetną czcionką zbrązowiałą ze starości: „Raspe, *État actuel de l'armée de sa Majesté Roi de Pologne*, Nuremberg 1781". To miniaturowy wspaniały album wojska polskiego z czasu króla Stanisława Augusta Poniatowskiego.

Broń, barwa, mundur, sztandary – to świetne atrybuty żołnierza, które zawsze będą pociągać oczy ludzkie i będą znajdować entuzjastów poświęcających się skomplikowanej sztuce mundurologii niezależnie, czy chodzi o poważnego historyka, czy tylko – maniaka zbierającego guziki rozmaitych armij. W zachodnich krajach są ludzie kompletujący całe wojska ołowianych żołnierzy, znawcy wszystkich niuansów kroju munduru, kształtu czapki, obyczajów wojskowych. Istnieją olbrzymie wydawnictwa niemieckie traktujące z drobiazgowością te sprawy. We Francji mamy czasopismo „Sabretage" o ekskluzywnej ilości prenumeratorów, pismo poświęcone mundurom i innym rekwizytom stroju wojskowego. Wszystkie kraje pilnie respektują swe narodowe uniformy. U nas wzruszamy się na widok gwardyjskich kit na czakach podchorążych, zmieniających wartę każdego 29 Listopada. Niemcy entuzjazmują się na widok kołpaka „huzarów śmierci" ozdobionego trupią czaszką generała Mackensena, Francuzi – na widok barwnych spahisów Maroka, ba! nawet Amerykanie mają kadetów z West Point, nawet Rosja sowiecka przywróciła kozakom ich czekmany i patrony.

Geneza munduru wojskowego jest bardzo skomplikowaną. Często jego historia posiada momenty makabryczne, jak to na przykład ma miejsce z pięknym kołnierzem marynarza. W XVIII wieku, kiedy służba w marynarce zaliczona była do bardzo ciężkich zajęć żołnierskich, kiedy dla skompletowania załóg uciekano się nawet do porywania ludzi, pewnego kontyngentu dostarczyły flocie angielskiej właściwie place kaźni. Skazany na śmierć, na placu, dokąd przyprowadzano go w płóciennym kapturze skazańca na głowie, wysłuchiwał wyroku, po czym zamieniano mu go na służbę w marynarce i rozcinano ów wór, a odrzucony w tył kaptur pozostał częścią stroju marynarza.

Również ponury jest początek świetnej ozdoby, jaką są sznury adiutanckie. Otóż datują się one z czasów wypraw księcia Alby w Niderlandy, kiedy to tamtejsi powstańcy na znak pogardy [dla] śmierci nosili na szyjach gotowe stryczki.

Dzielny pułk szwoleżerów gwardii Krasińskiego, w odróżnieniu od 2. Pułku Szwoleżerów Gwardii złożonego z Holendrów (nosili oni, w przeciwieństwie do Polaków, czerwone mundury i granatowe rabaty), początkowo uzbrojony był tylko w szable i karabinki. W bitwie pod Wagram Polacy powyrywali ułanom Schwarzenberga lance i przez jakiś czas nawet jeździli z proporczykami żółto-czarnymi. Tutaj przekonujemy się, że strój wojskowy może być nawet w sposób chwalebny wzięty od wroga. Formacje ułanów, huzarów są po prostu umiędzynarodowione. Tennyson w swym pięknym poemacie o *Szarży lekkiej brygady pod Bałakławą* będzie opiewał ich wszystkich.

Armia Stanisława Augusta w relacji Raspego jest w swoim zewnętrznym wyglądzie podobna do armij innych państw Europy. Gwardziści nosili wysokie kołpaki, dragoni – trójgraniaste kapelusze i oberwesty, tak jak generałowie byli posłuszni klasycznym zasadom prowadzenia wojen. Wojny XVIII wieku przypominają grę w szachy. „Dobrze wychowany" partner, zaszachowany wojskami przeciwnika, dostawał według klasycznych reguł mata bez zbytnich protestów i dopiero Napoleon swymi urągającymi tym ustalonym zasadom pociągnięciami wprowadził nowe czynniki strategiczne.

Z kolei on sam będzie zaskoczony nie przewidzianą taktyką Eurazjatów: Suworowa i Kutuzowa.

Raspe w swej książce opisującej wojsko Stanisława Augusta posługuje się tekstem niemieckim i francuskim. Mamy tu także wiele określeń w zniekształconej jednak polszczyźnie, kiedy usiłuje podać nazwy szeregowca lub towarzysza. Tekst Raspego jest właściwie objaśnieniem do albumu rytowanych postaci wojskowych. Sztychy posiadają charakter współczesnej mu sztuki ilustratorskiej i są ręcznie kolorowane i złocone. Przeglądamy kartkę za kartką i przesuwa się przed nami rewia armij przed utratą niepodległości. Pułki gwardii, piechoty, artylerii, kawalerii narodowej, korpus janczarów, Węgrów, towarzysze pocztowi, generałowie, adiutanci królewscy, szeregowi.

Raspe jest w swych informacjach bardzo skrupulatny. Podaje pełne nazwy formacyj, miejsce ich stacjonowania, skład korpusu oficerskiego, podaje, ilu pułk miał majorów, poruczników, lekarzy, chirurgów. Nie zapomni nawet o nieodzownym profosie i egzekutorze. Tomik, który został mi uprzejmie udzielony przez kustosza Muzeum Sobieskiego, pana Andrzeja Bruchnalskiego, ma ciekawe notatki poczynione atramentem na marginesie, notatki współczesnego znawcy wojska polskiego czyniące z tej książki rzadki okaz, po prostu unikat. Starym pięknym pismem wypisane są uwagi, czyjego szefostwa był dany pułk, nazwiska oficerów i dowódców. Dowiadujemy się z tego, że korpusy oficerów pułków piechoty składały się w zasadzie z obcokrajowców, przeważnie Niemców.

Trzeba przyznać, iż armia polska prezentowała się wówczas świetnie, nic nie ustępując wyglądem wojskom państw zachodnich. Co prawda nie wszystkie pułki artylerii miały działa, ale piechota uzbrojona była w „gwery" polskiego wyrobu – fabryki w Bielsku. O ambicjach Stanisława Augusta postawienia na pewnym poziomie swego wojska świadczy fakt założenia przez niego słynnej Szkoły Rycerskiej, której wychowankiem był choćby Kościuszko.

A armia? Służyła do parad, wart, manewrów jak te, które znamy z obrazu w Muzeum Wojska w Warszawie: manewrów pod Królikarnią, z karuzeli i zabaw słabego króla. O nim to dowcipniś z ludu ułożył piosenkę, kiedy urządzano uroczystości ku czci Jana III:

„Dwa tysiące karuzel, ja bym dwakroć łożył,
By Stanisław był w grobie, a Jan III ożył".

Kulturalny król sam śmiał się z tego dowcipu, kiedy usłużni dworacy o nim mu donieśli, ale doznał zapewne goryczy.

Armia królewska miała wyjść w pole pod Połonne i Dubienkę, miała przygotować ludzi do pożogi powstań o niepodległość, ale nie było jej danym ratować honor cyfry królewskiej Stanisława Augusta.

„As” 1938, nr 36

Ptaki
albo
„Zanim zaczną schodzić się goście, przetańczmy jeszcze raz menueta..."

W dniu 1 maja 1904 roku Hector Munro, reporter londyńskiego dziennika „The Morning Post" pisujący z Bałkanów, Rumunii, Węgier, Rosji, w czasie pobytu w Warszawie udał się na spotkanie z Amerykaninem, mister Locke'em, w jednym z domów w Alejach Ujazdowskich. Z okien tego domu – pisał potem do swej gazety – miał owego ranka widok na Aleje Ujazdowskie i mrowiący się tam tłum ludzki. A złożyło się tak, że w dużym podwórzu domu mógł zobaczyć także stacjonowane tam pół sotni orenburskich kozaków tudzież jakieś dwie dziesiątki żandarmów. Sutereny domu były przygotowane na przyjęcie ewentualnych aresztowanych.

Właśnie dwaj żandarmi – jak o tym w sprawozdaniu – wlekli tam malutkiego szarego warszawskiego ptaszka, gazeciarza, okładając go po drodze pochwami *szaszek* i waląc pięściami po zakrwawionym dzióbku i głowie, którą osłaniał sobie złamanym skrzydełkiem.

W dniu 15 sierpnia 1939 roku eskadra samolotów taktycznego bombardowania Ju 87 *Geschwader* miała wykonać ćwiczebne bombardowanie z lotu nurkowego bombami cementowymi celów w lesie koło Cottbus. Komunikat meteo owego ranka zapowiadał wysoki pułap chmur i spodziewaną pod nimi bezpieczną tolerancję gruntu. Okazało się jednak, że w międzyczasie pułap zeszedł w dół, o czym nie zaalarmuje wariująca przy nurkowaniu strzałka altymetru. „*Achtung! Aus! Aus!*" dowódcy *Geschwader*, który pierwszy po przejściu chmur ujrzał na mgnienie oka czuby drzew strzelających ku niemu, było spóźnione. On jeden ocalał, bo trafił akurat na przesiekę leśną i mógł jeszcze wyciągnąć w górę z wysokości dwu metrów nad ziemią. Reszta – trzynaście Ju 87, każdy z załogą pilota i strzelca – poszła „do lali" mimo mającego oduroczyć: „Złam kark! *Hals und Beinbruch!*", jakim żegnali ich koledzy przy starcie. Rezultat owego ćwiczenia pozostał skrytą tajemnicą Luftwaffe do czasów grubo po wojnie.

W cztery tygodnie później ta sama eskadra wykonywała tym razem „ostre" już bombardowanie „celów taktycznych" Warszawy. Pogoda tym razem dopisywała. Słabo odpornym na atak z powietrza nurkowcom „Stuka" nic już nie groziło. Uzupełnienie w maszyny i załogi, również wyszkolone na poligonie Hiszpanii, grało.

Czarne garbate ptaki z ich opływowymi szponami kół podwozia „pikowały", jak się to mówi, bezkarnie ku rudym dymom podnoszącym się z rozwalanego miasta.

To właśnie o tym mieście chciałem napisać, o jego ptakach. Ale że samo miasto mało znałem, to robiłem poszukiwania, a także korespondowałem, i złożyło się tak, że nawet jeden ze znalezionych adresów zaczepiał o ornitologię.

....

Wielmożny Pan
Aleksander Głowacki
ul. Krucza 25 albo ul. Żurawia 8 m. 6
Warszawa
generałgubernia warszawska
Rosja
na stację Szczakowa Granica

Wielce Szanowny Panie!

Proszę wybaczyć obcesowość listu od kogoś nieznajomego, piszącego z innego kraju, z innego klimatu, w innej epoce. Niechaj jakimś usprawiedliwieniem będzie to, że piszący rości sobie pretensje do bliskiego poznania Pana przez Pańskie utwory, że jest wielbicielem Pańskiego talentu pisarskiego. Liczę na Pańską pobłażliwość i wyrozumiałość, a zwłaszcza dobroć, które tak przebijają ze wszystkiego, co dla nas Pan zostawił. Jest mi Pan tak dobrze znajomy i z książek Pańskich, i ze studiów i prac krytycznych o Panu, tak współczesnych Panu, jak i późniejszych. A także liczę na znakomity zmysł humoru, którego szczególny dar tak przybliża Pana czytelnikom, czego to skutki ponosi Pan w tym listownym dowodzie poufałości dalekiego admiratora.

Ale może mylę się w tym, co mówię, że tak dobrze znam Pana. Bo tak samo na przykład mógłbym rościć sobie pretensje do tego, że znam Pańską Warszawę. Nie tę Warszawę, której wyraźny obraz Pan nam zostawił, ale tę, którą sam poznałem. Co prawda tylko z przelotnych wizyt, bo byłem prowincjuszem i zdarzało mi się odwiedzać stolicę rzadko, i to zawsze tylko na parę dni. Była ona już wtedy inną od tej Pańskiej i jakże pewnie inna od dzisiejszej. Gdybym chciał ją opisać z zachowanych w pamięci fragmentów, to ani Pan nie poznałby jej, ani jej dzisiejsi mieszkańcy by jej nie rozeznali. Pozostanie Warszawą podpisanego.

Więc co nam zostało z tej Warszawy Pana? Nie jej obraz czy opis jej przestrzeni. Nie, bo wiemy, że tu zachodziła trudność ogromna i nieprzezwyciężona. Biografowie nadmieniają w życiorysie Pana o bolesnej dolegliwości, której los Panu nie oszczędził: o tym, że cierpiał Pan na to, co w psychopatologii nazywa się agorafobią – lękiem tej właśnie przestrzeni. Wyobrażam sobie, jak trudno było Panu wstępować schodami redakcji, kiedy ręką macał Pan ścianę klatki schodowej, z zamkniętymi oczami, byle tylko jak najdalej od balustrady, jak odwracał Pan oczy od sinej smugi lasów na horyzoncie widzianych z okna mieszkania na piętrze, jak wahał się Pan przed przejściem z jednego chodnika Nowego Światu na drugi, odwracał Pan oczy od perspektywy Alej Jerozolimskich i unikał tak zaludnionej, zadrzewionej pustki Ogrodu Saskiego.

I jaka szkoda! Bo gdyby nie ta przypadłość, to moglibyśmy Pańską Warszawę oglądać do dzisiaj. Przecież wbrew zahamowaniom sylwetkę jej dalekich dachów ocalił nam Pan jak Canaletto. Przypomnę, jak to bohaterka pańskiej powieści w drodze pociągiem z powrotem do Warszawy imponuje swej towarzyszce, pani naczelnikowej, znajomością miejskiego pejzażu: „O! wieża kościoła ewangelickiego... na lewo Święty Krzyż... na prawo kościół Panny Marii... Coraz wyraźniej!...” Tyle wszystkiego. Ale o ludziach, o stosunkach ludzkich to niezmierzenie u Pana.

W swych powieściach, opowiadaniach, w swych *Kronikach tygodniowych* w „Kurierze Warszawskim" i w artykułach w „Tygodniku Ilustrowanym" zajmował się Pan tym niestrudzenie. Troszczył się Pan i pisał o nędzy mieszkań stróżowskich, opisywał nam Pan, jak wyglądały i szpitale warszawskie, i warszawskie rajtszule, tak samo interesowały Pana mody damskie jak drożyzna mięsa i pieczywa, zabawy w Ogrodzie Saskim i wycieczka Wisłą do Góry Kalwarii parowcem „Paryska Gondola", kwesty wielkanocne, epidemia kankana, tak samo Polki wyjeżdżające na studia na Uniwersytet Petersburski jak tragedia ulicznicy „szupasem wydalonej" z miasta, tak samo bale w resursie obywatelskiej w mieście jak sprawy serwitutów czy plagi stonki ziemniaczanej na wsi.

Nie ma już i tej Pańskiej Warszawy ani tej, jaką ja sam znałem przelotnie. Więc co z tamtego ocalało? Może Pan i z politowaniem i pobłażliwością przypomni mi, że przecież, jak to tam było? „... płomień rozgryzie malowane dzieje... pieśń ujdzie cało...", że niby słowo, mowa, tego nic nie wykruszy, to się ostanie, po tym się poznamy. To i prawda, i nie. Co zostało, powiedzmy, z mowy, którą rozśmieszają nas figury z Pańskich *Kronik tygodniowych*? Kto dzisiaj zrozumie ich bohatera, eleganta jakby wyciętego z karykatury Kostrzewskiego, co to wybiera się na bal sylwestrowy „*en* frak, *en* biały krawat, *en* lapisowe rękawiczki..."? Ale nie tylko te pełne wówczas galicyzmów warszawizmy mieszczańsko-szlachecko-kupiecko-burżuazyjnej warstwy, ale i język przekupniów, tragarzy, rzemieślników, kolejarzy, piaskarzy, badylarzy, przedmieścia, Targówka naszych czasów – ten już zupełnie się przeinaczył. Co prawda gwary czy dialekty, czy żargon miejski, zawodowy, środowiskowy zmienia się z roku na rok i choćby nie wiem jak trafny i dosadny słownik jego ulega zatraceniu. A z mową tak zwanego „towarzystwa": profesorów, literatów, pięknoduchów, czyż nie to samo? Nie byłem nawet pewien, jak zacząć list do Pana dzisiaj, jak go zainwokować, bo przecież niedawno przed Panem ludzie tamtej emigracji pisywali przez „Czcigodny Ziomku", co już Panu wydałoby się dziwacznym i śmiesznym – któż tego nie wiedziałby lepiej niż Pan sam.

A słownik inwektyw! Kiedy autor niezapomnianego dziennika subiekta w Pańskiej powieści po powrocie za młodu z wojny na Węgrzech dojechał z Lubelszczyzny wynajętą furą żydowską do Warszawy i gdy ten podróżny już w mieście, płacąc za transport, miał pretensje do woźnicy, że to za drogo, że byli z nim także i inni, co na rogatce ulotnili się jak kamfora, pasażerowie, furman żydowski zbył go: „Jacy pasażerowie? Te parchy?" Semantyka tej inwektywy nie przeszłaby dzisiaj, proszę Pana, a nie znaczy to, by zabrakło innych inwektyw pod adresem Żydów. Nawet gdy nie ma już, czy uwierzy Pan? nie ma już więcej w Warszawie Żydów...

W powieściach i opowiadaniach Pańskich o Warszawie, które i słusznie pozwolą historykowi odtworzyć sobie klimat, świat, ludzi, stosunki tamtejsze z niesłychaną dokładnością, zadziwiającą, ale i zrozumiałą, jest jedna omisja. Ten historyk i poszukiwacz za lat sto czy dwieście nadaremnie będzie rozglądał się w Pańskim dziele za tym, co stanowi o politycznym ustroju kraju i miasta. Dowie się na przykład, że poza pierwszymi liniami kolejowymi funkcjonowała jeszcze tu na przykład poczta – nie tylko fury żydowskie, ale ekstrapoczta wożąca „pasażerów". Ale nie dowie się, jaki był język urzędowy tej instytucji paszportowej, która przykładała pieczęcie na dokumentach ludzi podróżujących. O niektórych najważniejszych wydarzeniach czasów Pańskiej wczesnej młodości, w których brał Pan udział i które były szokiem Pańskiego życia, wspomina Pan zagadkowo, że „warzyło się piwo, które dzisiaj wszyscy pijemy". O tym, że Pan sam jako młodziutki chłopaczek mieszał w tej kadzi, ani słowa.

Kiedy w studiach z literatury zaklasyfikowano Pana jako „pozytywistę", to pewnie rozczytywał się Pan w pozytywistach, szczególnie angielskich, jak Buckle, Darwin, Huxley. Czy przypomina Pan sobie, jak Darwin w czasie swej słynnej podróży naokoło świata na statku HMS „Beagle" wylądował z partią majtków i naturalistów na wybrzeżu nie znanej wówczas Australii? Napotkali oni tam wtedy parę tubylców: mężczyznę i kobietę, dwoje przedstawicieli dziwnej rasy, będącej na najniższym stopniu rozwoju gatunku ludzkiego. Byli dosłownie nadzy, żadnych ozdób nie nosili, nie mieli żadnych narzędzi czy broni. Byli czymś niższym niż koczowniczy pasterze czy łowcy, byli z kategorii podczłowieczej, którą uczeni antropologowie klasyfikują jako zbieraczy, włóczęgów, łazęgów, poszukiwaczy jaszczurek, glist, korzeni, pędów jadalnych, którymi wzgardziły nawet zwierzęta. Tych dwoje schylonych i kucających nad swoją zbieraniną nagle znalazło się w obliczu ludzi z innego świata: zbrojnych, przyodzianych, porozumiewających się pomiędzy sobą jakąś inną artykułowaną mową, groźnych i obcych, silnych i brutalnych. Przyniósł ich tu ogromny przerażający pływający obiekt, uskrzydlony w wydymane wiatrem błony. Wobec tak przemożnej, przerażającej, niepojętej i groźnej zjawy tych dwoje znalazło jedyną drogę ucieczki, ocalenia: zignorować ją. Darwin notuje, że tych dwoje w dalszym ciągu błądziło po tym wybrzeżu pierwotnego kontynentu, pochylało się nad swoimi znaleziskami i nie obdarzało najeźdźców nawet spojrzeniem. Ci jakby dla tych dwojga nie istnieli. Czy dobrze Pana zrozumiałem?

A nawet w ostatniej powieści Pańskiej, kiedy po 1905 roku zelżało dla piszących, stare uwarunkowanie kazało Panu w dalszym ciągu nie widzieć intruzów, pisać tylko o swojszczyźnie i tragicznie, i z humorem, jak to u Pana (pisk dziewczęcia w tylnych rzędach zaciemnionej sali w czasie podziemnej prelekcji bojowców: „Proszę nie szczypać!..." i łomot po nocy w okna chałup ówczesnych dobijających się tam „chłopców z lasa").

Wpadł mi ostatnio w ręce jeden przewodnik, prawdziwe curiosum, co tylko wydany przedruk, faksymile angielskiej wersji przewodnika Baedekera po Rosji, tej jeszcze sprzed pierwszej wojny światowej. Jak wszystkie inne przewodniki, które zapoczątkował doktór Karl Baedeker w Lipsku, a syn jego doktór Fritz Baedeker kontynuował, jest on bardzo akuratny, rzeczowy, z prawdziwie niemiecką pedanterią i dokładnością dający opis miast i krajów, jakie wypadnie zwiedzić podróżującym, z najbardziej praktycznymi informacjami tyczącymi się spraw paszportowych, opłat celnych, możliwości hotelowych, cen w restauracjach, łaźni, włącznie z cenami kursów dorożek jednokonnych i dwukonnych, na gumach i bez, z wyszczególnieniem wysokości napiwków, wstępów do galerii, biletów teatralnych.

Ten *itinéraire* po Rosji carów daje do wyboru kilka dróg wiodących do Petersburga, Moskwy, Kijowa, Odessy, praktyczne szczegóły dla tych, co zechcieliby odwiedzić miasta krajów bałtyckich, Finlandię albo Kaukaz. Zadziwiające jest, że na zakończenie jest tam zaproszenie do podróży koleją transsyberyjską, potem przez Mandżurię aż po Władywostok, odwiedzenia niedawnych pobojowisk

Portu Artura, Mukdenu, Liaoyuanu, co precyzuje datę ostatnią wydania. Najbardziej zaskakuje w nim propozycja skromnego wypadu po drodze do Pekinu i oględzin przy tym Muru Chińskiego – *sideshow* w tym gabinecie osobliwości. A więc od Warszawy po Pekin – kawał świata.

Bo oczywiście u samego wstępu *itinéraire* ten oprowadza nas po Kraju Przywiślańskim z pierwszym wielkim miastem do zwiedzenia: Warszawą. A że całość jest naszpikowana informacjami nie tylko praktycznymi, ale i historycznymi i pokrótką charakteryzacją wszystkich szczepów, narodowości imperium, ich języków, religii, sekt, wyznań, mówi o ich cechach antropo- i etnograficznych, napomina o sztuce takiej i owakiej, o zabytkach przeszłości i wytworach kultury folklorów, to znajdzie się tu i profil ludności Kraju Przywiślańskiego. I tu pedantyczni Niemcy są prawie że liryczni. Pełno tu superlatywów, których poskąpili i Wielkorusom, i Białorusom, i Małorusom. O Tatarach, Tadżykach, Karabachach, Lezginach, Czerkiesach, Czeremisach, Turkomanach, Kirgizach, Jakutach, Samojedach, Kamczadałach tylko pobieżnie i rzeczowo. Ale o Polakach po prostu lirycznie – warto posłuchać, przepisać: „Polacy są wzrostu średniego, szczupłej, ale muskularnej budowy, o włosach jasnych. Kontrast pomiędzy niższymi klasami i *noblesse* (*czyżby doktór Karl Baedeker czytywał Piekosińskiego i jego elukubracje o pochodzeniu szlachty polskiej od Normanów?*) jest uderzający. Tych ostatnich, tak co do strony fizycznej, jak i charakteru, cechuje elegancja w najwyższym stopniu. A Polki to już słyną z wdzięku i urody..."

Warszawa wedle Baedekera jest całkowicie polska pomimo dwujęzycznych nazw ulic i szyldów sklepowych. O rosyjskości jej mówi tylko świadectwo cytadeli, kopuły soboru pod wezwaniem Świętego Aleksandra Newskiego na placu Saskim, pomnik na pobojowisku Grochowa, który miał upamiętnić decydującą podobno szarżę kirasjerów rosyjskich Pułku Księcia Albrechta Pruskiego, no i mundury: wojskowych, urzędników, studentów, „stójkowych" na ulicach, sinych szyneli żandarmów, „fiołków", na „*wokzałach*" kolei warszawsko-wiedeńskiej i warszawsko-terespolskiej. Przewodnik daje krótką (i akuratną) historię Polski przedrozbiorowej, a przy opisie kościołów, pałaców Brühla, Staszica, pałacu Kazanowskich, zamku,

Belwederu, Wilanowa niemało informacji równie dokładnych z historii kultury miasta. Jest tam i o kościele farnym św. Jana, i o Starym Mieście, o Dynasach i Królikarni, o warszawskim towarzystwie łyżwiarzy i cyklistów i o tym nawet, że Ogród Krasińskich frekwentowany jest wyłącznie przez mieszkańców żydowskich miasta...

Moje pretensje tyczące się mej znikomej wiedzy o Warszawie – mam na myśli Warszawę mi współczesną albo Panu współczesną, a nie historyczną – kieruję pod adresem beletrystów. Bo autorzy piszący o Warszawie brali za oczywistość to, że każdy tę Warszawę zna, że ma tę swoją własną o niej wiedzę. Tak samo i malarze, z wyjątkiem Gierymskiego może i Podkowińskiego, omijali jej temat. I tak będzie zawsze. O Paryżu nie napisze paryżanin, o Nowym Jorku – nowojorczyk, o Xanadu napisze ktoś nawet, kto nigdy tam nie był. Pan sam, Panie Aleksandrze, napisał kiedyś ustęp w swej powieści o Paryżu przedtem, zanim zdarzyło się Panu go zobaczyć.

Kiedy już jednak wyczerpałem i stare reportaże dziennikarskie, i niezapomniane Pańskie *Kroniki*, i przewodnik Baedekera, wypada dać i coś samemu.

Powiedziałem już, że znałem Warszawę z paru przelotnych wizyt. Ale cóż to ja mogę o tym napisać? Dojeżdżało się do niej od nas pośpiesznym pociągiem, linią Lwów–Rawa Ruska–Piaski Lubelskie–Rejowiec... Gdzieś pod Otwockiem do przedziałów zapchanych śpiącymi podróżnymi wtłaczali się mieszkańcy podmiejskich osiedli: dojeżdżający do pracy urzędnicy, oficerowie do GISZ-u z teczkami, uczniacy. Za oknami pociągu był ten podmiejski krajobraz zabudowań, torów, fabryk, ruder Wawra, Grochowa, Pragi, will Saskiej Kępy. Potem most przez Wisłę i tunel, i oto... Ale przedtem jeszcze gdzieś na którejś stacji podmiejskiej wcisnęła się do wagonu para: starzec zgarbiony, ale tęgiej postury i dziewczyna w szalu. I zatrzymując się u drzwi przedziałów, dawali koncert. Stary pan miał przewieszoną przez szyję, wspartą na ciężkim brzuchu gitarę, której struny potrącał palcami akordów, i on barytonem, a dziewczyna cieniutkim głosikiem zaciągali słowa jakiejś sentymentalnej ballady, słowa, których nie spamiętam. Ale pamiętam, aha, że ten pan miał piękne pokrętne wąsy i chytrze przymrużone oko i wiedział, jak podejść słuchaczy, stary cwaniak estradowy, dzisiaj grajek w podmiejskim pociągu, a dziewczyna była odpowiednio cienka i zabiedzona i wyciągała do podróżnych tackę z miedziakami. Taka para biednych podmiejskich ptaków.

A w Warszawie już przed wieczorem, w przedwieczornym ruchu stałem u krawężnika Marszałkowskiej i właśnie Alej Jerozolimskich, stałem i gapiłem się jak zaczarowany na małego, malutkiego gazeciarza, który smyrgał pomiędzy ludźmi z paczką gazet pod pachą, wydawał resztę, dawał nura pomiędzy taksówki, by wskoczyć w biegu do tramwaju i zaraz wyskoczyć po przeciśnięciu się wzdłuż wozu, wyskoczyć z tylnego pomostu, i znowu nurkował wśród tłumu przechodniów zalatany i uważny, i miał nawet czas, by rzucić mi w przelocie: „Co się tak na mnie wygłupia?"

Na tym samym ruchliwym skrzyżowaniu ulic, w tym przedwieczornym ruchu, na skraju chodnika stał niedużego wzrostu, prosty jak świeca, ściśnięty po wierzchu długiego kawaleryjskiego płaszcza pasem, w okrągłej z jej amarantowym otokiem i okutym daszkiem czapce 1. Pułku Szwoleżerów kapral o surowej, twardej twarzy młodzieńczej, z wielką szablą, której garda sięgała mu pod pachę (*sabre de cavalerie modèle 1815*, jakie były na uzbrojeniu tego pułku), kapral, który wybrał się na przepustkę do Śródmieścia i stał tam na rogu osobno od tłumu „*der traurige Bua*", bezdomny żołnierz, tak znany z pocztówek, ilustracji i propagandowych plakatów, jeszcze jeden z ptaków tego wielkiego miasta.

A innego dnia znowu byłem w parku Łazienkowskim, bo jakżeż to być w Warszawie i nie zajść do Łazienek Królewskich. To było w takie jesienne słoneczne popołudnie – Pan wie: słońce przeciekające złoto przez czerwone i złote liście. Było niespodziewanie pusto tam i bezludnie i minąłem tylko siedzącą na ławce przy ścieżce parkowej jakąś pannę. Nie: jakąś pannę, ale najprawdziwszą słynną szykowną warszawiankę i do tego bardzo przystojną, piękną, tak sobie tam czujnie zadumaną i miała oczy! jak Boga kocham, miała oczy lazurowe niezwyczajną lazurowością. Aż mnie to zżymnęło – żeby zwykła wycieczka do parku miejskiego miała mieć właśnie tyle uroku w tym zjawisku, tak oczywistego, że aż banalnego: dziewczyna w parku, dziewczyna o nadzwyczajnie lazurowych oczach – banał, co tu ukrywać.

Ale że było to tyle lat temu, to nawet nie mogę opędzić się dzisiaj podejrzeniu, że to może ja sobie to jakoś sam dośpiewałem, może to nie była dziewczyna, ale samotna stara kobieta o załzawionych oczach, może nie było słońca, tylko nagie gałęzie drzew, mokre od wody deszczowej, a ja sobie to na odległość upiększam. Czy można sobie samemu ufać, proszę Pana?

A może był to jeszcze jeden ptak tego miasta?

Mam za sobą jeszcze inny urywek warszawski i tu mi Pan nie zarzuci, że wymyśliłem coś czy upiększyłem. Było to w zimie, także w czasie jednego z mych krótkich wypadów do Warszawy. Zima była ostra, z Wisłą skamieniałą pod lodem. Śnieg leżał wszędzie, jak to zawsze śnieg miejski: brudny i poczerniały, z wyraźnie w nim rysującymi się konturami dachów, bezlistnych drzew, czarnymi ruchliwymi przecinkami ludzi, dymami ulatującymi z kominów miejskich i parą kłaczącą się w kłębach, parą oddechów ludzkich i końskich. Z wysokiego brzegu Powiśla Praga również wydawała się jak negatyw fotograficzny: biało, biało aż po horyzont. Mosty, przeskakujące po przęsłach z jednego brzegu na drugi, kolejowe, drogowe, na nich sunące tramwaje i samochody, lory ciężarowe i wozy, dorożki, przechodnie. Wzdłuż mostu Poniatowskiego, dołem, poprzez pokrytą warstwą śniegu lodową powłokę rzeki biegła wydeptana w śniegu krzywa ścieżka pieszych, co to z fantazji czy dla jakichś innych potrzeb i przyczyn wykorzystali zamarłą, nieruchomą solidność wód rzeki, by z Saskiej Kępy przejść do Śródmieścia. No to i ja, nowicjusz, przybysz, obcy, wybrałem się na praską stronę pieszo ścieżką po lodzie, by poczuć pod podeszwami butów solidność i nieruchomość żywiołu o innym czasie przegradzającego oba brzegi. Wybrałem się, by podkreślić moją tutaj obcość, przyznać się do niej samemu, intruz w miejscu, w którym wydawało mi się, że za moją inność wszyscy wytykają mnie palcami. Dlatego ta wyprawa na Pragę po lodzie...

To wspomnienie warszawskiej zimy uprzytomniło mi, że dysponuję jeszcze jednym źródłem nieocenionym znawstwa Warszawy. A tym była literatura dziecinnego pokoju. W tych opowiadaniach na użytek niedorosłych było i swojsko, i egzotycznie, i niebywale. W jednym było swojsko o warszawskich Józkach, Jaśkach i Frankach – i Joskach, Mośkach i Srulach tamtejszych ulic, w innym – o niedorosłych dzieciach snobach, które wystrojone: chłopcy w sztywnych wykładanych krochmalonych kołnierzach, a dziewczęta z kokardami na rozczesanych włosach, zjeżdżają się na zamknięcie i popis co tylko ukończonego „kompletu" tańca. Wszystko tam pomieszane, taka gmatwanina i typów ludzkich, i zwierząt, i przede wszystkim ptaków, warszawskich ptaków: wróbli ulicznych, gili, szczygłów tak kolorowych, bo to w zimie, żywych na tle zimowych gałęzi drzew Alej Jerozolimskich, a jakże, bardzo dziwnie brzmiące to dla uszu z dalekiej prowincji – Aleje Jerozolimskie! I „metr", pan Puchała, w jednej ręce skrzypce, w drugiej – smyczek, sam we fraku i z chustką batystową podłożoną pod brodę, proponuje: „Zanim zaczną schodzić się goście, przetańczmy jeszcze raz menueta..."

Ażeby już Pana całkiem zanudzić, pozwolę sobie na jeszcze jedną relację z wydarzenia najzupełniej dzisiejszego – mam je co tylko poza sobą. Ale i tak wydać się ono może zamglonym przypomnieniem albo i snem, chociaż to była zwykła jawa. Sny nas prześladują, w nich to nawracają ku nam sprawy dawne, zapomniane, w nich odpokutowujemy za grzechy popełnione po trzeźwemu. Ale żeby pokutować na jawie? Sen to co innego, Pan sam zresztą ma za sobą jedno opowiadanie o tytule *Sen*, nieprawda?

Otóż jakiś czas temu wybrałem się w podróż nocą, samochodem; gdzie i po co, to nieważne. Jechało się w grudniu, kiedy drzewa są takie inne – te liściaste o gołych i patykowatych gałęziach, a sośnina czerni się włochatymi od szpilek czubami. Po grudniowej nocy niewiele i tak zobaczy, tylko światła reflektorów samochodowych zamiatają po tych drzewach na krzywiznach drogi i pusto wszędzie, żadnego ruchu, bo to noc, i rzadkie osiedla uśpione i ciemne. Jechało się od nas na południowy wschód, naprzód szeroką, wielotorową arterią, a potem z autostrady nr 95 skręcając w boczną drogę stanową nr 17, i jechało się po nocy wśród lasów historyczną krainą, bo Tidewater Wirginii to przecież najwcześniej zasiedlone wybrzeże Stanów. Już życie stąd dawno odeszło gdzie indziej i jest tu po nim tak pusto, tli się jeszcze powolutku w najstarszych osiedlach. O dawnym świadczą tylko liczne tablice przydrożne dla turystów, ufundowane przez jakieś towarzystwo historyczne, informujące o zapadających w niebyt wydarzeniach w danym miejscu, markujące pobojowiska, miejsca urodzin słynnych ludzi i inne markantne sprawy, których na tym najstarszym wybrzeżu kontynentu bez liku.

Przed świtem zatrzymaliśmy się ano w jakiejś budzie wpośród niewielkiego osiedla, do której przylegał zamknięty o tej wczesnej porze i sklepik z drobnicą, i jakiś magazyn, ale najważniejsze było to, że był tam i kontuar, i parę stołków i zaspany gospodarz tego lokalu mógł nam coś upitrasić naprędce: jajecznicę i boczek, bo okazuje się, że obsługiwał tam stale pracowników z nocnej szychty tutejszych jakichś zakładów drzewnych i tartaków.

Bo naokoło lasy i lasy, a tu, po nocy sterty, zwały pni, kloców, desek i wszędzie te trociny i światła tartaków. Przy tym ich świetle, kiedy po śniadaniu wyszliśmy do samochodu, patrzę: na skrzyżowaniu dróg, w pobok jakiejś starej budowli o murach z poliszajonych cegieł jest na słupku tablica, a jakże, z informującym napisem:

„WARSAW

When Richmond County was formed in 1692, this place became the County Seat and was known as Richmond Courthouse... The village was renamed Warsaw about 1848 in sympathy with the Polish struggle for liberty..."

W Stanach jest kilka Warsaw, Warszaw większych i mniejszych, ta nie należy, jak widać nawet i po nocy, do tych największych. Może jest tej wielkości, co Warszawa książąt mazowieckich kiedyś, w XIII czy XIV wieku, pewnie ma jakieś niecałe tysiąc mieszkańców, gdy za czasów książąt, co siedzieli po swych zamkach w Rawie, Ciechanowie, Czersku, przyszła stolica była osadą drwali. Bo z etymologii wiadomo, że nazwa prawobrzeżnej Pragi wywodzi się z przemysłu: „prażenia" drewna na węgiel, smołę, popiół, potaż, spławiane potem Wisłą. A naokoło były lasy i lasy, puszcze i bory, i knieje, podrosty, poręby, zapusty, wywały, wiatrołomy, naloty dębów, jesionów, jaworów, klonów, wiązów, grabów, brzóz, jodeł, świerków i przede wszystkim sosny. I jakie sosny! Boże! Sięgające niebotycznych wysokości pnie ich borów, różowiące się w słońcu. I wpośród nich ptaki...

Bo sosna jest wszędzie. I w Luizjanie, i w Patagonii, w Maine, na Bermudach i na Uralu. Ale nigdzie jej do naszej. Tutejszy najpowszechniejszy gatunek to *pitch pine*, niezły gatunek, ale gdzieee tam...

Ale do rzeczy, wróćmy do tej skromnej tablicy w dalekim Tidewater Wirginii. Dla nas, obieżyświatów, natknięcie się na jakiś rezonans polszczyzny wśród obcych to albo deprymująca niewiedza o niej u napotykanych obcych, albo gorsza jeszcze od tego zdawkowość i banał. A tu, ni stąd, ni zowąd, w świecie dosłownie zabitym deskami, gdzieś daleko, za światami, kiedyś, z górą sto lat temu, taki wyraz porozumienia.

Pakujemy się do samochodu, jeszcze mile drogi i o twardym, stalowym świcie odsłaniają się przed nami wody zatoki Chesapeake Bay, celu naszej podróży. Lasy zostały za nami, wierne nam tylko ptaki. Górą słychać świst skrzydeł kaczek ciągnących o świcie na żerowiska, a na czarnym piasku płycizn po ustępującym odpływie zbierają się kuliki, derkacze, brodźce, szczudłacze, bekasy, siewki, ostrygacze i przechadzają się, i podrygują, i kłaniają na sprężynowatych nogach, długodziobe i podkasałe, czekając na komendę dyrygenta przed porannym popisem:

„Zanim zaczną schodzić się goście, przetańczmy jeszcze raz menueta..."

Kiedy napomknąłem już poprzednio o tym, że nie bardzo wiem, jak za czasów Pana należało zapoczątkować list, tak samo nie bardzo jestem pewien, jaką formę zastosować przy jego zamknięciu. Ale podpatrzyłem taką w opublikowanej korespondencji Pana i chociaż teraz może brzmieć ona staromodnie i uroczyście, proszę mi pozwolić posłużyć się nią, bo użył jej Pan wtedy w liście o treści najbardziej Pana obchodzącej. Pozwolę sobie ją przepisać:

Zapewniam o najgłębszym szacunku i czci,
Sługa
Zygmunt Haupt

„Kultura" 1973, nr 1–2

Inwokacja do powiatu latyczowskiego

Ludzie Wielkiej Emigracji, obdarzeni na pociechę poetyckim arcydziełem, nie mogli jednak pogodzić się z inwokacją tego eposu: „Litwo! Ojczyzno moja!" Brzmiało im to partykularzem. Nawet Zygmunt Krasiński, obruszony, suponuje, że brakowałoby tylko jeszcze inwokacji do powiatu latyczowskiego.

Każdy z nas wywodzi się z jakiegoś „praiłu", każdy pozostawił za sobą wody, które kiedyś „czerpał w niemowlęce dłonie", każdy zapatrzy się we wspomnieniach w te dawne tonie. By posłużyć się przykładem z nauki o ewolucji gatunków, wywodzimy się od stworzeń wylęgłych z wody i dźwignąwszy się, wypełzliśmy na suszę, skrzela nam przetransformowały się w oskrzela płazów, potem – w płuca ciepłokrwistych ssaków, byśmy, rozwinąwszy się i pod innymi względami, mogli ewentualnie wyemigrować do Stanów, Wenezueli czy Australii. Tu, ocaleni już i syci, możemy pozwolić sobie na sentyment odwiedzenia miejsc pochodzenia – powiatu latyczowskiego.

Chciałbym przypomnieć tu niezwykłą książkę Güntera Grassa *Die Blechtrommel* i rozdział w niej zatytułowany *Die polnische Post*. W nim bohater tej powieści, karzełek Oskar, znalazł się we wrześniu 1939 roku na polskiej poczcie w Gdańsku, przeczekując tam jej oblężenie w koszu na listy. „*Ich schlief in einem Wäschekorb voller Briefe*" – pisze autor w imieniu Oskara – „*die nach Lodz, Lublin, Lwow, Torun, Krakow und Czestochowa hinwollten*... Ale nie marzyłem tam ani o Matce Boskiej Częstochowskiej, ani o Czarnej Madonnie... ani nie marzyłem o mym wciąż jeszcze nie zreperowanym bębenku..."

Francuzka, pani Rosa Bailly, była innym znowu fenomenem wśród obcych, których polskość oczarowała, i miała także dar widzenia rzeczy i spraw, na które my sami byliśmy ślepi i głusi. W swych wędrówkach po Podolu i Wołyniu od Dniestru, Skały po Podkamień, Zbaraż, Krzemieniec, z wizyt na wsi w Matwijowcach, w klasztorach w Podkamieniu, Poczajowie rozbrzmiewają tam u niej, w tych wspomnieniach, niezliczone imiona miejsc jak drogowskazy.

Czytelnika polskiego ujmie akuratna, jak to nazywa się naukowo? toponomastyka, nazewnictwo miejsc tamtejszych u tych obcych pisarzy. Już to jednak toponomastyka może nam dać dobrego łupnia! Jak zasłuchać się w imiona rzek, dolin, lasów, szczytów górskich, wsi, miasteczek i miast, to jedne swym brzmieniem przywołują całe panoramy światów zagrzebanych na cmentarzyskach pamięci, a znowu inne zaskoczą nie znanym odkryciem, nigdy nie zasłyszanym czemuś echem. Rumienimy się ze wstydu, że jak można tak było zapomnieć, roztrwonić, porzucić albo zagłuszyć w sobie, kiedyś nie przyswoić bogactwa, które dopiero przypadek, dobry los potrafi nam dzisiaj przywrócić.

Właśnie taki dobry los przyniósł mi ostatnio w upominku aż cztery naraz książki, które tyczą się powiatu latyczowskiego. Stanisława Lema, wielce utalentowanego zresztą autora tak modnych dzisiaj fantazji naukowych science fiction, książkę o młodości we Lwowie zatytułowaną *Wysoki Zamek*. Podobną innego, bez pretensji pisarskich, pana o nazwisku Witold Szolginia, z tytułem *Dom pod żelaznym lwem*. Andrzeja Kuśniewicza powieść-autobiografię *Strefy*, Andrzeja Chciuka *Ziemię księżycową*.

Te dwie ostatnie mówią głównie o stronach wprawdzie nie rodzinnych mi, ale znajomych, i to nawet dobrze znajomych, a to z wypraw tam w góry, wakacji na wsi i służby wojskowej i stąd to nasiąkłem tamtejszością. Niezwykłością tego podgórza karpackiego były przede wszystkim góry. Ich sąsiedztwo sprzyja odosobnieniu, bo są jakby naturalną przeszkodą, przegrodą, wałem, w którym każda dolina jest osobnym światem, w każdym z ogniw tego łańcucha gór zachowuje się osobny język, obyczaj, strój, kultura materialna. A znowu paradoks chce, że te same góry, będąc barierą, w jakiś nielogiczny sposób wciągają, kuszą do wędrówki szukających w nich przejścia albo na przekór właśnie każąc im wędrować swymi grzbietami. Stąd, pomimo odmienności tych Hucułów, Bojków, Łemków, Beskidziaków, Podhalan, Spiszaków, Orawian, język ich ma wiele wspólnego, przetkany słownictwem ruskim, polskim, węgierszczyzną, rumuńszczyzną, od Czarnohory przez Gorgany, Bieszczady, Beskidy, Podhale, Beskid Wyspowy po Beskid Zachodni, Babią Górę i Karkonosze. Powiadają, że aż na Podhalu zachował się ślad po Owidiuszu, bo Obidowa to nie co innego, jak Owidowa! Czyżby wygnany do Dacji Owidiusz, wbrew ekstradycyjnym zakazom, podróżował wzdłuż Karpat, spekulował w handlu realnościami gdzieś aż pod Giewontem?

O tamtej ziemi... Inna jest niż inne okolice. Z dolin widać tam, z daleka widać, jak sinieje piła, sierra Karpat, od Przełęczy Użockiej po Pantyrską. Stokami gór zbiegają lasy ku wodom Świcy, Łomnicy, Czeczwy, Bystrzycy. Świecą pośród tych lasów białym drzewem wyślizgane koryta „ryzarni", których stromością spływają w dół pnie jodeł górskich. Słyszy się cienki świst lokomotywy, kiedy pracowicie po wąskim torze ciągnie długi ładunek pni do broszniowskich tartaków, gdzie zetrą je w niebotyczne usypiska złotych trocin.

A w dołach ziemia ta przechodzi w pola, łąki, wsie, osiedla pochowane w gęstwach drzew. Osmołoda, Synowódzko Wyżne, Bolechów, Sołotwina. Nad nimi gonty i blacha bani cerkiewnych, na zielonych wygonach nad stojącą wodą czeredy gęsi, pasy rozciągniętego tam bielonego płótna, weret. Kalina rośnie tam „liściem szerokiem", jarzębina, dereń, czereśnia, leszczyna, głóg. Czółno szoruje swym dnem o żwir dniestrowy, kiedy podchodzi do zarosłych wikliną brzegów Kochawiny, Żydaczowa.

Tamtejsza ziemia jest inna niż zwyczajne okolice. Puchnie i wzdyma się od wzbierających w niej gazów, poci się i ocieka nadmiarami soków, żywic, przesiąknięta ropą, tłusta od wosków, fosfatów, słona od soli. Wody jej mienią się tęczowo cieniutką błoną porozlewanych na nich olejów i nafty. Na stokach wzgórz stoją tam lasy czarnych wież wiertniczych „kanadyjek", szybów, cystern, a po nocy buchają gejzery pary i świecą konstelacje lamp elektrycznych Tustanowic, Borysławia, Daszawy, Staruni, Kałusza. Wyrzuca ta ziemia ze swego łona potwory i dziwadła, szkielety smoków i ciała dyluwialnych gadów.

Powstają z tej ziemi jak upiory, by zaprzeczyć pozornej jej słodyczy i sielskości. Tu przecież niedawno jeszcze temu paliło się, trzeszczał ogień pepesz „*partizanów*", stukały zderzaki wagonów transportów i wywózek. A przedtem jeszcze? Ułani szarżowali pod Krechowcami na Niemców. A jeszcze przedtem? Dziki ryją w starych okopach legionowych biegnących grzbietami gór w gęstwinie kosówki („Major Roja, chłop morowy, nie dał Mochom Rafajłowej... Buffalo Bill!"). A jeszcze dawniej? Rabacja w Horożance... A jeszcze, jeszcze dawniej?

Władysław Łoziński w swym *Prawem i lewem*, opartym na aktach grodzkich tamtejszych stron w XVI i XVII wieku, pisze o sabatach siedmiogrodzkich, których naprowadził Diabeł Stadnicki. Zbrojni w półhaki i topory, przyszli „tą dziurą ku Samboru", jak mówił Żółkiewski. „Bandy te rozłożyły się w Husnej, Krywce, Żupaniu, Rykowej, Jabłonce i Wysocku Wyżnym... *po czym* powiedli sabatów w głąb kraju, najpierw do Topolnicy... Stamtąd ruszyły ku Samborowi Staremu, a po drodze obrabowały klasztor bazyliański w Spasie. W Starym Samborze podzielili się sabaty na dwa skrzydła: jedno poszło na Sozań, Bereźnicę, Taranowice, drugie – na Kobło, Straszewice i Błażów, zajmując całą okolicę od Soli do Sambora. Gdzie tylko stanęła ich stopa, tam znaczyła się krwią i pożogą... W Taranowicach (*dziś znanych pod nazwą Torhanowce*) zjechała się była właśnie szlachta okoliczna na pogrzeb dziedzica tej majętności, cześnika halickiego Taranowskiego – sabatowie napadli dwór podczas żałobnego aktu, wielu ze szlachty zabili, młode mężatki i panny pogwałcili... całą wieś z dworem spustoszyli, zabierając z sobą wszystko, co się zabrać dało. Wśród rozbojów, mordów i wzniecanych zbrodniczo pożarów posunęli się dalej w Drohobyckie i Stryjskie ku Tuchli i jeszcze dalej, a podzieliwszy się bogatym łupem, powrócili do Węgier..."

Ale z tegoż Siedmiogrodu przyszedł także jeden z największych królów i wojowników polskich. A był także, okazuje się, i wielkim pedagogiem, bo któż nie pamięta jego świetnej rady: „*Disce puer latinae – ego te faciam* »mości panie!«"

W książkach, które wymieniłem powyżej, uderza także ten wspólny im temat pedagogii, reminiscencje z czasów szkolnych, „ferdydurkizm", o czym rozpisują się autorzy wspomnień galicyjskich: Stanisław Lem, Witold Szolginia, Andrzej Kuśniewicz, Andrzej Chciuk. W retrospekcji dawne pretensje do pedagogów zbladły u nich, poszły w niepamięć (wbrew znanej sztubackiej nieporadnej piosence: „On mnie zapytuje, czy ja umiem greki, ja mu odpowiadam: kocham ją na wieki", z nieodzownym refrenem: „Oj, juchy, juchy, belfry psiajuchy, łotry, gałgany, psy!").

Ale tu o tym zapomniano. Pozostał wyraz wdzięczności: wspomnienia, w których przekazują nam i mądrość tych wychowawców i dobrodusznie ukazują ich śmieszności. Czcigodne postacie, sztywne kołnierzyki, binokle, czyli galicyjskie „cwikiery", krawaty plastrony, entuzjazm młodych nauczycieli, stetryczałość starych.

To pod ich światłym kierunkiem w długie godziny szkolne czytało się historie z Homera o tym, jak na rzemieniu przeciągniętym przez ścięgna stóp i uczepionym do wozu wojennego wleczono ciało bohatera. To z pomocą niezawodnych „bryków" i nieocenionych w trudach nad przekładem wydawnictw Zuckerkandla ze Złoczowa i księgarni Westa w Brodach poznawało się złowrogie dzieje wojen peloponeskich. To uczony traktat Stagiryty z *Poetyki* mówił nam, jak należy objaśniać przestrogi zazdrosnych bogów, byśmy, uniesieni pychą, nie doznali kary większej niż ta, na jaką zasłużyliśmy, byśmy naszym przykładem nie musieli wzbudzać w widzach tragedii współczucia i trwogi.

Stanisław Vincenz poprzedza swe studium o *Iliadzie* dedykacją: „Pamięci Zachariasza Dembitzera, nauczyciela greki w I Gimnazjum kołomyjskim"; ktoś z dawnych przyjaciół pisze mi z kraju, wspominając swego profesora „od polskiego" w Złoczowie, Rzepeckiego; wiemy o Bemie, który w kieleckim gimnazjum natchnął do pisania jedną z ofiar najcięższych „syzyfowych prac". Ja sam nie zapomnę dwu swych takich nauczycieli: profesora Komenzy w jarosławskim gimnazjum, który był tak chudy, że jak sam o sobie powiadał: „nie utyłbym nawet, gdyby mnie przy połciu słoniny powiesili", i niezapomnianego Wincentego Kubika w I Gimnazjum lwowskim, który wydał drukiem swój heroikomiczny epos szkolny zapoczątkowany klasyczną oczywiście inwokacją: „Nudo! Patronko szkoły! Wszechwładna bogini!"

Właśnie w tym lwowskim gimnazjum ćwiczyłem wraz z tysiącami uczniów innych gimnazjów tamtejszych do *monstre*-występu, jakim miało być oddanie przez te tysiące kantaty specjalnie napisanej i skomponowanej dla uczczenia bodajże 150. rocznicy (ach, te rocznice!) ustanowienia Komisji Edukacyjnej. Co ze strony galicyjskiej dykasterii było bardzo bezinteresownym gestem, jako że dobrodziejstwo reform nauczania tego pierwszego w świecie ministerstwa wychowania nie dosięgło już Galicji, po pierwszym rozbiorze „rewindykowanej" przez Marię Teresę. Do dzisiaj brzmią mi słowa tej uroczystej kantaty, wyciąganej tysiącami głosów:

„Słyszcie, o cienie, wyyy, dooostojne,
Głos naszych serc i pacierz dusz,
Z szatanem mroku wieczną wooojnę
My wam ślubujem – polska młódź.
Hosanna, hosanna, hooosanna wam!"

Z czasem i oni, ci nasi nauczyciele, profesorowie, stali się dostojnymi cieniami, i to o nich rozpisują się autorzy wspomnień galicyjskich.

Na stare lata zdarzyło mi się także powrócić na ławkę szkolną, a to dzięki temu, że, szczęśliwiec, znalazłem jeszcze jednego profesora, nauczyciela, który przychylnie, z cierpliwością i zamiłowaniem udzielał mi lekcji na odległość drogą korespondencji. Był nim Jerzy Stempowski.

Mówił mi w swych listach:

„...To, co Pan pisze o roli kraju pochodzenia w twórczości literackiej, odnosi się także do wielu pisarzy literatury światowej... Kraj pochodzenia ma swe miejsce także w tym, co można by nazwać talentem czytelniczym. Pochodzę wprawdzie z innych stron – z dalszej Ukrainy, bliższej Morza Czarnego – ale bywałem w Galicji Wschodniej i uległem też do pewnego stopnia urokowi tego kraju...

Świetny krytyk francuski René Dumesnil poświęcił całą obszerną książkę elementom normandzkim u Maupassanta. Zdaniem jego, Maupassant traci połowę talentu, gdy oddala się od tematów normandzkich.

Jeszcze bardziej uderzający jest przykład Sacher-Masocha, który był prawdziwym piewcą Galicji Wschodniej. Pisarz ten został całkowicie i niesłusznie zapomniany na skutek spisku niemieckich profesorów, którzy nie mogli mu darować powieści satyrycznej o Berlinie z czasów Bismarcka... Sacher-Masoch figuruje dziś tylko w traktatach o patologii seksualnej. To też da się znaleźć w jego książkach i *Venus im Pelz* uchodzi słusznie za alfę i omegę masochizmu. Ale, zwłaszcza dla nas, nie to jest w jego dziełach najbardziej interesujące. Sacher-Masoch, ściślej mówiąc: Leopold Ritter von Sacher-Masoch, urodził się w 1835 we Lwowie jako syn tamtejszego dyrektora policji. Znał na wylot okolice Stanisławowa i Kołomyi i około 1860 ogłosił swe pierwsze *Galizische Erzählungen*. Potem był docentem historii w Grazu, bardzo wziętym pisarzem... umarł w 1895... Jakkolwiek nigdy już nie wrócił do Galicji Wschodniej, bredził nią przez całe życie... Kiedy oddalał się od Galicji Wschodniej, tracił talent...

...Pisał dla pieniędzy i miał niebezpieczną łatwość pisania prowadzącą go przy pisaniu zarobkowym do nieprzyjemnej zamaszystości...

Według mego zdania, dzieła S.-M. zawierają teksty, przy pomocy których można by rozważyć zagadnienie sentymentalizmu. Od 150 lat literatura i sztuka uciekają, wciąż na próżno, od sentymentalizmu, wpadając tylko w jego nowe odmiany, coraz bardziej nieznośne. I.A. Richards w *Principles of Literary Criticism* mówi, że sentymentalizm jest rozbieżnością między wyrazem uczuć i okolicznościami motywującymi te uczucia. Jest więc, powiada, sentymentalizm płaczący bez dostatecznego powodu i sentymentalizm krzepy, nie wiadomo czemu spluwający, wzruszający ramionami i klnący siarczystym słowem. Jako przykład tej drugiej odmiany przytacza Hemingwaya. W obawie przed łzami nasi współcześni wpadli w manieryzm krzepy. S.-M. jest typem wybitnie uczuciowym, jak można wnosić chociażby z jego fanatycznego przywiązania do Galicji Wschodniej, ale, pisząc, mimo zamaszystości pióra, zatrzymuje się przed nieopatrznym słowem. Te elipsy, *litotes*, *understatements* dają mu najlepsze efekty artystyczne. Zachęcałem pannę Saternus do uwzględnienia tej strony jej dziada, ale nie wiem, czy profesorowie Sorbony, pod których kierunkiem pracowała, aprobowali takie dochodzenia. Jak mogłem wnosić z jej słów, S.-M. był dla nich przede wszystkim rodzajem pendant do markiza de Sade. Dla mnie i zapewne dla Pana będzie przede wszystkim piewcą Galicji Wschodniej, co dla Francuzów jest *du grec*..."

Trapią się jakoby dzisiaj, co zrobić z jedną pozostałością skraweczka powiatu latyczowskiego, jaki ostał się po stronie zachodniej – tamtejszymi cerkwiami i kaplicami. Czy pozwolić im gnić i próchnieć w tamtejszym zdziczałym pustkowiu? Przenieść je wraz z ludźmi gdzieś daleko na północ jakoś nie licowało. Jakoś nie pasowałyby wpośród żarnowca wydm nadbałtyckich czy między sosnami Szwajcarii Kaszubskiej. Pomysł przeniesienia ich w jedno miejsce, gdzie odlakierowane i chronione, stałyby się skansenowskim pokazem pod gołym niebem, muzeum, wydaje się zbyt skandynawskim.

Co zrobić z tym uporem martwych rzeczy?

„Kultura" 1973, nr 7–8

Tam, gdzie rosną poziomki – i gdzie pieprz rośnie…

Mediewista Marc Bloch w swym znakomitym eseju mówiącym o fachu historyka, pisząc o źródłach, jakimi ten posługuje się dla odtworzenia przeszłości, nadmienia w jednym miejscu o bullach papieskich przechowywanych w skarbcach klasztornych. Te archiwa były przez stulecia niedostępne dla historyków, były prywatnymi zbiorami dokumentów, tak jak dzisiaj papiery i akty na przykład Banku Francuskiego albo Standard Oil Company nie są dla postronnych dostępne. Bulle papieskie przechowywane były po to może, by dać je do powąchania jakiemuś mieszającemu się w sprawy opactwa biskupowi.

Wielka liczba tych starych bulli papieskich – mówi nam Marc Bloch – była falsyfikatami. Mówi to samo Witold Taszycki o najciekawszym i najcenniejszym, poprzedzającym *Kazania świętokrzyskie* czy *Księgę henrykowską* zabytku języka polskiego, jakim jest bulla protekcyjna z roku 1136, biorąca w opiekę stolicy apostolskiej uposażenia arcybiskupstwa gnieźnieńskiego, wystawiona przez papieża Innocentego II. Według najnowszych badań historycznych „bulla gnieźnieńska" jest również falsyfikatem. Ale za podstawę służyła jej na pewno jakaś autentyczna. Jest dla badaczy dawnego języka polskiego w dalszym ciągu ważnym zabytkiem z pierwszej połowy wieku XII – nazywają ją, a jakżeby, „złotą bullą piśmiennictwa polskiego", bo pisana wprawdzie po łacinie, obejmuje około czterysta po raz pierwszy zapisanych polskich nazw i imion miejscowych i osobowych, dających dzisiaj wyobrażenie o dawnej polskiej mowie.

Tenże Marc Bloch pisze, że dopiero rewolucja francuska, konfiskując dobra opactwa St-Denis, sprawiła, by przechowywane tam przez tysiąc lat nadania i przywileje Merowingów udostępnić w Narodowym Archiwum Francji. Jako zamiłowany fachowiec, wdzięczny jest za to brutalnej, zdawałoby się, ale szczególnie sprzyjającej historykom, dobrej – jak nazywa ją – bogini katastrofy.

Ta sama dobra bogini katastrofy zachowała i udostępniła nam dzisiaj inne, najobszerniejsze źródło późniejszej średniowiecznej polszczyzny – *Biblię królowej Zofii*, czyli tak zwaną *Biblię szaroszpatacką*, ocaloną może z księgozbiorów Leszczyńskich, uniesioną w czasie najazdu szwedzkiego z pogromu gniazda innowierców, jakim było Leszno, na Węgry, gdzieś nad Cisę, gdzie w Sáros-Patak, w bibliotece tamtejszego reformowanego gimnazjum, przetrwała do dzisiaj. Dzięki tej samej katastrofie w Uppsali znalazły się cenne rzadkie książki polskie z wieku XVI, XVII i XVIII, wywiezione tam z innymi narabowanymi przez zbójeckie wojska szwedzkie dobrami.

Dzisiejsza interwencja dobrej bogini katastrofy pozwala teraz oglądać niedostępne kiedyś księgozbiory, biblioteki, archiwa, papiery, dokumenty zamków, pałaców, dworów, klasztorów, parafii, ratuszów, kahałów, cechów, urzędów, akademii, szkół, towarzystw, klubów, domów i chałup przechowywane kiedyś troskliwie za szkłem szaf bibliotecznych, w skarbcach pod sklepiszczami budowli albo zapomniane, zwalone po lamusach, piwnicach, poddaszach, strychach, nyżach, kufrach, na półkach z konfiturami, w szufladach starych mebli, w skrzyniach chłopskich i wetknięte za ramy świętych obrazów papiery, papierzyska, książki zmiecione po katastrofie na kupę, pobutwiałe i pojedzone przez pleśń, pogryzione przez szczury, podziurawione przez mole książkowe, pozgartywane z dworów, cerkwi, zakrystii, bóżnic, annały, genealogie, chronologie, kopiariusze, munimenty, intercyzy, heraldiusze, *libri chamorum*, manifesty, obdukcje, przywileje, nadania, zapisy, dożywocia, protesty, roki sądowe, kwerele, silvae rerum, nakazy, pozwy (którymi podbijało się delie), wyciągi z ksiąg metrykalnych (jak ten z parafii w Bołciennikach mówiący o tym, że nowo narodzone dziecię oficjalisty dworskiego trzymali do chrztu „...Adam Mickiewicz, nauczyciel, i Marya Puttkamer, hrabinia..."), legacje, listy rekomendujące, ekonomie ziemiańskie, katalogi, roczniki, diariusze, albumy, sztambuchy, pamiątniki, świadectwa, zeznania, przysięgi, protokoły, ugody polubowne, zobowiązania i upomnienia, cyrografy (których by na wołowej skórze nie spisał), listy płac, dzienniki podawcze, kosztorysy, kolaudacje, cyrkularze, kurendy, rachunki, bankocetle, ceduły, listy frachtowe, kolumny giełdowego ażio, kontrakty, kwity, weksle, potwierdzenia, testamenty i kodycyle do nich, patenty oficerskie, rozkazy dzienne i *ordres de bataille*, dowody nadań odznaczeń i dekoracji wojskowych, nobilitacje, matrykulacje, świadectwa dojrzałości i świadectwa ubóstwa dla zwolnienia od czesnego, sprawozdania z uroczystości i akademii, programy szkół, dzienniki klasowe, tezy doktorskie, tableaux maturalne, laurki, recepty lekarskie (z hieroglifami skrótów łacińskich: „x.s.p.p." – „*expeditio simplex – pro pauperum*"), legitymacje, dowody osobiste, przepustki, paszporty, rekwizycje, *bumagi*, „*Ausweisy*", uprawnienia, delegacje, kalendarze, śpiewniki, nuty, zbiory cytat, przysłów, pieśni ludowych, bajek, roczniki oprawne „Bluszczu" i „Łowca", żurnale mód damskich i dzienniki ustaw, inkunabuły i bezcenne białe kruki obok żywotów świętych i książek kucharskich (z przepisami na baby i mazurki wielkanocne: „bierze się trzy łyżki nowego masła i tuzin jaj, żeby były świeże...") z kupionymi na straganach jarmarcznych i odpustowych broszurami horoskopów astrologicznych, przepowiedni, nostradamusów („...a od wschodu pokaże się czarna chmura, a spadnie z niej Deszcz Krwi, a dzieci będą odłączone od piersi matek, i ikonostas u Panny Poczajowskiej rozpęknie się na dwoje, a z morza wyjdzie Potwora, a będzie miała siedem głów i siedem języków ognistych..."), obok senników („...jak przyśnią się wszy i robactwo, to przyjdą pieniądze...") pamiątki z pierwszej komunii świętej, pergaminy nadania Krzyża Komandorii Kawalerów Maltańskich, dowody szczepienia ospy i przyznanie medalu za ratowanie tonących, i co jeszcze? modlitewniki, brewiarze, libretta i partytury oper, i przeboje kabaretowe, fotografie rodzinne, wspomnienia ze służby wojskowej i zjazdów koleżeńskich i tak zwane „żywe obrazy" śmietanki towarzyskiej, i upozowane drużyny piłkarskie, i co jeszcze? a, byłbym zapomniał... paczuszki starych listów miłosnych przewiązane spłowiałą wstążeczką, wreszcie – obwieszczające o zejściu z tego padołu nekrologi gazetowe i „klepsydry".

Kiedyś, za studenckich czasów w Paryżu, zdarzyło mi się pewnego razu odwiedzić w jakiejś sprawie zasiedziałego tam od pokoleń Polaka; już nie pomnę nawet, w jakiej to było sprawie. Ale pamiętam, że nazywał się Madaliński, że był to paryski stolarz meblowy i miał warsztat, zdaje się, przy ulicy Faubourg Saint-Honoré. Był to bardzo dobry, godny człowiek i doskonały rzemieślnik. Nawet pamiętam, że miał poczciwe siwe polskie oczy, których zresztą w czasie mej wizyty w warsztacie, zajęty, prawie nie odrywał od jakiejś pilnej roboty. To, co robił tam, jednak wstrząsnęło mną do głębi. Otóż pan Madaliński pracował właśnie przy stolarskiej prasie, no, takim urządzeniu z tęgimi śrubami, i w ramy tej prasy miał ujęty i ześrubowany jakiś tuzin książek. I jakie to były książki? Wspaniałe tomy oprawne w skórę, ze wspaniałymi złoceniami i tytułami odciśniętymi na ich grzbietach, cudowny produkt ducha i intelektu Francji wieku XVII, wieku XVIII: Racine, La Fontaine, Montaigne, Descartes, Pascal... Pan Madaliński uważnie i wprawnie obrzynał piłą stolarską ich grzbiety równiutko i gładko, odcinał je i kiedy wreszcie odkręcał śruby prasy, to okaleczone okładki i zadrukowane kartki rozlatywały się w kupę wiórów, rupieci i resztek innych zgilotynowanych książek. Pozostałe grzbiety tomów pan Madaliński troskliwie i precyzyjnie naklejał rzędami na odrzwia szaf, komód i utrwalone na nich stolarskim klejem w równych rzędach udawały, że są książkami, chociaż miały zapewne kamuflować kredensy dla kolekcji win i trunków. Szafy biblioteczne zamówione u poczciwego majstra przez jakichś bogatych analfabetów. Wspomnienie tego prześladuje mnie do dzisiaj. Okazuje się, że dobra bogini dobrobytu i sytości, a był to czas międzywojnia i jej królowania i pokoju, może być bezwzględniejsza od bogini katastrofy i klęski.

Ale nic, nawet bezduszne klęski żywiołowe nie zatrą śladów, które pod nieodpartym przymusem pozostawi za sobą człowiek. I nigdy nie zabraknie fachowców czy amatorów, co zechcą je odczytać. W braku niepowrotnie przepadłych ksiąg i dokumentów będą nawet kompilować i studiować gryzmolone na murach, skałach, parkanach, pasażach, poczekalniach, ustępach publicznych napisy, hasła, bohomazy, rysunki, smarowidła, sentencje i koprolalie. Dzięki tym śladom możemy sobie wyobrazić, jak wyglądały zaginione przed dziesiątkami tysięcy lat temu, a utrwalone przez człowieka paleolitu na sklepieniach jaskiń w Altamirze koło Santillana del Mar grzywy, kły, garby i rogi koni, odyńców, turów i byków („*Toros! Toros!*") czy ocalały wpośród ruin Sassanidów, nasmarowany przez przygodnego rysownika portret strasznego jeźdźca, postrachu legii rzymskich, owego „*kataphraktos*" w ciężkiej kolczudze, zaskakującego nagłym zwrotem w pościgu: „ulewą strzał Partów". Nawet co tylko już zapomniany czas sprzed lat trzydziestu odcyfruje nam znawca nowoczesnych graffiti, pilnie przepisując hasła i zawołania ze ścian pisuaru paryskiego: *„La Rocque au poteau!"*, *„Blum à la lanterne!"* i *„À bas les curés!"*

Bo teraz nie tylko zachowuje się, utożsamia i magazynuje wszystko, ale dla pewności reprodukuje w wielkiej ilości, powtarza i powtarza, fotografuje, utrwala, drukuje metodą wklęsłodruku, offsetu, fotokopii, ocala przemijające, nie daje się mu przepaść. Nadchodząca przyszłość będzie miała na zawołanie w muzeach, archiwach, bibliotekach na kliszach, mikrofilmach utrwalone każde drgnienie, każde westchnienie ludzkie. Będzie to można podsłuchać z taśm magnetofonowych, przepowtarzać na filmach *au ralenti*, napowtarzać sobie do znudzenia i zgagi. A że z dzisiejszością osiągnęliśmy przyzwolenie na wszystko, więc już można w celach naukowych czy po prostu z samej ciekawości przyjrzeć się sobie, odbiciu własnej twarzy w akuratnym, powiększającym do potworności zwierciadle. Zachęcą nas do tego, rozgrzeszą z chęci podglądania, wydadzą dla nas specjalne studia znawców i zbieraczy wspomnianych graffiti – ludzkość podpatrywaną od strony podszewki, przez dziurkę od klucza, ażeby naszemu apetytowi wiedzy o wszystkim stało się zadość. Nikogo już nie zgorszą dorysowane na obrazie Mony Lizy wąsiki – wszystko wolno.

Swój przydługi rejestr ocalałych papierów i dokumentów mówiących o przeszłości urwałem na przykładzie, który w pewnej mierze można zaliczyć do kategorii graffiti. Były one może bardziej efemeryczne, nietrwałe, ale powtarzały się i wbijały w oczy, rozlepione u wejścia do kościołów czy na słupach ogłoszeniowych, wydrukowane z czarną na dwa palce ramką, tłustą od farby drukarskiej obwódką, krzyżem wpośród liści palmowych – klepsydry.

Za naszych czasów jeszcze istniała pozycja osób, których przeznaczeniem było usługiwanie innym – możniejszym, bardziej przez los obdarzonym. Obowiązki tych osób, usługi ich były liczne, ale nie zawarowane im jakimś sztywnym kodem. Osoby te musiały bardzo poważnie pracować, „uwijać się", zalatywać: sprzątać, trzepać mieszczańskie dywany, chodzić na targ po zakupy, szorować schody, froterować posadzki, myć okna, ścierać kurze, gotować bieliznę do prania, dozorować dzieci, szczotkować buty państwa do połysku, krzątać się w kuchni, plewić w ogródkach, zbierać plotki kamieniczne, anonsować gości, schodzić do piwnicy po węgiel i wnosić na strychy bieliznę do rozwieszenia, szorować rondle, prasować, chuchać, dmuchać na cudze. Żadne ustawy, pragmatyki służbowe nie chroniły ich czasu pracy, miały być przede wszystkim od świtu do głębokiej nocy na zawołanie. Żadne kodeksy, związki zawodowe nie broniły ich przed wyzyskiem, podejrzeniem, obrazą, przezwiskiem. Oficjalnie mówiło się: „sługa", „służąca", w gniewie i rozdrażnieniu nazywało się je kuchtami i garkotłukami („...to się z pensji potrąci, proszę pani..."). Czy miały jakieś chwile promienniejsze? No tak, było tak zwane „koszykowe", no tak, tolerowało się wizyty składane im w kuchni przez strażaków i „wojskowych". No tak, było „wychodne".

To jednej z nich poświęcił swe wzruszające arcydzieło Gustaw Flaubert, dając mu tytuł *Un cœur simple*. Tak jak bohaterkę tego opowiadania czekało je przeważnie sterane staropanieństwo, kruchta, szpital, no i wreszcie błogosławiona kochanka – śmierć. I tu po raz pierwszy może w życiu, a właściwie: kiedy już życia nie było, miały być zrównane z możnymi, obdarzonymi głębokością takiego samego dołu. Tej chwili odbijały sobie wszystką poniewierkę życiową, zadeptanie. Działo się to za sprawą szczególnej instytucji: rodzaju stowarzyszenia ubezpieczeniowego, w którym ciułane, odkładane złotówki i grosze, kwartalne pensje, upominki świąteczne i tradycyjne datki od zapraszanych przez państwo na kolację gości, a więc w jakimś Towarzystwie św. Zyty, patronki służących, miały im zapewnić godziwy pochowek, odpowiednią garderobę, wieniec jeden czy dwa, świece i wreszcie ostatnie chwalebne wyróżnienie: taką samą jak u możnych, równającą z nimi klepsydrę. Kiedyś w „Języku Polskim" czy innym poradniku periodycznym natrafiłem na artykuł, studium tych właśnie klepsydr, ich szczególnej stylizacji imion, tytułów, składni wykształconej na stylu dziennikarskich wygotowanych nekrologów z ich wymienianiem zasług, westchnieniami rodziny może po raz pierwszy i ostatni przyznającej się do pokrewieństwa, z wyliczaniem u możnych tytułów i odznaczeń, a u tych ubogich – ich cnót.

Nie zadrwi z tego wdzięczny historyk. Bo złorzecząc dobrej bogini katastrofy, która zaprzepaściła nieocenione dokumenty starożytnego Rzymu, kiedy z tego, co zostało, to tylko szczyty olbrzymich gór lodowych, których dziewięć dziesiątych kryją wody oceanu zapomnienia, kiedy ślepi po katalogach zbiorów numizmatycznych, sfragistyki, kiedy zdrapuje z murów popiół wulkaniczny, by odczytać na nich wysmarowane graffiti, a przede wszystkim, kiedy maca napisy na kamieniach grobowych, kamiennych klepsydrach, kto wie? może natrafił na imię Julii Alpinuli. Czy było ono imieniem prawdziwej królewny, jak zachciało się to poecie? Mnie wolno przypisać je skromniejszej ówczesnej służącej. Takiej samej, co to musiała wtedy również rozpalać ogień, zamiatać atria i cubicula, prząść, stękać, dźwigając amfory, doglądać cudze dzieci, hołubić je i opowiadać im bajki – oczywiście, bajki Wenedów. A że w owym czasie poniżeni mieli także swoje *collegia*, w których, aha! płacili składki, takie ówczesne towarzystwa świętej Zyty, więc stało ją na własny pomniczek, na którym jakże imię jej „brzmi dumnie".

Mnie, zagubionemu na drugim końcu świata – a u nas o takim, co przepadł, o kim zapomniano, było powiedzenie, że „uciekł, gdzie pieprz rośnie" – wydaje się, że sam stałem się jakimś reliktem historycznym. Bo kiedy od dawnego przedziela mnie nie tyle czas, ile przestrzeń, to przecież wedle ostatnich modnych naukowych teorii czas i przestrzeń są tym samym, wymiennym. Toteż pasjonują mnie zamiecione aż tu ze mną szczątki: książki stare i szpargały. Z nich zapożyczam sobie słowa, całe zdania, całe ustępy. Jak chcę opisać tutejsze niebo, to co? podkradam z *Beniowskiego*, że „gwiazdy na nim jak kasza, a księżyc jak szperka..."

Tu chciałbym zwrócić uwagę na dwa wydawnictwa.

Jedno, które ukazało się „tam, gdzie rosną poziomki":

Józef Trypućko, *Polonica vetera Upsaliensia; catalogue des imprimés polonais ou concernant la Pologne des XVe, XVIe, XVIIe et XVIIIe siècles conservés à la Bibliothèque de l'Université Royale d'Upsala*, Uppsala 1958.

Drugie – „tam, gdzie pieprz rośnie":

Dr Janina (Wójcicka) Hoskins, *Early and rare Polonica of the 15–17th centuries in American libraries*, Boston, Massachusetts, 1973.

„Kultura" 1974, nr 5

Dzisiaj, przedwczoraj, wczoraj, jutro

Dzisiaj

Przeglądając onegdaj jakiś tygodnik krajowy, natrafiłem tam na dziennikarski felieton z dzisiejszej Polski, obrazek z jej prowincji, podbeskidzkiego skrawka Dzikich Pól. Była tam historia o koniu ze złamaną nogą. Ano jakiś nieuważny kierowca samochodu, który poniesiony pasją motoryzacji wybrał się tam swoim wartburgiem czy pobiedą na wycieczkę, zderzył się z chłopską furą zaprzężoną w jednego konia i w rezultacie nieszczęsne zwierzę zostawił ze złamaną nogą. Obrazek z „*mondo cane*".

Felieton był z kategorii tych gromkich, piętnujących niedołęstwo, brak decyzji, upominających się o porządek, prostowanie krzywd, nawołujących do podejścia do tego rodzaju spraw rzeczowego i rozsądnego, i ludzkiego. Bo jakże tu – u dyszla przychylonego do rowu wozu stoi przecież na widoku ludzkim koń ze złamaną nogą, a więc sytuacja i patetyczna, i domagająca się natychmiastowego rozwiązania, interwencji. Koń ze złamaną nogą jest skazany na doraźną, prędką śmierć. Nawet cennym rasowym koniom wyścigowym strzela się wtedy w łeb. Tylko że tu nie było z tym tak łatwo. Było w tym sprawozdaniu o tym, że najbliższy zaalarmowany posterunek MO wysłał oczywiście na miejsce swego przedstawiciela. Ten jednak skonstatował, że wypadek zdarzył się na terenie, który nie podlegał jurysdykcji powiatu, gdzie mieściła się jego komenda, a więc nie miał prawa czy autorytetu w tej drażliwej sytuacji użycia dla humanitarnych celów swej broni służbowej. Do właściwej egzekutywy porządkowej tego terenu było wiele mil. Tak więc koń ze złamaną nogą stał tam dzień cały, a pewnie i noc i gdyby ktoś chciał bardzo zlitować się nad nim, to i tak nic by tu nie zrobił, bo niby jak?

Działo się to w miejscu, gdzie trzydzieści lat przedtem porzucona broń walała się wszędzie i mógł ją każdy podnieść, a kulę z niej wpakować bez ceregieli, co tam koniowi! byle człowiekowi.

Przed-przedwczoraj

W Wenecji w roku 1653 wyszła spod prasy tamtejszych tłoczni książka, której autorem był Natan Hanower, syn Mojżesza Hanowera Aszkenazego z Niemirowa. Żydzi, którzy od czasu Henryka Pobożnego znaleźli w Polsce schronienie, nadawali krajom swej diaspory biblijne nazwy wzięte z mowy sprzed dwu tysięcy lat. Niemcy nazwali od miana Fenicji Corfath. „Sefard" to nazwa Bosforu przeniesiona na Hiszpanię. „Aszkenaz" było imieniem własnym północnoazjatyckiego ludu i tym nazwali kraje słowiańskie, nazywane także przez nich ziemią Kanaan.

Książka Natana Hanowera jest historią spraw, które zaszły pięć lat przedtem na tej ziemi – terenie pierwszej części powieściowego tryptyku Henryka Sienkiewicza. W tej relacji o straszliwym całopaleniu, wojnie religijnej zażegłej od co tylko wygasłego pożaru wojny trzydziestoletniej, o piekle rzezi w Niemirowie, Tulczynie, Zasławiu, Konstantynowie, Barze, Piławcach, Ostrogu, Korcu, Połonnem rozpisywali się inni autorzy ówczesnych kronik, latopisów i pamiętników, nie szczędząc obrazów okrucieństw, pastwienia się, z pedantycznymi opisami wbijania na pal, gwałtów, pożarów, ludobójstwa. Natan Hanower, wyliczając tysiące męczenników, nigdy nie zaniedbał w zdaniu wtrąconym dodać: „niechaj Pan w niebiosach pomści ich krew". Zawsze przy imieniu króla polskiego dodawał: „oby Pan wzniósł majestat jego". A kiedy przychodziło mu wymieniać Bohdana Chmielnickiego – herbu Abdank, a jakże – przedtem pisarza zaporoskiego, a potem hetmana kozackiego (bo atamanem koszowym nie mógł być, jako że warunkiem wyboru na koszowego było, iż kandydat miał być niepiśmienny), to zawsze z nieodzownym: „oby wymazane było imię jego".

Czy Natan Hanower spisujący pod italskim niebem swą ukraińską historię był jej świadkiem naocznym? A może słuchał tylko wieści opowiadanych trzęsącymi się wargami tych, co ocaleli? A może do realistycznych i akuratnych opisów posłużyły mu sztychy, w których współczesny mu Jacques Callot ukazał tak dojmująco okrucieństwa i potworności niedawnych wojen religijnych na Zachodzie?

Zadziwia epizod jakby żywcem przeniesiony z Ukrainy do powieści wywodzącego się stamtąd pisarza, który wprawdzie tam urodzony, poszedł w świat, zapatrzył się w piramidy żagli, w dalekie miraże wysp, w zwierciadła mórz i oceanów, przyjął obcą mowę, by w wieku dojrzałym zabrać się do spisywania opowieści o tym innym świecie, poobwlekanym we mgły, rozhuśtanym tajfunami i zastygłym w bezruchu cisz morskich, by ukazać innym uniwersalność cnót honoru i wierności. Ale skąd zadziwiająco w swym *Nostromo* wskrzesił z nicości postać jakiegoś żydowskiego męczennika? Był nim señor Hirsch, handlarz skór z Sulaco, nad którym znęca się uniwersalny prototyp nieludzkości. Czyżby pisarz z dalekiej domowizny zachował w pamięci opowieści i legendy zasłyszane kiedyś po chałupach, czworakach, na jarmarkach, u wejść do cerkwi, przy tołokach czy bajdurzone przez nianię?

Ale i współczesnym mu Ukraina była już niewyraźna, daleka i romantyczna. Ten jej romantyzm, te tęsknoty za nią, dumki, *weczornycie* i *haiwki* i tak dalej były bardzo zawsze w modzie i młody Henryk Sienkiewicz, kiedy w Warszawie początkował jako dziennikarz i pisał sprawozdania z warszawskiego karnawału dla swej gazety, nadmienia o tym, jak zjeżdżające tam i olśnione Warszawą po prowincjonalnych balach kijowskich, berdyczowskich i odeskich kontraktów panny na wydaniu, córki ukraińskich obszarników – i tych urodzonych, i tych dorobkiewiczów, co urodzonych wyzuli z ich czarnoziemu i cukrowni – te panny kokietowały tęsknotą za bezbrzeżną Ukrainą, stepami, kurhanami, „a hakami by ich na tę Ukrainę z warszawskiego karnawału nie wywlókł" – pisał młody Sienkiewicz.

Bo naprawdę jednak jest tak, że ziemia tamtejsza w jakiś sposób uwodzi, chciałoby się powiedzieć, że biją w niej jakieś kastalskie źródła natchnień, jeżeli wybaczoną mi będzie klasyczna uroczystość tej paraleli. Nawet teraz, kiedy na jej daleki bezkres spadła zasłona nie do przebicia, kiedy wydawałoby się, że odeszła, nie myśmy odeszli, ale ona odpłynęła gdzieś, dokądś...

Przedwczoraj

Choć zabij, nie pamiętam, co to był za film, na który wybraliśmy się wtedy, bo to było przecież dawno, lata temu, przedwczoraj. Może to była *Ekstaza* (z Hedy Lamarr), prototyp niewinny w porównaniu z tym, co można teraz sobie oglądać. A może był to „*travelogue*", film podróżniczy, ukazujący znudzonym jednym miejscem daleki świat gór, mórz, dżungli, pustyń, lodowców, palm, wiszących ogrodów, pałaców i metropolii, byle tylko z daleka od zasiedziałego.

Ale jak się przymuszę, zawezmę się, to sobie przypomnę, co to było. Tylko komu mam to opowiedzieć, przedstawić po tylu latach? Po takim przedziale czasu, za takim rumowiskiem spraw i dziań się, jakie mnie od tamtego przedzielają i odgradzają? Zapytają: a cóż to za ważniak jakiś, popisujący się tym wszystkim? Ale może z grzeczności, uprzejmości, delikatności, dobroci nie zbędą, nie odwrócą się, nie wzruszą ramionami, zechcą nawet pomóc. I zapytają także, oczywiście: A, przepraszam, jak godność? A z których to? Tyle lat, pan wybaczy...

We Lwowie – „w mieście Lwowie, w sławnym mieście, w każdym domu okien dwieście, w każdym oknie piękna pani, za sto koron suknia na niej..." – we Lwowie był tak zwany Teatr Skarbkowski. W tymże teatrze, po dniach chwały, kiedy już jej więcej nie stało, kiedy tak zwaną świątynią Melpomeny stał się nowy w stylu wiedeńsko-burżuazyjnym teatr z kopulastą sylwetą, wysztucznionymi gabarytami, posągami muz z palmowymi liśćmi w rękach, ten pierwszy był zapomniany, z czarną czeluścią łuków *porte cochère*, i wykorzystano go utylitarnie, pomieszczając w nim kino. Kino „Lew", KINO „LEW", i ten lew figurował stale u nagłówka jednej z kolumn gazetowych, reklamując aktualny program na ekranie. Figurował tam przez całą szerokość płachty gazetowej, kroczył tam wydłużony, na solidnie postawionych łapach, z ogonem zwieńczającym esowato potężne lwie barki i tułów. Tylko ciężki obramiony wspaniałą grzywą łeb zwracał ku admirującym jego lwią potęgę, z twarzą namarszczoną i starczą, lwią, groźną i łagodną zarazem.

To jemu, zredukowanemu do roli famulusa, kazano zawsze podtrzymywać kartusze herbowe, jego lwiej paszczęce przydano pierścienie i kołatki u bram, zdobiono nią guzy mundurów i podpinek u hełmów. Jego pazurzaste łapy zakańczały nogi krzeseł kurulnych i kanap w stylu récamier. Uskrzydlony w symbolu ewangelisty, będzie przywłaszczony przez chytrą potężną kupiecką republikę, od niego zapożyczą nazwy dla dynastii i państw – Castilla y León – albo wywiodą wspaniały przydomek Lwiego Serca. Rzyga krwią, kiedy na asyryjskich płaskorzeźbach z boków jego sterczą powtykane w nie włócznie. Herkules rozdarł mu na ogrodowej rzeźbie szczęki i zdarłszy zeń żywcem skórę, zwiesza ją sobie z barków, podpierając się sękatą pałą. Rozpalonymi do czerwoności żelazami wypędzą go z lochów na przeraźliwy blask areny, by podał tam na komendę: „*Servus!*" łapę Androklesowi, i będzie jeszcze musiał z wdzięcznością polizać rękę pana kolczastym lwim językiem. Pokazują go na monetach, na pieczęciach, podpiera balkony, wartuje u podejść i schodów, zwieńcza tympanony, przyozdabia naczynia i wazy, a nawet urynały. Grubo to on zapłacił za tę przystojność, jaką obdarzyła go natura, wszędzie teraz pokutuje ten o kudłatej grzywie nie tyle król, co klown świata zwierzęcego.

A naprawdę to przecież tylko duży kot, tchórzliwy i leniwy, namarszczony, ale łagodny. Najchętniej wysypiałby się całymi dniami, polowanie zostawia lwicom swego haremu, które dobrze muszą się napracować, kiedy zgrają ścigają i naganiają coś na stół władcy. A najczęściej żyje ścierwem, odpędziwszy od niego złe hieny.

No dobrze. Wielka sala Teatru Skarbkowskiego była odrapana z dawnych galicyjskich splendorów. Nie zostało ni śladu z lóż, pluszów foteli, balkonów, galerii, portier, złoceń, pilastrów, najrozmaitszych fidrygałków przystających stylowi galicyjsko-biedermeierowskiemu cesarstwa, żadnych tu kinkietów, lamp, żyrandoli – gołe pionowe ściany odrapane, ale w nikłym świetle i tak to nie widać bardzo. Tylko widownia z rzędami krzeseł na parkiecie i mrocznym cieniem plafonu. Nieliczni o tej porze popołudniowej widzowie, kinomani, jak i my: ja i ona, wreszcie światła się ściemniają i na prostokącie ekranu pierwsze kolorowe litery taniej reklamy przed filmem.

A że zapomniałem, co to tam było na tym przedwczorajszym ekranie, to niech już będzie „*travelogue*", temat zawsze z dalekich podróży, więc o drogach, o widokach z nich przywiezionych. Takim idealnym sprawozdawcą z tych podróży któż to będzie? Oczywiście Sienkiewicz, taki pan Sienkiewicz, którego córki, Sienkiewiczówny, brały lekcje u naszej matki; on sam był maszynistą kolejowym. Bo dbał, by mu dzieci w czasie tej wojny bez nauki, szkół, świadectw nie wyrosły dziczkami.

Sienkiewicze mieszkali w domkach kolejowych przy stacji węzłowej, skąd rozchodziły się odnogi: na wchód – przez Husiatyn, Jarmolińce, Żmerynkę [– do Kijowa]; na południowy zachód – przez Czortków, Buczacz, Monasterzyska – na Stanisławów; na północny zachód – przez Mikulińce-Strusów, Trembowlę, Tarnopol – do Lwowa. A miejsce było w ogóle rozdrożem, którym przetaczały się wszystkie armie, zaciągi, pochody, marsze, treny, forszpany, zagony, watahy („*Sława Melnykowi i joho Kozakam!*" na transparencie w poprzek ulicy), tabory, podwody, *gruzowiki*. Na stacji, na tyłach magazynu towarowego odbywały się naprędce egzekucje: rozstrzeliwano tam dzień w dzień ludzi za coś, za jakieś niewiadome winy i zbrodnie, a może, by wzbudzić postrach dla jakiejś chwilowej, chwiejącej się na glinianych nogach władzy politycznej.

Pan Sienkiewicz wytaczał z na poły rozwalonej pociskami parowozowni, takiej stajni dla parowozów-ogierów, cielsko maszyny na obrotnicę, a potem – pod rampę. Tu piętrzono na tendrze zwały polan, węgla już dawno nie było, wreszcie – pod cysternę, z której zakrzywiona fajkowato rura przelewała do zbiorników wodę, aż przepełnione ściekały jej nadmiarem po blasze. I w świat! Cóż to nam pan Sienkiewicz przywoził z tego świata? I owszem, pamiętny na rodzinę, a także na naszą matkę, która dawała lekcje jego córkom jakże zdrowym, tryskającym życiem, młodością, z bijącą od nich dziewczęcością, przywoził jakieś z okazji podróży wyhandlowane, wyszabrowane wiktuały, materiały i umiał podzielić się tym z innymi w czasie tej „smuty" i braków.

Czy z podróży tych przywoził jakieś opowiadania, relacje o pięknie widzianych z pokładu lokomotywy wzgórz, łanów kwitnącej hreczki, oczeretów, stawisk, gajów i wertepów, o kolorach słoneczników i malw na tle lepionych ścian chałup pochowanych w kępach drzew, o czereśniach i pasiekach na cmentarzach przycerkiewnych, weretach bielonych na błoniu nad wodą, złocie stogów użątku, o porosłych zielenią mchu łopatkach i szprychach młyńskiego koła znieruchomiałego pod stawidłem?

Czy też o tym, jak pociągi godzinami stały u rozmytych nasypów, a w wagonach, na ich dachach i złączach pouwieszane tłumy, rozpacz, hamulcowi to pouciekali, w niektórych wagonach „pali się oś", para w kotle nie podnosi się i strzałka manometru ani drgnie, a nad karkiem stoją mu z naganem, a za lasem łuna pożaru palącej się wsi, wzdłuż toru nie pogrzebane trupy końskie i mijane stacje to pogorzeliska z poopalanymi kikutami drzew, i most położony naprędce na pokrzywionych sterczących z wody stalowych belkach starego, wysadzonego, i u słupa semaforu z jego zwichniętymi bezradnie ramionami na drucie kołysze się wisielec...

Wczoraj

Więc jak to było z tymi źródłami kastalskimi natchnień tej ziemi? Te krynice, „*kernycie*", inspirowały tylu piszących: Vincenz, Wołoszynowski, Bogusławski, Iwaszkiewicz, Choromański, Stempowski Jerzy, Buczkowski, Kuśniewicz, Lem, Szolginia, tylu innych. O wczorajszym pisze z nich najmłodszy, Włodzimierz Odojewski, w swym *Zasypie wszystko, zawieje...*

Wszyscy oni, jak tata Sienkiewicz maszynista, zabierają nas w podróż sentymentalną po tej ziemi oglądanej przez muślin wyobraźni, majaczącej się, jakby to była jakaś daleka Ultima Thule albo obraz innej, wymyślonej przez jakiegoś autora fantazji naukowej, planety zagubionej w przestrzeni i w czasie.

Dzisiaj, przedwczoraj, wczoraj, jutro...

Tu chciałbym powtórzyć to, co ten jakże nieprzyjemny, obleśny, łasy na beneficja i prebendy duchowny, czuły na rozgłos i sukces towarzyski autor *Podróży sentymentalnej* umiał jednak powiedzieć:

„Co tu ubierać w słowa! Czas przemija jakże chyżo! Kiedy piszę to, z jakimże pośpiechem ten czas ściga pióro, którym wodzę te litery. Jego dni, godziny – Hedy Lamarr, kochanie – bezcenniejsze niż perły wokół twej szyi przelatują nad naszymi głowami jak nikłe obłoki pędzone wiatrem, by już nigdy więcej nie nawrócić. Wszystko tak goni, przegania się – kiedy kręcisz w palcach swój loczek! widzisz?! siwieje... Niech Bóg zlituje się nad nami obojgiem..."

Jutro...

„Kultura" 1975, nr 1–2,
pt. *Dziś, przedwczoraj, wczoraj, jutro...*

Z Roksolanii

W środkowo-wschodniej Afryce, na styku dawnych kolonii, a dzisiaj niezależnych krajów: Sudanu, Kenii i Ugandy, na stokach tamtejszego gniazda górskiego Morungole wegetuje niewielka gromada kiedyś niewinnych i łagodnych włóczęgów, prymitywnych łowców i zbieraczy, łazęgów puszczy afrykańskiej – lud Ik. Przed laty terenem bytowania tego ludu był cały obszar tamtejszego podgórza. Ale z samostanowieniem nowych państw na tej ziemi, z ich ustrojami przejmującymi cały bagaż nowoczesnej cywilizacji, z małpowaniem takich nawet urządzeń, jak wyodrębnianie parków natury i rezerwatów fauny, nowi administratorzy wyzuli ten lud Ik z jego dziedziny, brutalnie i bezapelacyjnie narzucając mu zmianę trybu życia w jej ślepym zakątku. Zepchnięty z tradycyjnych dróg bytu, nie przygotowany i niezdolny do parania się rolnictwem, które wedle planowców miało mu zastąpić od wieków wypróbowany dawny sposób egzystencji, przy katastrofalnej od kilkunastu lat na dodatek klęsce posuchy w Afryce, w warunkach tak zmienionych lud Ik załamał się. Relacja o tej jego powolnej zagładzie, jaką antropolog i badacz tamtejszego terenu Colin M. Turnbull dał w swej książce zatytułowanej *Lud gór*, jest wstrząsająca.

Mówi nam jej autor o degeneracji tej gromady ludzkiej w ciągu jednego pokolenia. O tym, jak w obliczu beznadziejności, narzuconego nowego porządku, przymusu zatraca się poczucie wszelkiej ludzkiej solidarności. Obserwowani przez niego mieszkańcy jednej wsi, zbiorowiska chat skleconych z patyków i krytych liśćmi i trawą, żyją odseparowani między sobą. Ale nie po to, by zamknąć się w kręgu rodziny, bo wszelki instynkt rodzinny uległ już także zatraceniu. Ojciec rodziny wybiera się na łów, ale to, co upoluje – jakąś nędzną zwierzynę – konsumuje sam na miejscu. Żona zbiera coś na własną rękę i zjada to w ukryciu. A dzieci wypchnięte z domu tuż po niemowlęctwie żyją w bandach, wydzierając sobie znaleziska: owoce figi nadgryzione i porzucone przez pawiany. Najtragiczniejszym jest los starych – zniedołężniałych, skazanych na śmierć głodową, w mglistej pamięci przywołujących wspomnienie o tym, że kiedyś było inaczej.

Ponoszony pasją badacza nasz antropolog musiał dobrze nadokuczać temu studiowanemu przez siebie gatunkowi. Jego wścibskość, obecność, ustawiczne nagabywanie, to szkiełko, przez które im się przypatrywał niedyskretnie, budziły w nich odrazę. Sam był tego świadomy, sam przyznaje to, mówiąc o niechęci obserwowanych. Pisze o tym w swej książce otwarcie. Kiedy podchodził do jakiejś grupki ludzi zastygłych w bezruchu, siedzących sobie tam w kucki, zdarzało się, że mieli tego dość i na jego zbliżanie się podnosili się ze swych miejsc i odchodzili, pozostawiając dociekacza samego i zawiedzionego. Pozostawały mu tylko filozoficzne refleksje na ich temat i nieraz wpadał w liryczne prawie kontemplacje.

„Gniazdo górskie Morungole" – czytamy w jego książce – „jest zawsze przepiękne, kiedy na jego stokach, w dolinach i lasach u stóp wzgórz pędzone wiatrem chmury kładą zmienne cienie i kolory, i plamy światła słonecznego. Mgły snujące się wokół szczytów w chłodne wilgotne poranki ustawicznie przemieniają ich kształty. Nigdy góry te nie wydają się tym samym, ale zawsze bije od nich piękno i kiedy ma się po temu czas i ochotę, gdy nic innego nie odrywa uwagi, można zespolić się w część tego obrazu. Lud Ik, jak każdy lud łowców, był kiedyś nieoderwalną częścią tego naturalnego świata jak wiatr, deszcz, jak zwierzyna, której śladami chodził, jak zbierane przezeń dzikie jagody. Gdziekolwiek było wtedy pójść, wszędzie był ten cud, wystarczało go dla wszystkich. Dzisiaj dla tego ludu zamkniętego w jednym ciasnym zakątku świat ten stał się czymś okrutnym i wrogim i w życiu jego okrucieństwo zastąpiło miłość..."

Siedzącym tam bezczynnie, zapatrzonym w sylwetki gór, z których ich wygnano, ludziom nasz pesymistyczny antropolog odmawia wszelkich uczuć, nie przypisuje im więcej ludzkich odruchów. Przypatrywał się im, notował, nastawiał uszu – no i nic. Po czym, zrezygnowany już, zapisywał, że zapatrzeni w te góry nie widzieli nic, że patrzyli poprzez niego i poprzez siebie nawzajem, jakby każdy był słupem przeźroczystego powietrza.

A przecież mógł potem popytać kolegów z tego samego fakultetu, speców innych gałęzi nauk, pokrewnych antropologii. Jakiś paleontolog czy morfolog, czy jak to tam siebie przezywają, powiedziałby mu coś na przykład o „bliznach ewolucji" – o tym, że wszyscy nosimy w sobie ślady, szczątki, zniekształcenia jakieś, nieprzydatne dzisiaj gruczoły, jakiś wyrostek robaczkowy albo zarośnięte w tyle czaszki nadliczbowe teraz trzecie oko jaszczura. Tak samo zabliźnione nosimy w sobie dawne, przedpotopowe poglądy, zahamowania, przesądy, wspomnienia. Więc czemuż nie oszukać się samemu a powiedzieć i o innych, że nawet ich apatii i milczeniu można by przypisać wymowę? Wtedy zasłuchani w milczenie wymierającego ludu Ik posłyszelibyśmy w ich niemocie przekaz jakiegoś własnego ich psalmisty: „Jeślibym cię zapomniał... jeślibym nie położył na początku wesela mego..."

. . . .

Biorący udział w wyprawie wojskowej sypiącej kopce i mogiły graniczne na wschodzie Rzeczypospolitej (a może był to rekonesans przed niedoszłą wojną z Turcją?) pan Bogusław Maskiewicz, kronikarz tej ekspedycji, zapisał w swym pamiętniku, że ludzie z chorągwi wołoskiej pana strażnika Aleksandra Zamoyskiego, wracający z najdalszego podjazdu, przysięgali, że widzieli już owe „*fines*", które znaczą kres „*orbis terrarum*". Było to w czwartym dziesięcioleciu XVII wieku. Nie patrzyli na to, co mieli pod nogami, majaczyła się im jakaś „Ultima Thule". Dopiero obcy widzieli tę ziemię taką, jaka była. Pierwszy szczegółowy obraz Ukrainy, pierwszą jej mapę sporządził przecież francuski inżynier wojskowy, *chevalier* Guillaume Le Vasseur de Beauplan.

W niecałe trzysta lat później inny obcy zakreślił nowe wschodnie granice, „*fines*" Rzeczypospolitej, znacznie przybliżone. Był nim earl Curzon of Kedleston prezydujący po pierwszej wojnie światowej na konferencji lozańskiej z racji znawstwa różnoplemiennych zatargów, roszczeń terytoriów, księstw i maharadżatów, kiedy jako spec z czasów, gdy był wicekrólem Indii, rozsądzał spory, pretensje, roszczenia graniczne tamtego podkontynentu na drugim końcu świata. Przywykliśmy nawet do pokutującej na mapach, zarysowanej dyplomatycznym ołówkiem, nazwy tak zwanej linii Curzona. Wciąż jest pod tym określeniem znana, chociaż ostatnio przybiera imiona innych „statystów", gdy powołują się na nią przy zawieraniu traktatów i „usłupianiu" granic.

Co się stało z innym ludem dłubaczy w ziemi, oraczy, drwali, kosiarzy i rybitwów, zdunów, kamieniarzy, cieśli, najmitów, fornali i karbowych, gorzelanych, gajowych, koniuchów, pastuchów, kopaczy, koszykarzy, zgonników, strycharzy, kowali, stelmachów, diaków cerkiewnych, złodziejaszków jarmarcznych, co z tym ludem z pasów przygranicznych i politycznych kordonów sanitarnych ciągnących się wzdłuż przebiegu tej linii, co się z nim zrobiło? Nazwy wsi, siół, przysiółków, osad, gromad, folwarków, powiatów, miasteczek, cerkwi, monasterów, uroczysk i rozstajów przesypują mi się w zacierającej się pamięci o tamtym, jak wywiewane przez chłopkę na wietrze z rzeszota z ziarnem plewy, jak puch pierzących się na tamtejszym wiejskim wygonie gęsi. Krechów, Wola Wysocka, Lubella, Werchrata, Rzyczki, Zielona, Poddębce, Hujcze, Hołe, Mosty, Borowe, Zaborze, Turynka, Zawadów, Zarudce, Pieczychwosty, Żółtańce, Fujna, Kryniczki, Czeremuszna, Winniki, Opłytna, Uhnów, Zniesienie, Magierów, Bełz, Zamek, Wólka, Florianów, Hruszów, Ulwówek, Waręż, Wierzbica, Soposzyn, Czarny Kamień, Przytułów, Modryniec, Krystynopol, Sokal...

Co się stało z tamtejszym ludem Ik? Sami nie wiedzieli, jakie przypisać sobie imię, jak przezwać własną ziemię. Nawet nie jestem pewien, czy mówili o sobie, czy ich przezywano Batiukami. Latopisy, kronikarze mówili o księstwach łuckich, włodzimierskich, halickich, o Rusi Czerwonej i Grodach Czerwieńskich, o dziedzictwach Andegawenów, ziemiach takich i owakich, poeci Złotego Wieku, piszący o tamtym swe łacińskie pieśni: Zimorowice, Klonowice, Szymonowice, zaludniali tę Roksolanię nawet boginiami i nimfami z klasycznego słownika. Akty unijne, sejmy Rzeczypospolitej, kancelarie królewskie dzieliły je ustrojowo na województwa, kasztelanie, starostwa, królewszczyzny, wole, prawo cywilne powoływało się na posiadłości, klucze, dobra, majoraty, kaduki, majętności kościelne, cerkiewne, klasztorne, hierarchie, diecezje, patriarchaty. Zaborcy znów rozgraniczali je na gubernie, namiestnictwa, *Bezirki*, *obłastie*, a samą ziemię nazywano Rusią, *Hałyczyną*, Galicją, ukraińskim Piemontem.

Ludzi jej nazywało się Rusinami, *Rusynami*, grekokatolikami, unitami, a słownik inwektyw miał i Rusinów – tych z „czarnym podniebieniem", chamów, „chachołów". Jak ich pędzili na wojnę, to szli do rot piechoty wybranieckiej, brali ich do dragonii czy innych autoramentów, do cesarsko-królewskich regimentów infanterii szli popisowi, poborowi i rekruci, maszerowali na pobojowiska Austerlitz, Wagram, Solferino, Sadowy, Vittorio Veneto. Jako Petlurowscy „strilcy siczowi" zapełniali obozy jenieckie.

Ale do przymusowej pracy na cudzym zapędzali ich od wieków. Na pańszczyźnianym służyli jako „*tiahłyje ludy*" do podwód i szarwarków, jako „*putnyje ludy*" na posyłki, jako „*netiahłyje ludy*" – jako poddani, *glebae adscripti* – odbywali swe dniówkowe powinności pod okiem ekonomów, podstarościch, mandatariuszy. W zależności od takiego czy innego ustroju prawnego byli podatnikami, zagrodnikami, *susidami*, komornikami, parobkami, fornalami. Starość zapewniali sobie, idąc „na wycug" czy po prostu z dziadowskimi torbami szli na żebry.

....

A teraz, po tym iście rabelaisowskim popisie słownictwa, po tym wyciągu z dykcjonarza pamięci, zatrzymajmy się w zadumie prawie że lirycznej nad tamtejszym. Asumptem do tego będzie mi prozaiczny, rzeczowy protokół sądowy, który brzmiał:

„Przed sędzią grodzkim, radcą Obmińskim, stanął doprowadzony z aresztu (*Kłymko taki czy Iwan owaki*), lat 22, bezżenny, pracownik rolny, oskarżony o dopuszczenie się zbrodni gwałtu na nieletniej upośledzonej umysłowo Marusi (*o takim czy innym nazwisku*) sierocie, gęsiarce..." – zapisane równym pochyłym pismem protokolanta sądowego.

O tej historii wiedziałem ze słyszenia czy też z notatki prowincjonalnego korespondenta gazetowego, bo mnie tam nie było, nie stawałem za świadka. Tym lepiej, bo sprowadziłbym tylko zamieszanie. Ufantazjowałbym to niepotrzebnie, jak robił to w swych miłosnych pieśniach weselnych Szymon Zimorowic, w wierszach zatytułowanych *Roksolanki, to jest Ruskie panny*, poeta zapełniający tamtejszy padół tłumem mitologicznych półbogów, nimf i najad. Brakowałoby tylko, ażebym za tymi zakochanymi w klasyce poetami polskiego renesansu wprowadził zamiast tego Iwana czy Kłymki jakiegoś Satyra, czyli Dzikiego Męża, czy też, idąc jeszcze dalej, wystroił z tego coś w rodzaju *L'après-midi d'un Faune*.

A tymczasem nic tu nie było lirycznego i baśniowego. Kiedy poruszony radca indagował oskarżonego, dociekał pobudek czynu Satyra, kiedy wedle zapisków tego samego protokołu przemawiano mu do sumienia, doszukiwano się żalu i skruchy za krzywdę wyrządzoną dziewczyninie, do tego „durnowatej", oskarżony miał, jak było o tym w dziennikarskim sprawozdaniu, powiedzieć – powiedzieć po prostu i bez cynizmu – że była „*duriacza, ałe hariacza*".

Stąd też przyplątała mi się pożal się Boże jakaś symbolika rozciągnięta na całą tamtejszą krzywdzoną, gwałconą, zapomnianą ziemię sierocą i „*hariaczą*".

....

Przed laty, wałęsając się tamtędy, rysując tamtejsze drewniane kaplice, cerkwie, podcienia, ławry, barok monasterów i rokoko soborów, zdarzyło mi się zajrzeć przez parkan otaczający cmentarz cerkwi Praksedy w Krechowie i jej dzwonnicę, „*dzwinycię*", z roku 1638. Pod okapami na zewnątrz dzwonnicy i cerkwi mogłem przyjrzeć się prymitywnym obrazom, które tu pozawieszane ustąpiły miejsca czemuś z oleodruków we wnętrzu. Te „bohomazy" malarzy ikonostasów i mistrzów malarskich bazyliańskich monasterów trwały tam ku zbudowaniu pobożnych, którzy na tym przycerkiewnym cmentarzu szli w procesjach, płakali na *pochoronach* albo cisnęli się w święta i prażniki do straganów.

Tematem tych obrazów był sąd ostateczny nad grzesznikami. Ukazywały zgraje komicznych szatanów, dręczące skazanych na wieczne potępienie, dantejskie ich męczarnie z ostatniego kręgu piekła. Ukazywały skąpców i wyzyskiwaczy, którym czorty siłą wlewają w gardziele rozpalone monety, kiedyś pysznych panów, ujeżdżanych teraz na oklep przez diabelskich jeźdźców, rozpustnice, którym do piersi przystawiane są żmije i szczenięcy pomiot...

....

Jak to napisał ten przekorny wydrwiwacz i poeta, któremu przyszpilili etykietkę „burżuazyjnego kanarka": „A ja tu sobie w durnia gram w karty z samym królem rzeki Limpopo – a u was co? nuda, myszy, deszcz i Polska..."

[prwdr. „Wiadomości" 1975, nr 11]

III. KRYTYKA I PUBLICYSTYKA LITERACKA

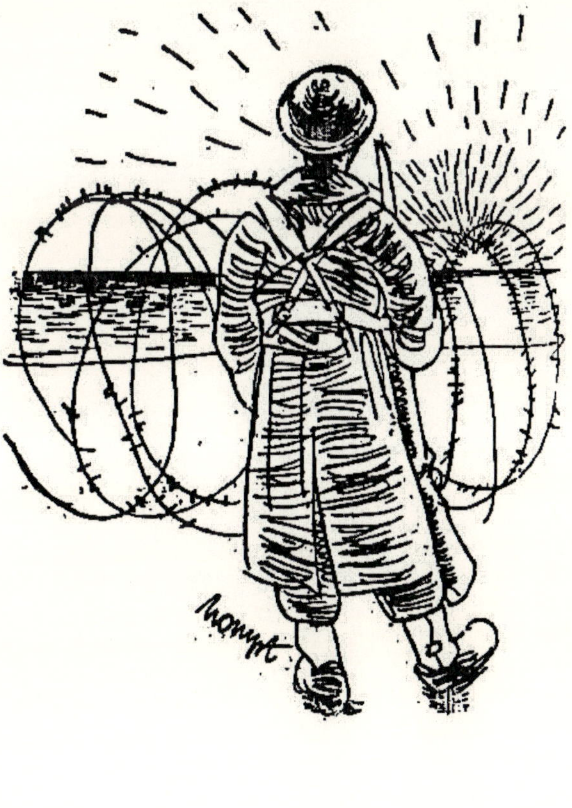

Epilog
(Druga strona medalu w relacji uczestników)

Na stacji kolejowej konsternacja. Okazuje się, że fundusze zebrane razem nie pokrywają nawet piątej części należności za przejazd; po prostu każdy, przeszczepiając piękny zwyczaj urbanistyczny liczenia na ewentualność pożyczki u przyjaciela, zbagatelizował zaopatrzenie się w gotówkę dla siebie i dla tegoż przyjaciela na drogę powrotną. Ponieważ przedsiębiorstwo państwowe PKP jeszcze nie robi różnicy pomiędzy zwykłymi pasażerami a kochankami muz przez bezpłatną dla tych ostatnich komunikację, zwołujemy krótką naradę wojenną. Jeden z uczestników ma w najbliższym mieście widoki na nocleg i kredyt. Jest wieczór. Przed nami trzydzieści opętanych kilometrów. Skromne zapasy żywności muszą być skonsumowane na miejscu, ponieważ przy zapadających ciemnościach maleje zaufanie do niosącego je, co stwierdziła dziwna małomówność kolejno ofiarowujących w tym celu swe usługi. Ale humory są świetne. Z czasem tracą na nasileniu, ale na razie brzmi piosenka, improwizacje aktualne mają wielkie wzięcie, rodzą się pomysły reportaży z dróg polskich. Spotykamy po drodze autochtona ze zdychającym koniem. Widoki zarobku zniewalają świetnego poetę, ci-devant studenta weterynarii, do auskultacji. Ani zaglądanie w zęby (koniowi), ani masaże nie dają doraźnego rezultatu, a co za tym idzie, honorarium. Po dwudziestu kilometrach z oznak zmęczenia sami przypominamy już umęczone szkapy. Jeszcze ma powodzenie wiersz Kiplinga, skandujący:

„My zniesiemy głód i chłód,
tylko buty, buty, buty, buty, buty…"

Światła dalekiego miasta zdają się być nigdy nieosiągalną fatamorganą. Słupy kilometrowe nie dają nam z powodu ciemności żadnych informacyj co do przebytej drogi. Wysunięty projekt, by co większe zabierać ze sobą, ażeby móc je za dnia już odczytać, nie znajduje aplauzu. Godzina trzecia w nocy. Odpoczynki coraz częstsze, milczenie coraz grobowsze. Hoplici Ksenofonta mieli przy końcu *anabasis* wygląd bardziej rześki w porównaniu z orszakiem upiorów docierających o świcie do upragnionych łóżek. Po wyspaniu się, w stukocie kół pociągu nastąpiła regeneracja humoru. A kiedy ogarnęły nas mury rodzinnego miasta, nocny powrót pozostał w naszej pamięci epizodem zamykającym wesoło słynną wyprawę literatury na zieloną trawkę.

„Ilustrowany Kurier Codzienny" 1935, nr 163

„Biosfera sztuki” (Próba przykładu)

Jeżeli wyobrazimy sobie kulę ziemską średnicy dwunastu tysięcy kilometrów i za pomocą utartych terminów naukowych zróżniczkujemy na współśrodkowe sferyczne warstwy stratosfery, atmosfery, litosfery, to wszystkie zjawiska życia dzięki sprzyjającym im jedynie warunkom znajdziemy w bardzo ograniczonej przestrzeni co najwyżej kilka kilometrów w górę i kilkadziesiąt metrów w głąb od powierzchni ziemi. W tym ograniczonym świecie jest życie jedynie możliwe, poza nim jest śmierć! Uczenie został nazwany „biosferą”.

W tej biosferze walczą o własne życie organizmy i wynikające z ich stosunków idee. W biosferze materialnej walczy o życie także sztuka. Kiedy znajdzie sprzyjające podłoże, wtedy Hipolit Taine powie nam o środowisku i jego wpływie życiotwórczym, a Julian Klaczko powie nam o Antarktydach sztuki.

Taine'owska teoria środowiska tłumaczyłaby nam zjawisko centralnej pozycji Paryża – jakiejś Medyny plastyków. Poza przeszłością, która ciężarna jest w przebogaty materiał od romańskich prymitywów rzeźb, gromnicznych wież gotyku, czarów Arras, realistów XVII wieku z Quesnelem, Le Nainem, Champaigne'em przez transponowane tu z Wenecji rokoko, bohaterski empire Davida, barona Grosa, Delacroix, przez romantyczny realizm XIX wieku do ostatnich zdobyczy, Paryż jest ogniskiem pola magnetycznego, w którym zagęszczają się i najwyraźniej występują enigmatyczne linie ludzkiego „élan vital”.

Pamiętam ankietę jakiejś francuskiej „Revue des deux mondes” czy „Mercure de France” noszącą wyraźne echa słynnego manifestu futurystów: „Czy należałoby spalić wszystkie muzea? Luwr?” Nie wiem, jaki był sąd areopagu czytelników, w każdym razie ankieta ta była czymś bardzo symptomatycznym. Te kolosalne *campi santi* sztuki mają olbrzymi wpływ na twórczość współczesną. Mają swoje hierarchie i kadencje. Tak na przykład Luxembourg jest antykamerą do Luwru i dzieło mistrza po wieloletniej kwarantannie zostaje uroczyście intromitowane do Pavillon Marcan czy Flore'y. Inne muzea parweniuszostwem zakreślonych specjalności zajmują następne rangi: Musée Jaquemard, Musée de Sculpture Comparée, muzeum archeologii, etnograficzne, Musée des Arts et Métiers, nie licząc pomniejszych.

Wśród tych zapładniających cmentarzysk rodzi się nowa sztuka, ale nie w kontemplacyjnej atmosferze reminiscencji. Kiedy twórca impresjonizmu, Edouard Manet, wystawił pierwszy raz swoją niewinną *Olimpię*, musiano postawić specjalnych *gardienów* dla ochrony jej przed zacietrzewionymi ikonoklastami. A przecież od tego czasu mieliśmy cały impresjonizm, futuryzm, kubizm, pointylizm, dadaizm, surrealizm, neorealizm, konstrukcjonizm... Waliły się oficjalne autorytety, następowały frondy, wystąpienia. Salon des Indépendants odgrodził się od oficjalnych salonów i z czasem stał się sam osobnym kultem. Les Fauves w osobach swego „*le porte-drapeau*" Matisse'a, Rouaulta, Camoina, Marqueta, Deraina, Maurice'a de Vlamincka, Othona Friesa, Dufy'ego około roku 1900 stanowią jedno skupienie. Obok nich istnieje międzynarodowa grupa artystów pod nazwą „Abstraction-Création: Art non-figuratif". Poza tym cały szereg innych eklektyków, epigonów, poszukiwaczy nowych dróg, jak: Lotiron, Per Krogh, Ortiz, Clairin, Teresa Debain, Beron, Sutin, Pasquin, Utrillo, Kisling, Modigliani, Picasso, Léger. Wystawy retrospektywne w sali Pavillon du Jeu de Paume, w dawnym Trocadéro, w setkach sal wystawowych, w magazynach *Kunsthändlerów*, snobistycznych kramikach i prywatnych pracowniach, na bulwarach pod gołym niebem tworzą tę dumpingującą atmosferę, konieczną dla twórczości plastyka.

Inną atmosferę potrafią stworzyć handlarze i znawcy, którzy dają patent na imię i nieśmiertelność. Krytycy, jak André Salmon, handlarze, jak: Bernheim, Rosenberg, Kahnweiler, Pierre Bing, Bignu, Léopold Zborowski, Paul Guillame z rue de Bucie, Bonaparte, Jacob, potrafią unicestwić wielki talent i wynieść na wyżyny wielką miernotę.

Rzeźba francuska po romantycznych tytanach zastawiających cielskami swych rzeźb widok na świat wykamieniła się w nowe formy. Obok wielkiego Bourdelle'a Maillol, Despiau, Joseph Bernard [, a także] nazwiska: Drivier, Gimond, Wlérick.

Architektura spokojna w swych poczynaniach ma jednego entuzjastę nowych form, Szwajcara z pochodzenia zresztą, Jeannereta Le Corbusiera. Jego ideał domu jako maszyny do mieszkania, problemy urbanizmu, domów na palach, domów-ogrodów idą w parze z talentem popularyzatorskim i polemicznym architekta.

Widowiskowość współczesnego teatru zazębia dramat z plastyką.

Paryż, mając około stu teatrów, daje wszystko, co sztuka Melpomeny inspirowała w ciągu wieków. Koturnowe, jak Comédie-Francaise, Odéon, potem teatry o typowym mieszczańskim repertuarze z koszarowymi farsami w rodzaju *Les gaîtés de l'escadron*, teatry repertuarowe w rodzaju Rotszyldowskiego Théâtre Pigalle, gdzie kiedyś sztukę Julesa Romainsa *Donogoo-Tonka* można było wystawić dzięki wspaniałym maszynom i scenom obrotowym, obok: Studio de Paris, Théâtre des Ambassadeurs, Studio des Champs-Élysées, awangardowe: Vieux-Colombier, L'Oeuvre Antoine'a, Noctambules, Agriculteurs. A obok tego rewia, kabaret, gdzie panuje aktualny timbre piosenki, a *pierreuse*'y „*genre canaille*" w rodzaju Lucienne Boyer czy niemieckich Żydówek Lys Gauty lub Marianne Oswald epatują zblazowanych paryżan, gorszących się prowincjuszy, prostodusznych Amerykanów i snobujących się etranżerów.

Teatry marionetek, Guignole, lunaparki, misteria średniowieczne z okazji 14 Juillet, Noël, Pâques czy Demi-carême, Cirque d'Hiver, kilkaset kin od zeroekranowych kolosów Gaumonta do poczciwych niemych filmów gdzieś w dzielnicy St-Denis, z babcią robiącą na przemiany pończochy na drutach i akompaniującą, z muzyką i śpiewkami na ulicy.

Paryż jest klasycznym przykładem we współczesności jak gdyby emanatorium sztuk plastycznych. Nieodłączne jest przy tym zjawisko powstawania drugo- i trzeciorzędnych wartości – nasuwa się banalne porównanie do usypisk szlaki i resztek przy wytapianiu szlachetnego metalu, nierzadkiego szarlatańswa alchemicznego przy tym samym ogniu.

Ale Paryż jest na tyle wielki, że chcącemu patrzeć tamte nie zasłaniają widoku.

„Krytyka i Życie” nr 20,
[dodatek do:] „Dziennik Polski” 1937, nr 133

O poezji outsidera

W czasach dzisiejszych, kiedy żyjemy pod znakiem utylitarności, sztuka we wszystkich swoich przejawach została nacechowana tą użytkowością. Sztuka nie dla wybranych, ale dla mas spełnia swą rolę po prostu funkcji społecznej. Drukarnie, zakłady reprodukcyjne, wytwórnie filmowe są tak nieodzowne dla nowego społeczeństwa, jak zakłady użyteczności publicznej pierwszej potrzeby, jak wodociągi, elektrownie i autostrady.

Siłą faktu człowiek sztuki staje się zawodowcem w [ścisłym] tego słowa znaczeniu, specem. Zbyt zróżniczkowana jest współczesna wiedza, ażeby spotkać się teraz można [było] z dziełem sztuki obejmującym wszystkie przejawy współczesnego życia. Sądzę, że skończyły się dzieła epiczne. Psychoanalityk-pisarz będzie daleko od wnikliwego autora jakiegoś vie romancée opartego na obszernych studiach; reportaż z podróży czy środowiska socjalnego wymaga jednostronnego przygotowania. Pisarz staje się fachowcem. Świadczą o tym powszechne wszędzie zjawiska grupowania się ludzi sztuki w związki zawodowe.

Naturalnie, jest to w pierwszym rzędzie skutkiem cywilizacji, która ma skłonność do czynienia z jednostek wyłącznie wcielenia pewnych funkcji społecznych.

Pisze o tym świetnie Aldous Huxley w swej książce *Nad Zatoką Meksykańską*. Jest on wrogiem współczesnej cywilizacji. Twierdzi, że „powodzenie biologiczne człowieka jako gatunku zawdzięczamy temu właśnie, że się nigdy nie specjalizował. Nie wyposażony przez naturę w ten sposób, żeby móc spełniać jakąś jedną określoną czynność na poziomie doskonałości, zmuszony był tak rozwinąć swoje cechy, aby móc spełniać wszystko dobrze. Cywilizacja odwraca ten proces ewolucji".

Drugą wadą współczesnej twórczości jest to, że dając sztukę dla mas, przyczynia się do jej zwulgaryzowania. Wenus z Milo jest arcydziełem, ale jej tysiące kopij w gipsie, rozpowszechnionych po mieszczańskich foyer, stwarzają nową wulgarność.

Z jednej strony fachowość i specjalizacja, z drugiej – wulgarność. Z ogromnym zaciekawieniem bierze się do ręki akwarelki dyletantów i książki wydane „własnym nakładem". Tu zanurza się w morze inności, jakieś *Szczęśliwe dni van Zantena*.

Układają się desenie nieoczekiwane myśli, dla nas niezrozumiałe i egzotyczne jak puszcze i dżungle paproci na zmarzniętych taflach szyb.

Reminiscencje klasyczne i nowe, własne pomysły, kompozycje urągające granitowym prawidłom sztuki, obnażone i wywrócone jak kieszeń na zewnątrz zakamarki i jaskinie duszy.

Sztuka outsidera jest na pograniczu sztuki człowieka pierwotnego. Huxley pisze, że sztuka ludowa bywa często nudna lub nic nie znacząca, ale nigdy wulgarna. Brak tu po prostu albo środków materialnych, albo biegłości technicznej, żeby osiągnąć nieumiarkowanie, które stanowi istotę wulgarności.

Zawodowcy niechętnie patrzą na outsidera. Niesłusznie. Tworzących mamy za mało. Według Huxleya zaludnienie Europy Zachodniej wzrosło w ostatnim stuleciu dwukrotnie. Ale ilość druków i malowideł – pięćdziesięciokrotnie. Jeśli w milionie ludności jest *n* artystów, to zapewne będzie ich *2n* w dwu milionach. Konsumcja wytworów sztuki przewyższa znacznie produkcję naturalną ludzi sztuki.

Temu należy przypisać pojawiające się utwory amatorów i outsiderów sztuki. Naturalnie nie mówię tu o powodzi nieudałych druków i pomyłek dyletanckich.

„Dziennik Polski" 1937, nr 349

Recital poetów lwowskich

Wieczór poetycki Rybałtów i Beaty Obertyńskiej w „Rozmaitościach" nie był pierwszym publicznym występem tych poetów, nie zapowiadał nowych manifestów, nie ekscytował kontrastami nazwisk ani nie zapowiadał dreszczy walk czy kontrowersyj pozapoetyckich. Oczekiwała nas satysfakcja słuchania samych czystych poezyj.

Recytacja jest może najwłaściwszym rodzajem reprodukowania wiersza. Wiersz wychodzi w niej czysto, świeżo, jakby w chwili narodzin, nie ma pośrednictwa graficznego czcionki nasuwającego asocjacje o trudzie tworzenia ani jakiejś lepkości głośnika radiowego. W żywym słowie wiersz jest lekki, chwieje się na nie wymuszonej uwadze słuchacza i… epatuje go swoją „demagogią". Ale nie uprzedzajmy się.

Otwarto wieczór wierszem zmarłego Bolesława Leśmiana. Było to pięknie i słusznie. Chciałbym uniknąć trywialności komunałów, które nasuwają się pod pióro piszącym teraz o Leśmianie „koryfeuszu", patronie itp. współczesnych poetów, ale niezaprzeczenie każdy idący ku poezji przeszedł przez jego *Łąkę*.

Beata Obertyńska dała wiersze, które odznaczają się poprawnością i elegancją wydawnictw Biblioteki Medyckiej. Liryki jej odznaczają się umiarem i taktem.

Mirosław Żuławski w sposób opanowany opracowuje tematy, które sobie narzuca. Mistyczną myśl w nim pęczniejącą ubiera w blachy i puklerze, zapina na niej ciężkie rekwizyty formy i teraz już marę lub żywe ciało myśli tak osłonięte wywodzi na udeptane klepisko, gdzie w powietrzu warczą strzały apercepcji.

Aleksander Baumgardten wystąpił z utworami nierównymi. Jego *Tropiki* wloką za sobą bardzo młode i łatwe poszukiwania za wypowiedzeniem się. Tęsknoty z drugiej ręki, banalne i poprawne idee i przypadkowość fantazji idą z ujęciem formalnym o lepsze. A przecież usłyszeliśmy także jego *Balladę o nie wysłanym liście*, która stoi poza epatowaniem i oglądającą się za efektem minoderią. Aż dziwnie usłyszeć po tamtym tę balladę. Baumgardten szuka wokoło siebie zamiast w sobie.

Maciej Freudman w założeniu jest uważny i przez to popełnia omyłki. Jeżeli we wierszu zechce dać nam prawdziwą wartość, to zawdzięczamy to jak gdyby przypadkowi. Irytującym jest to, że nie chce iść pod wpływem impulsu. Wiersz jego musi otrzeć się o lśniący bibelot, musi być w towarzystwie efektownego „*Blickfangu*". Freudman nie widzi niebezpieczeństwa tego sąsiedztwa. Bardzo dobry był jego wiersz *Rok 1848*. I *Marsz do złotej stolicy pustyni*.

Stanisław Rogowski był może najbardziej odpowiedzialnym autorem wieczoru. Poza tym, że przebija się w jego wierszach wzruszająca konsekwencja w wypowiadaniu się własnymi słowami i jeżeli można tak powiedzieć: we własnych wizjach, to daje nam w *Nawiedzeniu epickim* obietnice, szczerze mówi o przemianach, jakie w nim zachodzą, i to jest prawdziwa poezja osobistego wypowiedzenia się. Już to samo wystarczyłoby za poetyckie przeżycie, ale w oprawie nieprzepartego uroku wiersza daje głębokie wrażenie.

Operuje świetnie metaforą, rytmem, asonansem, aliteracją, onomatopeją. Na tle udanego wieczoru tym wspanialej brzmiał jego wiersz:

„Od tarcz zjaśniał brzozowy las,
od proporców ziąb w majowy czas",
i cieszy zapowiedzią nas:
„Czekających na mnie z opowieścią,
[...]
wynagrodzę zdobytą wieścią".

Wieczór poetycki był imprezą konieczną. Świadczy o tym jego „udanie się". Dużą zasługę ma w tym dyrektor Janusz Warnecki, który udzielił swego poparcia w urządzeniu wieczoru. Bardzo miłe rzeczy słyszeć można było w jego przemówieniu wstępnym. O potrzebie organizowania periodycznego tego rodzaju imprez we Lwowie, zwalczenia prostracji społeczeństwa w sprawach intelektu i sztuki. Były to bardzo pocieszające słowa.

Osobno należy podnieść kulturę i pietyzm w reprodukowaniu wierszy ze sceny. Zespół aktorski w osobach pań Górskiej i Ankwicz-Szyjkowskiej, panów Szalawskiego, Szletyńskiego, Szyndlera oraz dyrektor Warnecki jako recytatorzy dołożyli wiele starań dla podniesienia skali wieczoru poetyckiego.

„Dziennik Polski" 1937, nr 311

Gospoda pod Świętym Jerzym (Album karykatur Stanisława Wołkowickiego)

Każda karykatura jest deformacją rzeczywistości, i to deformacją świadomą. Ale trudno podciągnąć ją pod teorie komizmu Bergsona czy Lippsa, którzy uważają, że komizm sytuacji jest wywołany przez niespodziankę, przez moment powstawania wrażeń nieoczekiwanych.

W karykaturze zachodzi zjawisko odwrotne. Właśnie cechy nam znane i dominujące w obiekcie są podniesione do potęgi, podkreślenie kontrastu jest przesadne, ale tak dobrze nam znane z autopsji. Dlatego karykatura jest jakby następną frakcją komizmu w pojęciu Bergsona.

Karykatura jest może najbardziej „funkcjonalną" z sztuk plastycznych, najbardziej literacką. Nie w znaczeniu tym, kiedy w trudnościach szuka łatwizny, operując literackimi rekwizytami, ale w samej linii i wyrazie, w „rodzajowości", jaką narzuca temat zewnątrz i pasja wewnętrzna artysty.

Będziemy więc mieli karykaturę sarkastyczną, zgryźliwą w stylu Daumiera i karykaturę dobroduszności Phiza. Karykaturę Goi czy Ropsa, stojące na pograniczu tragizmu, i karykaturę Kostrzewskiego.

W fakturze i stylu karykatura zawsze zależna jest od temperamentu twórcy przede wszystkim. Od drzeworytu z XIV wieku do miniaturowych rzeźb chińskich i prymitywnych kresek piórkiem w „New Yorker".

Album Stanisława Wołkowickiego *Gospoda pod świętym Jerzym* to galeria wymownych portretów. Przede wszystkim portretów. Elegancja linii rysowanej ołówkiem nie jest wynikiem trywialnego szablonu i maniery tak charakterystycznej dla współczesnej „użytkowej" karykatury. Jest w karykaturach Wołkowickiego pewien wyraz świadczący o głębokim namyśle artysty, nie eksplodujący łatwym i jakby przypadkowym „hokus-pokus" prestidigitatora. Oszczędził nam widoku szczudeł, na których chwieje się pośpieszna i nieodpowiedzialna często robota patentowanego karykaturzysty. Portrety Wołkowickiego są wyraźne, ale warto przyjrzeć się im dłużej, żeby spostrzec wszystkie *nuances* i cechy charakterów i indywidualności. Ta zabawa we frenologię czy chiromancję, zwłaszcza jeżeli zna się portretowanych, jest zapewne różna od kontemplacji nad tuzinami szablonowych podobizn, jakie konwenans i moda każe sam oglądać.

Można by dopatrywać się wpływów Sichulskiego i zarzucać Wołkowickiemu pewną nonszalancję w wykończeniu, ale niezaprzeczenie album *Gospoda pod Świętym Jerzym*, jeżeli nie jest to paradoksem mówić o karykaturze w ten sposób, to poważny dorobek artysty.

„Dziennik Polski" 1937, nr 128

„Wierchy". Rocznik XV

Piętnasty rocznik „Wierchów" nie zawodzi czytelnika. Jak co roku, przynosi różnorodny materiał dotyczący Tatr i gór. Ostatni tom jest pod znakiem wspomnień o Zakopanem sprzed lat pięćdziesięciu. To już prawdziwa egzotyka dla nas, znających to Zakopane teraz, kiedy lukstorpeda wyrzuca u stóp Giewontu tysiące turystów, kiedy autostrada łączy kraj z Morskim Okiem, a na grań Kasprowego wlecze się lina wyciągu.

O dawnym Zakopanem pisze pogodne wspomnienia Wacław Anczyc, syn Władysława Ludwika. Anegdociarsko-gawędziarskie opowiadania cofają nas w czasie do Zakopanego czasów, kiedy w sezonie byle dwudziestu letników, kiedy jechało się z Krakowa tam końmi dwa dni, kiedy w Kuźnicach paliły się piece hutnicze, kiedy pan Homolacs hodował w swym zwierzyńcu daniele, a niepiśmienny listonosz Kuba Gąsienica Kloryk nieomylnie roznosił pocztę przynoszoną z Nowego Targu.

Fragmenty listów Asnyka o Zakopanem sprzed sześćdziesięciu lat podaje dr Antoni [J.] Mikulski, a kilkanaście opowiadań w gwarze – Tadeusz Malicki: *Jak Sabała Luptoka na piętak tancyć ucył*, *Jak Chramiasek Wojtek na hamisku z Pane Boge uradzał* i inne.

Tę część ilustrują odbitki starych fotografij, gdzie pierwsi entuzjaści Tatr w wysokich sztywnych kołnierzykach i urocze entuzjastki w fałdzistych sukniach i olbrzymich kapeluszach upozowali się w gronie przewodników na głazach nad Morskim Okiem. A do tego starożytne drzeworyty Stanisława Witkiewicza i Walerego Eliasza Radzikowskiego to już czysty sentyment!

Wnikliwa monografia Morskiego Oka Jerzego Młodziejowskiego to analiza prac naukowych o tym jeziorze od roku 1794 (*Najnow-*

sze podróże fizykalno-polityczne Baltazara Hacqueta) do ostatnich pomiarów fotogrametrycznych i poszukiwań biologicznych.

Wrażenia taternika, który pierwszy raz zwiedza Karpaty Wschodnie, daje artykuł Władysława Krygowskiego. Jest pod wrażeniem tak odrębnej przyrody górskiej, o której pisze, że pachnie Far Westem. Wstrząsające wszędzie ślady wojny światowej.

Jerzy Kondracki pisze o Karpatach Marmaroskich z punktu widzenia morfologii, geologii, geografii. Krótko, rzeczowo, z podaniem literatury i mapkami.

O drugiej polskiej wyprawie w Andy pisze redaktor „Taternika" J.[an] A. Szczepański. Po zdobyciu Mercedario i Aconcagua w pierwszej wyprawie, druga skierowana została w najmniej znane rejony terytorium Catamarki: *Nevados* – Gór Snieżnych. Zdobyto Tres Cruces i Nevado Pissis. Na czele wyprawy stał J.[ustyn] T. Wojsznis – [Stefan] Osiecki, W.[itold] Paryski i J. A. Szczepański stanowili zespół wyprawy. Dwudziestego października 1936 [roku] wyprawa odpłynęła do Buenos [Aires], 28 grudnia – z Tinogasta w Andy. Czternastego kwietnia 1937 [roku] powrót. Wynik – nowa dodatnia pozycja w polskim dorobku wysokogórskim.

Kronika „Wierchów" daje przede wszystkim obszerny artykuł prof. Walerego Goetla o ochronie przyrody gór i zadania, i poczynania w tym Polskiego Towarzystwa Tatrzańskiego.

Kronika „Wierchów" to cały dział rocznika poświęcony rejestrowi badań instytucji naukowych w niewyczerpanej dziedzinie przyrodoznawstwa gór. Następują relacje o działalności PTT za rok ubiegły. Omówienie kongresów i zagadnień alpinistycznych. Sprawy Podhala i Podkarpacia. O Związku Ziem Górskich. Przyczynki krajo- i ludoznawcze, bibliografia i ostatnie wydawnictwa map dopełniają ten niezawodnie bogaty tom „Wierchów".

„Wierchy", organ PTT założony przez Oddział Lwowski Towarzystwa, wydawany przez Zarząd Główny, jest naprawdę pod dobrą redakcją prof. Goetla i J.[A.] Szczepańskiego.

„Dziennik Polski" 1938, nr 40

Dwie recenzje

K. I. Gałczyński, *Utwory poetyckie*, Warszawa 1938

Wiersze Gałczyńskiego zebrane w jednym tomie z przestrzeni lat dziesięciu mogą być znakomitym materiałem dla badacza psychiki twórczości, dla jakiegoś Kretschmera czy Baleya. Bezsprzecznie twórczość poetycka jest związana z biologicznymi i fizjologicznymi przemianami ustroju w stadiach przejściowych okresu dojrzewania i przejrzewania. U Gałczyńskiego chronologiczny porządek utworów pozornie tego nie zdradza. Jego *Koniec świata* drukowany dziesięć lat temu jest bardzo współczesny aktualnej pasji autora. Ale wniknąwszy głębiej w twórczość poety, dostrzega się dystans pomiędzy umiarkowanymi nie w słowie czy fakturze, ale w wewnętrznej idei wierszami ostatnich miesięcy a persyflażami sprzed lat. Dawny Gałczyński lat młodzieńczych to Rabelaisowski Panurge, który nie nosi sztywnej szpady i pióropuszu stylu ani barwy jakiejś grupy, to Gargantua, który zasiadł za stołem uginającym się od biesiadnych półmisków pełnych słów, paradoksów, łykający słowniki Lindego in octavo.

A potem spotykamy się u Gałczyńskiego z liryką słodką i spokojną, z troską o umiar i melodyjny kamerton wiersza. Naturalnie, są nawroty do okresu hulaszczej i rozwichrzonej młodzieńczości. Sentyment i premedytacja widoczne są w tym na odległość.

Układ zbioru nie informuje nas o jakichś kadencjach i hierarchiach utworów. Autor, wydaje się, przykłada jednakową wagę do dorywczych i w danym momencie dla niego ważnych wierszy satyrycznych (które nie muszą być satyrą dla autora – sam kategorycznie temu zaprzecza), do subtelnych, klinicznych w swym trudzie powstawania utworów. Można by obawiać się tego, że ukryty cynizm autora bawi się zaniepokojonym czytelnikiem. Opłaca się na to narazić dla przeczytania tych wierszy.

Najbardziej szczere może są umiarkowane erotyki autora i wiersze o subiektywnym zabarwieniu. Takie, jak pt. *Miła moja*, *Prośba o wyspy szczęśliwe*, *Portret ojca artysty*, *Pieśń cherubińska*.

Utwory satyryczne, dotychczas rozprószone po łamach mniej lub więcej poważnych periodyków, właściwie należałoby osobno omówić. Poza śmiałością, nieprzeciętnym dowcipem odznaczają się oryginalną fakturą, daleką od utartych szablonów, są w swym rodzaju nie do naśladowania, o czym przekonali się już nie raz uparci i przysięgli spece od satyry i humoru.

Stanisław Rogowski, *Wieczór oczekujących*, Wyd. A. Krawczyński, Lwów 1938

Nowy tom wierszy Rogowskiego to etap na drodze jego twórczości. Wiersze są dojrzalsze od tych, które znamy ze zbioru *Panny leśne*. Dojrzalsze nie w znaczeniu jakiegoś pogłębiania intelektualnego czy opanowania wersyfikacji, raczej jednak w tym, co w psychologii określa się nazwą „perseweracja". Perseweracja w twórczości objawia się tym, że pewne motywy, emocjonalne akcenty zyskują w następnych utworach na sile i w końcu osiągają swój szczytowy samodzielny punkt. Tej dominanty w *Wieczorze oczekujących* jeszcze nie ma. Poeta jest pochłonięty błądzeniem, nonszalanckimi peregrynacjami wśród labiryntu własnej fantazji i wśród bogatej flory możliwości fakturalnych. Jak zabłąkany między dekoracje kulis teatralnych gra jakieś dramaty dla siebie, nie widzi jeszcze widowni i ślepy jest na światła kinkietów. Poza tym ma jednak dobre wychowanie poetyckie, zgrabnie i śmiało operuje słowem i stać go nawet na uroczą kokieterię, jak jasno to [widać] w *Nawiedzeniu epickim* czy *Tęsknocie do wiersza*. Ale taki wiersz o *Groźnej pogodzie* jest bardziej dla niego wieszczy. Inny znów, *Brat muzyczny*, zdradza nam:

„Z grzyw pienistych uczy się mój brat
z szumów bystrych naukę zaczyna
czerwonymi kroplami kalina
zaprowadza muzyczny ład".

Metafora bezspornie panuje w utworach Rogowskiego. Należy oddać jednak sprawiedliwość poecie, że nie w myśl zasad Peiperowskich: „Poezja jest to tworzenie pięknych zdań". Poezja jest nie tylko tym. Tworzenie tylko pięknych zdań to mechanika. Za pięknymi zdaniami musi żyć myśl. Poezja jest środkiem do jej wypowiadania.

Tom Rogowskiego jest podzielony. *Strofy patetyczne* winien był autor dobremu ułożeniu artystycznemu. *Sielanki* to sam autor. Po przeczytaniu *Wieczoru oczekujących*, *Sielanki*, *Nocy pasterskiej*, *Brata muzycznego*, *Przemian* jesteśmy po stronie autora.

„Dziennik Polski" 1938, nr 79

Pisarz polski osiedlający się w Nowym Świecie
Odpowiedź na ankietę „The Pacific Spectator"

[Wersja pierwsza]
Mając zapisać swoje wrażenia pisarza obcej narodowości, Polaka przybyłego do Stanów i osiedlającego się jako rezydent, staję przed trudnym curriculum. Jako przybysz z europejskiego kontynentu, nawykły do indagacji oficjalnej, nie mogę w tym kraju braku ciekawości ciał administracyjnych pozbyć się kompleksu, który każe mi poniższe wrażenia sprowadzić do rodzaju dobrowolnej spowiedzi adepta na lokatora domu noclegowego Armii Zbawienia.

Wrażenia, jakie by nie były, są starciem z zewnętrznym światem zamiaru, jaki się ze sobą nosi. Powinienem więc powiedzieć, jaki to jest dla mnie ten zewnętrzny świat i jaki to zamiar ze sobą przywiozłem.

Do Stanów przyjechałem zdemobilizowany z armii, gdzie, wzwyczajony do automatyzmu służby, przez szereg lat nie układałem osobistych planów i byłem unoszony przez okoliczności. Miałem rodzaj zamiaru negatywnego, to znaczy: wykluczenie zamiaru, w moim wypadku: niemożność powrotu do dawnych warunków życiowych, klimatu, otoczenia (pochodzę ze wschodniej części Polski, która to część nie leży teraz w granicach mojej ojczyzny). W początku więc, obciążony takim łupem wojennym kompleksu, chciałem oszukać się, twierdząc, że „*le diable n'existe point*", że nie mam zamiaru.

Przypadek sprawił, że osiadłem w Nowym Orleanie (jako *war bridegroom*). Nowy Orlean znany jest już z nazw swych ulic, nazw niezwyczajnych i mało spotykanych, począwszy od ulicy Driad, na ulicach wszystkich dziewięciu muz Apolla skończywszy, i nic w tym dziwnego, że pociąg kolei Louisville & Nashville przetacza swe ostatnie staje przed osiągnięciem stacji, przetacza się wzdłuż Pól Elizejskich. Dla mnie wydało się to mieć symboliczne znaczenie – znaleźć się pośród mojej wędrówki ulissejskim rozkładem jazdy wpośród ich cieni. Nie znaczy to, ażeby mieszkańcy i bywalcy barów mrowiący się pośród Pól Elizejskich Nowego Orleanu mieli w sobie coś z klasycznych cieni pozbawionych natarczywości życia. To raczej zachodziła odwrotna sytuacja: to ja przybywałem cieniem apatycznym i bez pragnień. Pola Elizejskie Nowego Orleanu drgały światłem neonów, które od wielu lat wojny zobaczyłem po raz pierwszy (nawet Nowy Jork w czasie mego przyjazdu był zaciemniony z powodu strajku holowników i dlatego neony ujrzane na dalekiej prowincji po modernistycznie zaciemnionych stolicach świata wydały się trochę antykwarskie i staromodne).

Więc wydawałoby się, że brak mi było dwu podstawowych warunków do stworzenia wyrazu. Ale tak nie jest. Ażeby nie wiem jak brać dosłownie nazwę Pól Elizejskich, a zamiar wykluczać, pozostaje siła faktu. Żyję w określonej szerokości i długości geograficznej, w konkretnym klimacie, nawet bardzo konkretnym, wokoło mnie rusza się i mówi świat, i oddycham jego powietrzem, bo nie jestem zamknięty w jakiejś hermetycznej butli jak ambasador z Marsa. A zamiar przywiozłem ze sobą w worku dyplomatycznym poety.

Być poetą to samo znaczy: wyjść poza granicę. To samo daje już dyplomatyczny paszport, ułatwia podróż, przydziela immunitety i pozwala na przewożenie w dyplomatycznym worku poprzez wszystkie kordony swoich przywilejów. Ten sam dyplomatyczny poetycki paszport daje mi prawo posługiwania się międzynarodowym poetyckim słownikiem i narzuca (*noblesse oblige*) uniwersalizm.

W Nowym Orleanie przyszło mi po raz pierwszy od lat wojny powrócić do dawnych zamiarów i ambicyj zawodowego pisarza. Z wielkim napięciem i konsternacją podjąłem to na nowo, pełen świadomości, że zamiar w zetknięciu z nowym życiem może zagubić się w prostej mechanice przystosowania się albo że może pozostać dziwolągiem, nieprzystosowanym kaleką wpośród nowych rzeczy.

Mógłby ktoś zapytać, jak to wygląda – wkroczenie w świat innej literatury i innego języka, skąd ta psychologiczna pewność siebie.

Otóż świat literatury angielskiej i polskiej, pomimo różnic temperamentu obu narodów, jest bardzo odpowiadający sobie, równoległość rozwoju, aspektu - czasami uderzająca. Istnieje w polskiej literaturze świetny okres, nie do uwierzenia symetryczny z elżbietańskim w Anglii. To samo z barokiem, to samo z romantyzmem. Odpowiedniość tego czasami dochodzi do identyczności w postaciach twórców - na chybił trafił wymienię: John Donne - Andrzej Morsztyn; Pepys - polski pamiętnikarz Jan Pasek; Dickens - Bolesław Prus.

Jeżeli znowu idzie o język, to tutaj powstają trudności i niebezpieczeństwa. Można obcy język posiąść do sztukmistrzostwa, a nigdy nie będzie miał dźwięku naturalnego, w użyciu będzie martwy w swej poprawności jak łacina i greka. Ale mogę mieć pretensje do używania języka takie same, jakie miał James Joyce, używając języka praczek w *Annie Livii Plurabelle* - z taką samą pewnością siebie mogę używać języka pań piorących przy użyciu bendiksów i kelvinatorów.

Potem mogę być zapytany, jak to tam z tym kompleksem wygnańczym i solipsyzmem przybysza, kiedy otwarcie muszę powiedzieć, że mój kontakt i związek ze światem amerykańskim jest bardzo luźny. Ależ poezję zawsze cechuje mniejszy lub większy stopień wygnania - dobrowolnego lub przymusowego - największy, kiedy wypełnia się pierwszy warunek zadania włożonego na siebie: pójścia w przód, zdystansowania - wygnanie nie w przestrzeni, ale w czasie.

Niezależnie jednak od nacisku, jaki kładę na punkt wygnania, nie czuję się odseparowanym od życia amerykańskiego. Nie mam na myśli praktycznego życia, ale kontemplację tego, co czytam, studiuję i obserwuję w literaturze amerykańskiej. Ulubionym chwytem przybyszy z Europy jest tłumaczenie sobie przejawów życia amerykańskiego odziedziczonymi cechami pionierów. Tym zwłaszcza tłumaczą sobie zdobycze i osiągnięcia, zafascynowani bardziej osiągnięciami sukcesu sukcesów aniżeli świadomi losów Donner Party. Nie będę różnić się od nich i także przypiszę tę cechę literaturze amerykańskiej, jedną zwłaszcza charakteryzującą „pionierskość": predylekcję do „*reference*", konieczność jej w warunkach „*emergency*", kiedy nie można sobie pozwolić na refleksje, zwątpienia i teoryzowania. Stąd branie *reference* nabożnie i dosłownie, praktycznie i niepoetycznie. Literatura podparta szczudłami *reference* jest już funkcją społeczną, koniecznością masową i ma swoje miejsce w przejawach masowego życia.

W utopijnej historii Wellsowskiej na wywrót *The Machine Stops* E. M. Forstera widmo-samolot unosi się nad obszarami ziemi przyszłości, nad ruinami lasów na stokach górskich, lasów wyniszczonych produkcją bibuły drzewnej na użytek „okresu literatury". Wydaje się, że to jakby początek tego kresu. Jak masowa jest ta produkcja, świadczy skupiona troska redaktorów świetnych przeglądów książkowych wielkich dzienników w artykułach wtłoczonych w wąskie kolumny między *advertisements of trivialities*, „*discrepancy*" na temat tej.

Kiedy „*reference*" – „*genius loci of America*" – kazał zwrócić mi się także, przy moim studium i aklimatyzacji, dla poznania? Zanim przyjechałem do Nowego Orleanu, ażeby żyć na frędzlach życia amerykańskiego, byłem już bardzo mądry. Wiedziałem z drugiej i z trzeciej ręki, jak to będzie mniej więcej, gdzie się będę obracał, jakie powietrze będę wdychał. Ale życie ma to do siebie, że mutuje się i odwraca we wszystkie możliwości. To także wiedziałem. Toteż pomimo nadęcia się wiedzą dobrze wytrzeszczam oczy, jak i co będzie mi danym do pożarcia. Co skonfrontuję ze skinieniem głowy, że zgadza się, że w porządku, a co jest innym.

Ponieważ opublikowanie mych prac w języku angielskim jest kwestią pierwszorzędnej wagi dla mnie, tak dla satysfakcji duchowej, jak i konieczności utrzymania się z fachu, który umiem, próbowałem sprzedać to, co tłumaczę. Na rynku spotkałem się ze spodziewanym rozczarowaniem. Teraz próbuję drogi poprzez *little magazines*, z niespodziewanym tym razem małym sukcesem.

Ale uważam to w pewnym względzie za dalszy ciąg zbiegów okoliczności. Mam niesamowite uczucie jakby człowieka z anegdoty, który pewnego wieczoru wyszedł z domu, ażeby na rogu kupić paczkę papierosów, i odnalazł się po dwudziestu latach na drugim końcu świata prosperujący i zadziwiony zbiegiem okoliczności. Wyjechałem z kraju, gdzie wszystko było ułożone w bardzo solidny deseń, wszystko zbiegało się tak, jak należy. Można żyć i nie żyć w ten sposób, kiedy ścieka się strumieniem emocji i wrażenia, automatyzmem drobnych niwelacyjnych różnic w taki czy inny rowek, i tak pociecze i poniesie życie, jak deseń takiego działu rzecznego życia jest rozgałęziony i wyjedzony w pomarszczonej troską powierzchni ziemi. Chcąc czy nie chcąc, wciekam w nowy deseń, ale mój zmysł grawitacji jest uwarunkowany dawnym.

To wszystko bardzo ładnie zakończę słowami Wolteriańskiego Candide'a: ale wróćmy, na złość egzystencjalistom, do pracy w ogrodzie.

[1949]

[*Courtesy of Department of Special Collections, Stanford University Libraries*]

[Wersja druga]

Okoliczności sprawiły, że po przyjeździe do Ameryki osiadłem w Nowym Orleanie. Nowy Orlean znany jest już z niezwyczajnych i mało spotykanych nazw swych ulic, począwszy od ulicy Driad, na ulicach wszystkich dziewięciu muz Apolla skończywszy. Nic też dziwnego, że pociąg kolei Louisville and Nashville przetacza się wzdłuż Pól Elizejskich, nim zatrzyma się u końca swego biegu. Wydało mi się to symbolicznym znaleźć się wpośród ich cieni u końca wędrówki ulissejskim rozkładem jazdy odbywanej. Nie znaczy to wcale, ażeby mieszkańcy i bywalcy barów mrowiący się wpośród Pól Elizejskich Nowego Orleanu mieli w sobie coś z klasycznych cieni – pozbawieni byli natarczywości życia. To zachodziła sytuacja odwrotna: to ja przybywałem cieniem apatycznym i bez pragnień. Pola Elizejskie Nowego Orleanu drgały światłami neonów, które od wielu lat wojny zobaczyłem po raz pierwszy (nawet Nowy Jork był w czasie mego przyjazdu zaciemniony z powodu strajku holowników i dlatego neony ujrzane na dalekiej prowincji po modernistycznie zaciemnionych stolicach świata wydawały się trochę antykwarskie i staromodne).

Wrażenia są starciem z zewnętrznym światem zamiaru, jaki się nosi w sobie. Pomimo przybieranej pozy znalazłem się wpośród Pól

Elizejskich leżących w bardzo określonej szerokości geograficznej, w konkretnym klimacie, nawet bardzo konkretnym klimacie, wokoło mnie ruszał się i mówił świat, i oddychałem jego powietrzem, bo nie byłem zamknięty w jakiejś hermetycznej butli jak ambasador z Marsa. A zamiar przywiozłem ze sobą w worku dyplomatycznym poety.

Być poetą to samo już znaczy: wyjść poza granicę. To samo już daje dyplomatyczny paszport, ułatwia podróż, przydziela immunitety i przywileje. Ten zresztą dyplomatyczny paszport zmusza mnie do przestrzegania poetyckiego protokołu i narzuca (*noblesse oblige*) uniwersalizm.

Może ktoś zapytać: a jak to tam z kompleksem wygnańczym i solipsyzmem przybysza? Otóż poeta jest zawsze w mniejszym lub większym stopniu wygnańcem, dobrowolnym lub przymusowym, gdy posłuszny jest nakazowi pójścia naprzód, dystansowania, gdy sam skazuje się na wygnanie – nie w przestrzeni, ale w czasie.

. . . .

[ok. 1951–1955]

[*Courtesy of Department of Special Collections, Stanford University Libraries*]

Jak się uczyli współcześni pisarze polscy
Odpowiedź na ankietę „Wiadomości"

Kiedy w roku 1923 obchodzono we Lwowie 150. rocznicę powstania Komisji Edukacji Narodowej, miało to być na nie byle jaką skalę. Ktoś napisał „kantatę", ktoś inny muzykę do niej i miało to być oddane w Teatrze Wielkim przy udziale i w wykonaniu wszystkich szkół lwowskich. Do teraz pamiętam próby, na których wyciągaliśmy:

„...słyszcie, o cienie, wyyy, dooostojne,
głos naszych serc i pacierz dusz...
z szatanem mroku wiecznąąą wojnę
my wam ślubujem, polska młódź..."

„Polska młódź" na co dzień w szkole mówiła: „jo" zamiast: „tak", „klawo" zamiast: „wspaniale", „co si kucasz?" zamiast: „czemu się boisz?", „pikolety" na buty, „chawira" na dom, „kimać" albo „uderzyć w kimono" to znaczy: „spać", nie mówiąc już o szeregu dobitnych okazyjnych powiedzeń, które nic nie znaczą słownie, ale uzbrajają myśl wypowiedzianą w zdaniu, jak: „nas...sypali piasku!", „ty bucu wołowy!", „szac kobita", „frajer pompka" itp.

Przez wrodzoną mi przekorę nie byłem na akademii Komisji Edukacyjnej, a także nie mówiłem żargonem szkolnym. Klasa moja była ostatnią klasą I Szkoły Realnej we Lwowie im. Cesarza Franciszka Józefa i na niej ta szkoła dogorywała, bo już miało się to zwać I Gimnazjum im. Mikołaja Kopernika. Jak wiemy, szkoły realne były pomysłem pozytywistów, miały być realne, więc wypędzono z nich martwe języki, za to od samych początków nosiliśmy „rajsbrety" i „rajsszyny", wielki nacisk [kładziono] na nauki przyrodnicze, natomiast nie było u nas propedeutyki filozofii, jeżeli nie brać pod uwagę trochę tomistyki na lekcjach religii. Podręcznik literatury polskiej, przepisany na szkoły realne, to był nie, jak w gimnazjach, Konstantego Wojciechowskiego, ale – Tarnowskiego. Przez wrodzoną mi przekorę, właśnie na przekór realnym, przyrodniczym naukom uczepiłem się literatury. Miałem wielkie szczęście do profesora „od polskiego". Nazywał się Wincenty Kubik, był to już starszy, całkiem zdziwaczały facet, miał dla nas wszystkich kompletną pogardę, nie robił sobie zresztą nic z odwzajemnianej anarchicznej obojętności klasy dla literatury ojczystej. Za moje zainteresowanie się przekorne literaturą, które zimno, dyskretnie, z daleka sobie zaobserwował, zrobił ze mnie celującego ucznia i przypilnował, ażeby moja matura była „z odznaczeniem". Kiedy uprzytomnię sobie, że miał wielkie uprzedzenie do nudy szkolnej, w co wlączały się zapewne i wszelkie odkrycia i chuchania na „obiecujących", to musiał sobie zadać jakiś przymus (sam za młodu napisał trzynastozgłoskowcem prześmiewającą epopeję szkolnej nudy). Kiedyś, jak byłem dorosłym, to wyczytałem w dzienniku „klepsydrę" o jego śmierci i poświęciłem temu chłodne parę minut kontemplacji – wygląda to niewdzięcznie, ale pewnie miałby jeszcze jedną satysfakcję.

Za tych szkolnych czasów mieszkałem w internacie ks. ks. Zmartwychwstańców – „jojców" Zmartwychwstańców, jak mówili moi koledzy klasowi. Ojciec oddał mię tam dla pamięci założycieli: ks. Kajsiewicza i ks. Semeneńki, i „jak by nie było", mówił mój ojciec, Mickiewicza. Ideały założycieli to jedna strona, a rzeczywistość wychowawcza to druga. Straszliwy rygor i przymus, zamknięcie i trzcina wyskakująca z fałd sutanny jak żmija *„fer-de-lance"*. Do tego braki aprowizacyjne pierwszych lat po wojnie… i do teraz pamiętam refektarz klasztorny i nasze stłoczone stado kojotów nad talerzami zmiatanymi w jednym mgnieniu oka – to był wielki głód! Moi koledzy internatowi wykradali się, pomimo zamków i murów, „na kobity", na mecze Pogoń–Czarni, na Pasieki Miejskie, a ja, przez przekorę właśnie, siedziałem. Zmartwychwstańcy lwowscy mieli jeszcze jedno zadanie: bratanie Polaków i Rusinów. Dlatego wśród wychowanków było wielu lojalnych Ukraińców, klasztor – zbudowany na terenie dawnej unickiej cerkwi, a sama cerkiew – włączona w gmachy, ale przebudowana, podzielona na piętra i tu właśnie, na najwyższym piętrze, pod kopułą dawnej cerkwi była biblioteka. Nie wiem, jakiego zbioru, ale to była Aleksandria!

I znowu dzięki wrodzonemu „*esprit de contradiction*" siedziałem pośród góry oprawnych w półskórek książek przysypanych kurzem i zaczytywałem się we wszystkim, co tam było. Tomy wydawnictw Kasy im. Mianowskiego, Agatona Gillera pamiętnik syberyjski, Théophile'a Gautiera *Kapitan Fracasse*, Gustawa Le Bona *Psychologia tłumu*, Oskara Peschla *Historia odkryć geograficznych XV i XVI wieku*, roczniki etnograficzne „Ludu", Knuta Hamsuna *Głód*, Hipolita Taine'a *Podróż do Włoch*, nowele Hugo von Hofmannsthala i Herbert Spencer, i John Stuart Mill, i wiele z tego mogłem się nauczyć wiedzieć, więc u Mériméego, kiedy pali się w czasie potyczki pod La Rochelle młyn i zaskoczeni w nim żołnierze, i taki chorąży w pancerzu i nagolennikach uwiązł w oknie w czasie ucieczki, i pancerz na nim rozpala się do czerwoności, i wygląda to jak langusta, a u Schnüra-Pepłowskiego o rzezi w Horożance w roku 1846, roku, kiedy oni do nich ze *Złotą hramotą*, a ci ich wyciągają z chaty i rżną kosami na śniegu, a chyba u Staffa w tłumaczeniu z Waltera von der Vogelweidego: „...a słowiczek pośród róż, tandaradei! pewnie milczeć będzie już...", a z Carlyle'a *Bohaterów*, gdzie mowa o Thorze i skandynawskich olbrzymach, u których sklepienie czaszki to jaskinie, a chmury to zwoje mózgowe, a pioruny to głosy, i przychodzi olśnienie: więc to tak? to tak można? to niebywałe! rośnie, wyrasta świat naokoło albo osobne światy – jakieś osobne systemy planetarne – puchną i rozciągają się jak eddingtonowski wszechświat – to tak? to więc tak?...

Dyżurny w klasie zaczynał dzień lekcyjny recytowaniem na głos: „Przybądź, Duchu Święty, oświeć serca i umysły nasze...", szkoła miała prymitywne klozety „wolnospadowe" i cuchnęło na wszystkie korytarze, przez mur podwórza szkolnego było więzienie sądu okręgowego, koledzy w klasie mówili: „a gała!" – to znaczyło, że oczy wyłażą do czegoś, mówili: „kusz!" i „sztemp!" Przez okno klasowe, po drugiej stronie ulicy, w górze, widać było ślepy mur szczytowy kamienicy, którego trójkąt w górze wykorzystano na reklamę mydła czy czegoś, co bielało na niebieskim tle wielkimi literami: „ACHAEL", a dalej już było niebo. Można było zapatrzeć się w ten niebieski trójkąt i marzyć o tym, jak Balboa, przekroczywszy Istmus, pierwszy raz zobaczył zielone fale Pacyfiku, albo odrysować sobie z pamięci siodło szwoleżerskie wyobrażone w *Encyklopedii staropolskiej* Glogera, albo pierwsze słowa z *Bestii morskiej* Melville'a: „Mów mi Izmael! Mówi mi Achael!"

30 III [19]49

[prwdr. „Wiadomości" 1949, nr 19]

„*The little magazine*"

Przed pierwszą wojną światową zaszły w Ameryce dwa znamienne fakty. W roku 1912 wyszedł w Chicago pierwszy numer „Poetry: The Magazine of Verse". W roku 1913 po raz pierwszy pokazano w Ameryce wystawę malarzy francuskich w Lexington Avenue Armory w Nowym Jorku. Od tego czasu będzie datować się w Ameryce nowa era.

Po „Poetry" powstaje szereg magazynów, które staną się jedynym środkiem, poprzez który nowi autorzy mogą się wypowiedzieć. Są one nierównej wartości, wychodzą nieregularnie, stają się jednodniowymi efemerydami albo niektóre dochodzą matuzalemowych lat, zmieniają założenia, idee, redaktorów, miejsca redagowania. Wyrobiła się forma kwartalnika o przeciętnym nakładzie 1000–2000 egzemplarzy. Formaty tych pism są bardzo różne. Przyjęła się nazwa charakterystyczna dla tego rodzaju periodyku: „*the little magazine*". Egzystują albo dzięki sztukmistrzostwu ich natchnionych wydawców, albo znajdują zamożnego mecenasa, w którym ktoś potrafił wzbudzić zapał nie z tego świata, albo najczęściej wchodzą w curriculum ośrodków uniwersyteckich.

O ich zasługach może poświadczyć fakt – teraz, po czterdziestu prawie latach ich istnienia – że osiemdziesiąt procent nazwisk we współczesnej literaturze amerykańskiej, nazwisk mogących liczyć na przetrwanie, wywodzi swoje początki właśnie z tych magazynów.

Wymienię tutaj tytuły magazynów już nie istniejących: „Broom" (redaktorzy: Kreymborg, Josephson, Cowley), „Chimera", „Contact" (redaktor: William Carlos Williams), „Coterie", „Death" (wyszedł tylko jeden numer, w nim Henry Miller, Fraenkel, Serge), „Decision" (1941–1942, redagowany przez Klausa Manna), „The Double-Dealer" (wydawany w Nowym Orleanie, pierwszy z tego rodzaju, redagowany przez Frienda i McClure'a), „Dial" (1918–1929), „Exile" (1927–1928, redaktor: Ezra Pound), „Experimental Review" (poezje Durrella i Patchena, między innymi Anaïs Nin i wyjątki z *Tropic of Capricorn* H. Millera), „Harvard Advocate" (pierwsze poezje T.S. Eliota), „Hound and Horn" (1927–1934, redagowany przez Blackmura, Kirstena, Fry'a), „The Illiterati" (w nim: Patchen, Miller, Savage, Everson, Woodcock), „Instead", „Little Review" (1914–1928, redagowany przez Margaret Anderson i Jane Heap, utwory Ezry Pounda, Eliota, Wyndhama Lewisa, Burke'a, Cocteau, Gertrude Stein, Hemingwaya, Cummingsa, H.D., *Ulysses* Joyce'a ukazuje się tam po raz pierwszy w komplecie), „Mandrake", „Matrix", „New Masses", „This Quarter" (zaczął wychodzić w 1928, poezje Rilkego, Cummingsa, Kreymborga, esej Tate'a o Swifcie), „Tiger's Eye", „Trend", „Transition" (redagowany przez Eugene'a Jolasa i Elliota Paula, tam po raz pierwszy Joyce'a *Work in Progress* nazwane potem *Finnegans Wake*), „Twice a Year" (redagowany przez Dorothy Norman), „Script", „Span", „VVV" (wydawany przez E. Tériade'a), „View" (redagowany przez Charlesa Henry'ego Forda), „Voices".

Istniejące: „Accent", „American Lettres", „American Notes and Queries", „American Literature", „Approach", „Antioch Review", „Arizona Quarterly", „Books Abroad", „Bulletin", „Contour", „Circle", „Decade", „Direction", „Experiment", „Epoch", „Factotum", „Furioso", „Hudson Review", „Interim", „Intermountain Review of English and Speech", „Kenyon Review", „Letter", „Masses and Mainstream", „New Directions", „New Mexico Quarterly Review", „Nassau Literary Magazine", „Neurotica", „Portfolio", „Perspective", „Possibilities", „The Pacific Spectator", „Partisan Review", „Prairie Schooner", „Pharos", „Quarterly Review of Literature", „Retort", „Story", „Sevanee Review", „South-West Review", „South Atlantic Quarterly", „Touchstone", „Transition", „Tomorrow", „12-th Street", „The University of Kansas City Review", „The Virginia Quarterly", „Wake", „The Western Review", „The Yale Review", „Yale Literary Magazine", „Yale Literary Monthly".

Ze współczesnych poetów amerykańskich w pierwszym rzędzie wymienię:

T.S. Eliot, który od dawna rezyduje w Anglii i przyjął obywatelstwo brytyjskie. Jego ostatnia sztuka *Cocktail Party* idzie od szeregu miesięcy w jednym z nowojorskich teatrów, snobizm zrobił ją wielkim sukcesem (równocześnie była wystawiona na Festiwalu Edynburskim i teraz idzie także w Londynie).

Ezra Pound, jeden z poetów najbardziej wpływowych na młode pokolenie, zawsze wywołujący kontrowersje, nawet w tej chwili, po cywilnej śmierci, kiedy odgrodzony jest od świata żyjących murem zakładu obłąkanych Saint Elisabeth Federal Hospital, eufemistycznego więzienia za zdradę w czasie wojny. Ostatnia kontrowersja-skandal to nadanie mu nagrody poetyckiej Bollingen Foundation za *Pisan Cantos*, paranoiczny wyskok antysemityzmu.

Z innych to: William Carlos Williams, „*poets poet*", prywatnie lekarz chorób dziecinnych, Conrad Aiken z jego *Blue Voyage* i *Conversation*. E.E. Cummings poza poezją znany z świetnej książki *The Enormous Room* i wspomnień z podróży do Rosji sowieckiej w czasie pierwszej pięciolatki – pt. *Eimi*. Zmarły samobójczą śmiercią poeta Hart Crane. Archibald MacLeish – w roku 1929 dostał nagrodę „Poetry" (John Reed Memorial Prize), jest w tej chwili naczelnym bibliotekarzem największej biblioteki świata: Library of Congress w Waszyngtonie.

Z najmłodszych to Karl Shapiro z jego utworem poetyckim *Essay on Rime* oraz Robert Lowell z jego zbiorem poetyckim *Lord Weary's Castle*.

O tym, że role zaczynają się zamieniać i że Anglia patrzy teraz w stronę literackiego świata amerykańskiego, świadczy fakt inny – że poeci angielscy wędrują do Stanów. W.H. Auden i Christopher Isherwood przyjmują obywatelstwo amerykańskie, a inni, jak Stephen Spender, stale tu rezydują.

Na najnowszej prozie amerykańskiej zaciążyli ogromnie F. Scott Fitzgerald i Ernest Hemingway. Naturalnie, że Hemingway był także pod „wpływami", począwszy od Prospera Mériméego, Stephena Crane'a (*The Blue Hotel*), Sherwooda Andersona, Gertrude Stein –

Wyndham Lewis, może i słusznie, nazwał jego styl *„dumb ox style”* – ale jest to najlepszy żyjący prozaik amerykański. W tej chwili ukazuje się jego pierwsza powieść po dziesięciu latach, *Across the River and into the Trees*, w odcinkach w żurnalu dla pań „Cosmopolitan”. Jak na początek, reminiscencje klimatu z *Pożegnania z bronią*.

Osobnym talentem jest Henry Miller, a jego twórczość to jeden wielki pamiętnik ciągłego okresu dojrzewania tego już sześćdziesięcioletniego debiutanta.

Little magazines są jednak w pierwszym rzędzie polem do popisów grupy świetnych i wnikliwych krytyków. Spośród nich wymienię: Edmunda Wilsona, Philipa Rahva, Clementa Greenberga, Williama Phillipsa, Dwighta Macdonalda, Allena Tate'a, Kennetha Burke'a, F.O. Matthiessena (profesor Harvardu, znawca twórczości Henry'ego Jamesa, lewicowiec, jeden z organizatorów Kongresu Pokoju w Nowym Jorku, odebrał sobie życie przed paru tygodniami), Lionela Trillinga, R.P. Blackmura, Johna Crowe'a Ransoma, Huntingtona Cairnsa, Nicolę Chiaromontego, Jamesa Burnhama.

. . . .

Z czego żyją autorzy w Ameryce?

W latach 1920–1930 żyli, jako *„exiles”*, ekspatrianci, w Europie dzięki korzystnej wymianie dolara na rozdęte inflacją waluty europejskie. Nazywali to z cynizmem „pogonią za dolarem”.

W latach 1930–1940 z WPA (Works Progress Administration), „peryklesowskiego” okresu Roosevelta New Dealu.

W latach 1942–1945 byli we wojsku.

Od 1945 najszczęśliwiej, trzymając się ośrodków uniwersyteckich. Poza tym pozostają otwarte inne źródła zarobkowania, które Henry Miller wymienia w swej krótkiej autobiografii, kiedy: zmywał talerze, sprzedawał gazety, był posłańcem, grabarzem, rozklejał afisze, był domokrążnym sprzedawcą książek, pikolakiem, barmanem, bibliotekarzem, pracownikiem Czerwonego Krzyża, agentem ubezpieczeniowym, pracownikiem zakładów oczyszczania miasta, woźnym, sekretarzem pastora ewangelickiego, robotnikiem portowym, konduktorem tramwajowym, instruktorem wychowania fizycznego, rozwozicielem mleka itp.

Jak widać z tego, opisane tu pokrótce sprawy związane z najnowszą literaturą nie cieszą się zbyt wielkim zainteresowaniem ogółu Ameryki. W proporcji do kontynentu, masy ludności, produkcji są one niezauważalne i znikome.

„Kultura" 1950, nr 6

[*MÓWI WASZYNGTON! SŁYSZYCIE GŁOS AMERYKI...*] MÓWI WASZYNGTON! SŁYSZYCIE GŁOS AMERYKI, GŁOS WOLNOŚCI I POKOJU!

A teraz, w ramach naszych codziennych pogadanek o różnych stronach życia w demokracji amerykańskiej, omówimy charakter i rolę czasopism literackich w Stanach Zjednoczonych.

....

Walkę narodu amerykańskiego o niepodległość przed stu kilkudziesięciu laty poprzedził ogromny rozwój myśli społecznej i wolnościowej w osiemnastym wieku. Rozpowszechnienie tej myśli stało się możliwe dzięki drukowanemu słowu. I można by śmiało powiedzieć, że rewolucję w Ameryce stworzyła maszyna drukarska. Od tego czasu datuje się nawyk czytania tak charakterystyczny dla życia amerykańskiego. Ale nie tylko poszukiwanie wiedzy stworzyło ten kult książki w Ameryce. Amerykanie są wrażliwi na piękno literatury; nie darmo najwięksi mężowie stanu republiki – Waszyngton, Jefferson, Lincoln – byli zarazem wielkimi stylistami, ideały swe wyrażali w mowie godnej starożytnych retorów.

Literatura amerykańska, jakkolwiek u początków rozwijała się pod wpływem wzorów poezji i prozy angielskiej, zaczęła wkrótce tworzyć swój odrębny obraz. Ostatnich kilka dziesiątków lat to okres, kiedy literatura amerykańska nie tylko stanęła na poziomie innych literatur świata, ale staje się wzorem. Dzieje się to przede wszystkim dlatego, że tak jak ustrój i życie amerykańskie rozwijają się w atmosferze wolności, tak samo pisarzom i poetom amerykańskim danym jest tworzyć w atmosferze swobodnej, wolnej od przesądów i nakazów. W pracy swej kierują się jedynie sumieniem artystycznym i prawdą.

Przykładem wolności pisarza w Ameryce jest literatura czasopiśmiennicza. W Ameryce nie ma wielkich tygodników czy miesięczników literackich, które by sprawowały dyktaturę i miały monopol na wyrokowanie w sprawach sztuki. Stany Zjednoczone – kraj prawdziwego upowszechnienia wiedzy przez nakłady milionowe książek, olbrzymią sieć bibliotek publicznych, fundacje kulturalne i społeczne – stały się środowiskiem społecznym, gdzie nie do pomyślenia byłby przymus polityczny zastosowany do sztuki. Czasopisma literackie w Ameryce są forum, na którym ścierają się i tworzą nowe myśli, a nie są organami do ogłaszania nakazów.

Obok kilku miesięczników literackich o wielkich, liczących setki tysięcy nakładach, jak wychodzące od dziesiątków lat „The Atlantic Monthly", „Harper's Magazine" czy „Sobotni Przegląd Literatury", charakterystycznym dla amerykańskiego życia literackiego jest tak zwany „mały magazyn" literacki. Zwykle jest to miesięcznik ukazujący się w kilku zaledwie tysiącach egzemplarzy, ściśle związany z jakąś szkołą literacką albo środowiskiem uniwersyteckim. Te miesięczniki literackie są jakby laboratorium pisarskim, gdzie wykształca się nowy styl, gdzie drukowane są prace nowych talentów. Pism tych w Stanach Zjednoczonych, od Nowego Jorku po San Francisco, istnieją setki. Ich prototypem jest poważny miesięcznik poetycki „Poezja" ukazujący się jeszcze od czasów sprzed pierwszej wojny światowej w Chicago, „Kwartalnik Literatury w Wirginii", „Przegląd Sevanee", „Akcent", „Perspektywy", „Przegląd Chicagowski" i dziesiątki innych. W latach pomiędzy wojnami ukazywał się w Paryżu taki miesięcznik amerykański pod nazwą „Transition", który między innymi drukował [jako] pierwszy utwory największego angielskiego prozaika doby współczesnej, Jamesa Joyce'a. Dzisiaj podobną rolę spełnia w Paryżu inny kwartalnik amerykański, „Przegląd Paryski".

Należy również wspomnieć ogromną rolę, jaką spełnia w Ameryce prasa codzienna, recenzując ostatnie wydawnictwa w każdym numerze. Poza tym wielkie dzienniki co tydzień dają swym czytelnikom znakomite dodatki literackie i przeglądy książek, a przykładem są chociażby znakomite tygodniowe przeglądy, jakie przynosi „New York Herald Tribune” i „New York Times”.

4.11.56 [11 kwietnia 1956]

[*Courtesy of Department of Special Collections,*
Stanford University Libraries]

Henry James

„Mamo, popatrz! Jaki elegancki ptak!” Ten podziw kilkoletniego syna Józefa Conrada-Korzeniowskiego odnosił się do wspaniałej postaci sąsiada Conradów w czasie, gdy mieszkali oni na południu Anglii w roku 1902. Tym sąsiadem i przyjacielem Conradów był pisarz amerykański Henry James.

Henry James naprawdę wyglądał imponująco ze swą „głową rzymskiego senatora, dobrodusznego Napoleona czy spensjonowanego admirała”. Ten o piętnaście lat starszy od Józefa Conrada pokaźnej postury stary kawaler był sobie materialnie niezależnym panem o nieposzlakowanych manierach, ubierającym się z wyszukaną elegancją. Znajomości, stosunki po obu stronach Atlantyku, reputacja pisarza, przyjaźń z wysoko postawionymi ludźmi Ameryki, Francji i Anglii, która od lat była dla niego drugą ojczyzną, czyniły go jedną z najpopularniejszych postaci tak zwanego towarzystwa i kół artystycznych Nowego Jorku, Paryża i Londynu. Dobrymi znajomymi, a często przyjaciółmi Amerykanina byli w latach wcześniejszych, paryskich, i Turgieniew, i Flaubert, i Maupassant, Renan, Daudet, bracia Goncourtowie, Zola, a później, w Anglii – Bernard Shaw, Wells, Barrie, Hardy, Hugh Walpole, Conrad, Ford Madox Ford.

A jednak, pomimo tego, że pozostawił on kilkadziesiąt powieści, nowel, opowiadań, dramatów, esejów, wspomnień, pomimo woluminów listów i korespondencji, pomimo niezliczonych o nim relacji osób, które go znały, pomimo tomów, jakie o nim i o jego dziele napisano, Henry James do dnia dzisiejszego jest postacią tajemniczą, kontrowersyjną, pełną przeciwieństw, nieznaną i zagadkową.

Czyż nie zastanawia przeciwieństwo, że ten ekspatriant, który więcej niż połowę życia spędził na dobrowolnym wygnaniu w Europie, pozostał do głębi Amerykaninem? Wnuk Irlandczyka, który dorobił się w Ameryce fortuny, właśnie na przekór i pod prąd wielkiej fali nowoczesnej wędrówki ludów za ocean wraca do starej Europy. Syn amatora-filozofa, brat słynnego twórcy „pragmatyzmu" i psychologa, Williama, związany węzłami porozumienia z wybitnymi intelektualistami Nowej Anglii, przełożył życie wpośród pewnej klasy ludzi starej Anglii i dopasował się do tego życia, i to z takim gustem i z taką zdolnością *mimicry*, że niektórzy postawią mu z tego powodu zarzut grubego snobizmu. A jednak gra przeciwieństw sprawi, że równocześnie w swych pierwszych powieściach podejmuje temat, który wówczas nikogo nie ekscytował, a jest nim stosunek Ameryki do Europy i reszty świata, „odwracalny dualizm Ameryki i Europy". Dzisiaj ten sam problem przejmuje wszystkich, bo kiedy na pytanie: „Jaki jest najważniejszy kraj Europy?" pada odpowiedź: „Ameryka!", nikogo ten paradoks nie zaskakuje. Czym jest Ameryka? – oto drugie z kolei pytanie, jakie się nasuwa. Odpowiedzi szukamy w poezji Walta Whitmana, w nieuczonym arcydziele Marka Twaina, w prozie realistów amerykańskich. Interpretacji Ameryki doszukujemy się w relacjach wojażerów – kompetentnych jak Alexis de Tocqueville, niedojrzałych jak Henryk Sienkiewicz, współczesnych i uprzedzonych jak Simone de Beauvoir. W tych poszukiwaniach może nam pomóc niedocenione dzieło, które zostawił Henry James.

O innych przeciwieństwach, tak ciekawych u tego „eleganckiego ptaka" literatury amerykańskiej, mówią inne fakty. Wbrew temu, że przyszło mu pisać w epoce niewolniczych konwenansów w sztuce, jej sztywnych reguł, fałszu, pruderii, zakazów i tabu, i kiedy życie w pewnej zamkniętej sferze ograniczało jego pole obserwacji do tego tylko środowiska, Henry James nie tylko zachował godną postawę moralną, ale i tej moralności umiał dać wyraz. Jego dzieło, pomimo pozorów konwencjonalnej powieści, jest po prostu anarchistycznym buntem przeciw prawom i rodzajowi moralności środowiska, wpośród którego wyznaczył sobie drogę życia – buntem w imię godności ludzkiej, wierności, wolności, indywidualizmu i honoru. Biorąc to jako miarę, jego powieść można przyrównać do dokonania Flauberta i Dostojewskiego (nie darmo w swojej powieści *The Princess Casamassima* Henry James dał jedną z postaci przypominającą Stawrogina z *Biesów*).

Konfrontując Amerykę i świat, Henry James „konfrontował to, co szczególne, z ogólnym". A obserwując wybrane przez siebie środowisko, potrafił ukazać inne szczególne wobec wszechogarniającego. Miał nie tylko artystyczną zdolność widzenia rzeczy niewidzialnych dla innych, umiejętność odnajdywania śladów tych rzeczy, ale odgadując z fragmentów sens całości, wydawał o niej zastanawiające sądy.

Nie znaczy to, ażeby powieści jego miały być popularnymi. Przez dziesięciolecia uważano je za nieczytelne. W nieporozumieniu jeszcze i dzisiaj mówi się o nich, że to okazy muzealne, a przyznając im pewne wartości, zastrzega się, że obudowane są one wokoło martwego środka. Mówi się, że tak jak jest kategoria „poety poetów", tak Henry James jest takim „*writers writer*". Ale i wpośród współczesnych sobie, i dzisiaj zyskał tytuł Mistrza przez wielkie „M". Józef Conrad-Korzeniowski, kiedy pisał do niego lub kiedy dedykował mu swe książki, to zawsze przez „*Cher Maître*".

Jednym z powodów niezrozumienia wielkości tego pisarza był język, jakim się Henry James posługiwał. Bogactwo, subtelność, precyzja, oryginalność, wyszukaność tego języka sprawiały zawsze wrażenie pisarskiego trudu, tortury słów, uciążliwego poszukiwania „*mot juste*". To samo mówią relacje tych, co uczestniczyli w rozmowach i konwersacjach z pisarzem. Były to raczej kunsztowne soliloquia, jakie Henry James wygłaszał, czy to kiedy był rozrywanym biesiadnikiem u stołów, bywalcem salonów, poszukiwanym członkiem klubów, czy wreszcie, gdy występował w roli ujmującego gospodarza we własnym domu. Zachowała się na ten temat niezliczona ilość autentycznych i zmyślonych anegdot i relacji. Ktoś z jego słuchaczy zapisał, że „motyw zdań wypowiadanych przez pisarza był wyzuty zupełnie ze słów niepotrzebnych, skontrolowany, rozwinięty, udoskonalony, wzbogacony i przy tym zawsze »kontrapunktowy«".

To samo można powiedzieć o jego prozie, zwłaszcza prozie ostatniego kilkonastolecia twórczości. Dialog tych ostatnich powieści, jak na przykład *The Golden Bowl*, w swej konstrukcji i wzajemnych zależnościach znaczeń „magnetyzuje czytelnika, tak jakby miał przed sobą nie utwór literacki, ale rozprawę z zakresu logiki matematycznej". Artystyczne osiągnięcia amerykańskiego pisarza zbiegają się dziwnie z rezultatami myśli filozofii neopozytywistycznej, jej teorią języka naukowego, do której neopozytywiści sprowadzają całą filozofię.

W tej chwili odbywa się proces rehabilitacyjny niedocenionego geniusza pisarskiego Ameryki, jakim jest Henry James. Rośnie o nim ogromna literatura krytyczna, przyczynkowa, studia, ukazują się nowe wydania jego powieści, zbiory listów, wspomnień – każdy miesiąc przynosi coś nowego. Po zmarłym niedawno doskonałym krytyku F.O. Matthiessenie, badaczu twórczości Jamesa, prace kontynuują inni. Ślady i wpływ prozy Mistrza, o której mówią, że nikt jej w literaturze mowy angielskiej nie prześcignął od czasów XVII wieku, widać na najnowszej prozie amerykańskiej, czego przykładami są Hemingway i Francis Scott Fitzgerald.

O jednym z przeciwieństw, jakie znaczą zjawisko tego wielkiego pisarza Ameryki, świadczy to, że kiedy przy jego ambicjach dramatopisarskich sztuki te „nie szły" za życia autora, to w tej chwili Henry James jest stałą pozycją repertuaru teatrów nowojorskich. Są to przeważnie udramatyzowane jego powieści i opowiadania. Przed paru laty taka wersja dłuższego opowiadania czy też nowelety *The Turn of the Screw* pod zmienionym tytułem *The Innocents* szła naprzód w Londynie, a potem w Nowym Jorku. Ten „dreszczowiec", niesamowita opowieść o duchach i dzieciach, jest może najbardziej znanym utworem pisarza. Sam Henry James lekceważył sobie tę historię – mówił o niej, że to „*potboiler*" (rzecz napisana na zamówienie albo jako rezultat zakładu). Jeżeli opowiadanie to miało być tylko rodzajem „*jeu d'esprit*", to Henry James przy wielkiej oszczędności środków, umiejętnym stopniowaniu efektów stworzył atmosferę grozy, do jakiej Edgar Allan Poe czy Villiers de l'Isle-Adam dochodzili bardzo skomplikowaną drogą. Czytelnikowi i widzowi pozostawia wolny wybór i do dzisiaj pomiędzy kompetentnymi toczą się uczone spory, czy w historii tej mamy widzieć kliniczny przypadek z psychoanalizy (opisany przed Freudem!), czy odrywając oczy od stron książki, szukać nam po nocy za szybą okienną upiornych twarzy potępieńców.

W ostatnich latach wystawiono również na Broadwayu udramatyzowaną wersję *Washington Square* (tytuł teatralny: *The Heiress*), potem – *The Europeans* (tytuł teatralny: *Eugenia*), a ostatnio – *The Portrait of a Lady*.

O ile mi wiadomo, jedyną powieścią Henry'ego Jamesa tłumaczoną na język polski jest rzecz napisana w roku 1903, nosząca tytuł *The Ambassadors*.

„Kultura", 1958, nr 3

James Agee

W dniu 5 maja bieżącego roku Nagrodę Pulitzera w dziale powieści (rodzaj amerykańskiej Nagrody Goncourtów) przyznano wydanej ostatnio książce Jamesa Agee'go, nie żyjącego od trzech lat poety amerykańskiego.

James Agee urodził się w roku 1909 w Knoxville w stanie Tennessee. Studia w Harwardzie – gdzie był także redaktorem uniwersyteckiego pisma literackiego „The Advocate" – ukończył w roku 1932. W dwa lata później wydał swój pierwszy zbiór poezji, zatytułowany *Permit Me Voyage*. W tymże roku, wysłany przez amerykański miesięcznik „Fortune", przez kilka tygodni studiował warunki życia i pracy pewnego odłamu ludności na południu Ameryki w stanie Alabama.

Kontakt z ziemią nie był obcy poecie. W latach szkolnych w czasie wakacji pracował jako tak zwany „*harvest stiff*", sezonowy robotnik, przy zbiorach z wielkich pól zbożowych Kansas i Nebraski. Materiał zebrany w Alabamie dotyczył życia na terenie tradycyjnej uprawy bawełny stanowiącej podstawę bytu bezmajętnych, bezrolnych białych Południa, nazywanych „*sharecroppers*". Jest to specyficzny dla tego obszaru typ dzierżawców pracujących na spółkę, którzy w zamian za ziemię, dom, zwierzęta robocze, nawóz i nasiona oddają poddzierżawcy połowę zbioru bawełny i jedną trzecią zbioru kukurydzy. Ten typ dzierżawy nazywa się we Francji „*métayage*", tacy dzierżawcy na południu Włoch nazywają się „*mezzadri*".

Nagrodzoną w tym roku książką poety jest powieść autobiograficzna pod tytułem *Śmierć w rodzinie*. Ale pośrednio nagrodzono wcześniejsze dokonanie: wielki utwór poetycki prozą powstały z doświadczenia w Alabamie. Wydany w roku 1941 w Bostonie nosi on, bez zamierzonej w tym ironii, tytuł *Pochwalmy teraz sławnych ludzi*.

Jest to dzieło miłości, pasji, współczucia, zrozumienia i pokory. Polskiemu czytelnikowi przypomni miejscami Żeromskiego *Słowo o bandosie* (bez lirycznego baroku Polaka) albo Marii Dąbrowskiej *Ludzi stamtąd* (bez literackiej fikcji). Poeta poddał widziany przez siebie świat Alabamy obserwacji z precyzją winną pracy naukowej. Kiedy opisuje dom, to do ostatniego wylicza sęki w nie malowanym, wyblakłym od słońca drewnie budowli, która w swej prostocie ma piękno doryckiego krużganku. Bierze do ręki i opisuje szczegół najuboższej pamiątki wnętrza domu, roboczej odzieży czy kuchennego statku. Kiedy mówi o pracy tych ludzi, staje się to rozdziałem z poetyckiego podręcznika technologii uprawy bawełny. Ale między światem rzeczy a głębią krajobrazu widzi przede wszystkim ludzi.

Tę książkę ilustruje kilkanaście słynnych już dzisiaj w Ameryce fotografii – zdjęć, które wykonał towarzyszący poecie w Alabamie Walker Evans.

James Agee napisał jeszcze jedną krótką powieść, *The Morning Watch*. Ostatnio pisał scenariusze filmowe. Zmarł w Nowym Jorku w roku 1955.

„Kultura" 1958, nr 6

Pisarze emigracyjni a literatura krajowa
Odpowiedź na ankietę „Wiadomości"

W roku 1946 dostałem z kraju pierwszych sześć książek wydanych już po wojnie. Potem przychodziły inne, a także kupowałem i pożyczałem, gdzie tylko się dało. W Związku Literatów Polskich w Polsce zrzeszonych jest dzisiaj bodaj tysiąc pisarzy, więc trudno by było, nawet w najbardziej sprzyjających warunkach, poznać wszystko, co piszą. Wiele, chociażby we fragmentach tylko, poznałem, czytając stale polskie czasopisma literackie, a już szczególnie pomocny w tym był miesięcznik „Twórczość".

Trudno jest o predylekcję, jeśli idzie o literaturę krajową, bo brzmi ona bardzo „unisono" (zapowiadały to już tytuły owych pierwszych sześciu książek krajowych: *Front nad Wisłą*, *Krzyż Warszawy*, *Miasto niepokonane*, *Z barykady w dolinę głodu*, *Warszawa w ogniu*, *W rozwalonym domu*; wydaje się, że gdyby dwudziestu sztycharzy opowiedziało o okropnościach wojny w Hiszpanii sto pięćdziesiąt lat temu, to *Los Desastres de la Guerra* straciłyby w tym tłumie na swej wstrząsającej sile). Tematy z winy czy bez winy autorów krajowych podejmowane tuzinami bardzo rozmieniły na drobne ich uniwersalność. Ale dla mnie osobiście (nie artystycznie) każda „inwokacja do powiatu latyczowskiego" w literaturze krajowej jest czymś bezcennym. Z zachłanną ciekawością i wzruszeniem szukam w książce z Polski wszystkich szczegółów współczesnego życia, krajobrazu, mowy, bo pozwala mi to na jawę, nawet gdy pomagać mi w tym ma jej nie dorysowany czy przerysowany realizm snów.

Literatura nie jest narzucaniem jawy, ale marzeń. Kiedy po wojnie mieszkałem w Nowym Orleanie, zdarzyło mi się pośredniczyć w roli tłumacza pomiędzy parą młodych przybyszy z obozu „displaced persons" a ich opiekunami. Stanisław i Zofia, zanim poduczyli się języka i przenieśli się do Chicago, byli bardzo nieszczęśliwi i kiedy ich odwiedzałem, zwierzali mi się nawet ze swoich snów. Na przykład witali mnie:

„Wie pan, śniła się nam dzisiaj w nocy Matka Boska i tylu ludzi..."

Zdziwiło mnie to „n a m", ta zdolność wspólnoty snów.

Literatura krajowa i emigracyjna mają takie wspólne sny.

„Wiadomości" 1958, nr 33

Robert Frost

Robert Frost urodził się w roku 1874 w San Francisco, ale większość życia spędził w rodzinnej północnej Nowej Anglii. Nie ukończywszy studiów w Dartmouth i Harvardzie, wcześnie zabrał się do pracy i pisania. Pracował w fabryce włókienniczej, był nauczycielem, szewcem, redaktorem prowincjonalnej gazety, farmerem. Na poezji jego poznano się w Anglii, dokąd wyjechał na trzy lata w roku 1912. Tutaj ukazały się dwa pierwsze zbiory i one to otworzyły mu drogę do sławy w Ameryce. Zjednała mu ona dzisiaj imię największego żyjącego poety Ameryki, tytuły honorowe kilkunastu uniwersytetów, bodajże pięć Nagród Pulitzera za poezję, złote medale wielu instytucji i towarzystw naukowych i artystycznych.

Profesor poezji na Uniwersytecie Harwardzkim, „*poet in residence*" dwu innych, doradca dla spraw poezji przy Bibliotece Kongresu, Robert Frost, łączący w sobie indywidualizm ludzi Nowej Anglii ze stoicką rezygnacją myśliciela, tak mówi sam o sobie: „Jeżeli już mam być klasyfikowany jako poeta, to można by nazwać mnie »synekdochistą«, jako że przekładam w poezji ten rodzaj obrazowania, synekdochę, która poprzez część ogarnia całość".

Niepełna chronologia poezji Roberta Frosta: *A Boy's Will* (1913), *North of Boston* (1914), *Mountain Interval* (1916), *New Hampshire* (1923), *Collected Poems* (1930, 1939), *Masque of Reason* (1945), *Masque of Mercy* (1947), *Steeple Bush* (1947), *Aforesaid* (1954).

Przyswajanie poezji Roberta Frosta to oczywistość: podstawiania słów za słowa, zastępywanie jednej składni drugą, idiomatów – idiomatami, zmiana stylu na styl, realiów, kolokwializmów, mentalności, onomatopei poetyckiej i poetyckiej wersyfikacji. Pomocną tu [jest] ponadczasowa, uniwersalna zrozumiałość poezji Frosta, jakże pokrewna tej u naszego Leopolda Staffa, a z drugiej strony właśnie ta wzmiankowana „synekdocha" utrudnia, zacieśnia, lokalizuje, specyfikuje przetłumaczenie. Wymierzone znaczenie każdego słowa, już nie w innej mowie, ale w innym, własnym języku poety, może w przekładzie zatracić się. Jakże łatwo zagubić gorzką ironię Frosta w wierszu *Skarby skarb* (*Provide, Provide*) albo grozę *Zamysłu* (*Design*), który tak łatwo wyda się persyflażem. Tak samo jak wiersz *Przystanąwszy pod lasem*, który z jego tradycyjnością i „śliczności" bodajże i w czytankach szkolnych zamieszczono, kryje manię samobójczą. Na próbę, dla lepszego zrozumienia, *Powrót* czy też *Śmierć najemnika*, napisany białym wierszem, przełożyłem, bez usiłowań dla oddania rytmiki, zwykłą prozą.

Z mych corocznych zimą wypraw do New Hampshire i Vermont, ziemi poety, tak jak i z czytania jego wierszy, zrodziła się jednostronna komitywa. Rytm dziesiątków mil, kiedy nie natyka się na żywą duszę na drodze w dolinie żelaznymi lodami skutej rzeki Connecticut, stuk siekiery łupiącej na polana drzewo w schronisku narciarskim albo nasłuchiwanie w zadymce śnieżnej tętentu zbiegłego źrebaka w górach – było to może bicie pulsu własnej krwi, ale tak poezję Frosta i jego świat rozumiałem.

[1962]

[*Courtesy of Department of Special Collections, Stanford University Libraries*]

Kartoteka

„To jest moja ręka. Ruszam ręką. Moja ręka…" – mówi aktor.

To pierwsze słowa sztuki Tadeusza Różewicza *Kartoteka*, wypowiedziane ze sceny teatrzyku Market Playhouse w Georgetown.

Market Playhouse? Georgetown? Georgetown, powstałe z osady nad rzeką Potomac, zostało usunięte w cień i wchłonięte przez pobudowaną z uchwały Kongresu w jego sąsiedztwie stolicę republiki Stanów Zjednoczonych Ameryki. Ale do dzisiaj zachowało swe dawne oblicze, swą kamienną i ceglaną klasyczną architekturę kolonii, mury, uliczki, ogrody, i do dzisiaj wyodrębnia się swym indywidualnym charakterem, atmosferą spokoju. Domy utrzymane w dawnym stylu, sklepiki, antykwarnie, galerie marszandów obrazów, restauracyjki i kawiarenki, studia malarskie, pracownie rękodzieł artystycznych, księgarnie upodobniają to miejsce do Dzielnicy Łacińskiej Paryża, jego lewego brzegu Sekwany.

Market Playhouse to chyba po Zielonej Gęsi „najmniejszy teatr świata". Odnajdujemy go w bocznej uliczce; orientujemy się, że to tu właśnie, bo trudniej jeszcze o miejsce do zaparkowania samochodu niż gdzie indziej, bo wejście do zwykłego domu, w którym mieści się teatr, gościnnie otwarte. Sala dla publiczności jest miniaturowa: ma dziesięć rzędów krzeseł tylko, wszystkie zajęte. Rozsuwa się kurtyna i ukazuje scenę taką, jaką autor opisał w swym przedsłowiu, kiedy daje kilka wskazówek, mówiąc o swej sztuce, że jest „realistyczna i współczesna".

„To jest moja ręka…" – padają pierwsze słowa ze sceny.

Zapoczątkowują one dziwaczny monolog Bohatera, postaci o niesprecyzowanym wieku, zawodzie i wyglądzie, monolog przerywany przez tłum innych osób: Ojca, Matkę, Olgę, Dziewczynę,

Pana z Przedziałkiem, Tłustą Kobietę, Chór. Ich wypowiedzi są nie powiązane, przypominają surowe urywki dźwięków utrwalanych na taśmie magnetofonowej przez maniaków nowego rodzaju kompozycji muzycznych, zwanych „muzyką konkretną". Czy pomiędzy tą dziwną sztuką polskiego poety a aktorami i publicznością Market Playhouse można znaleźć jakąś wspólnotę zrozumienia?

Rozejrzyjmy się wokół. Kto są ci aktorzy, ta publiczność? Aktorzy to młodzi i nie tak bardzo młodzi amatorzy, ludzie rozmaitych zawodów: studenci, urzędnicy, lekarze, cyganeria Georgetown, entuzjaści. Każdemu z nich może wypaść spełnianie funkcji reżysera, aktora, maszynisty, inspicjenta, scenografa. Atmosferę tego teatru cechuje improwizacja i prawdziwe wyczucie sztuki. A publiczność jest równie mieszana. Korpus dyplomatyczny i uczniacy, wielkie ryby Waszyngtonu i zwykli ludzie z sąsiedztwa.

Rozejrzyjmy się trochę dalej. Tuż obok jest galeria obrazów z tak zwyczajnym dzisiaj pokazem malarstwa abstrakcyjnego, „sztuki w akcji", sztuki na surowo. Nieco dalej mamy modny awangardowy sklep, w którym dostać można płyty gramofonowe, książki świadczące o najnowszych próbach w dziedzinie muzyki i literatury. Mówi to o tym, że Market Playhouse nie jest czymś odosobnionym, a raczej: że jest jakby zapóźnionym teatralnym *obbligato* dla najnowszej sztuki.

Ale spójrzmy jeszcze trochę dalej. Oto obok huczy życie wielkiego stołecznego miasta – siedziby rządu, Kongresu, ambasad wielu krajów; wielkie miasto z jego Biblioteką Kongresu, archiwami, operą, salami koncertowymi, audytoriami, muzeami, galeriami, teatrem.

Sama atmosfera stolicy ma w sobie dramat. To w teatrze Ford's Theatre, zachowanym jako miejsce pamiątkowe, obłąkany aktor targnął się przed niespełna stu laty na życie prezydenta Abrahama Lincolna, który to fakt w tragicznej ekspresji mówi o przemieszaniu się realizmu sceny i życia. A czyż dramat dnia dzisiejszego, dramat wielkiej polityki, perspektyw Nowych Horyzontów ukazywanych przez młodego prezydenta nie stanowi wspaniałego tła dla teatru stolicy, której Market Playhouse jest tak bliski?

Waszyngton ma oczywiście swe wielkie sceny zawodowe, na których widzieć można najlepsze dokonania teatru amerykańskiego. Ale stolica, jak i inne miasta i skupiska Ameryki, nie ogląda się na hegemonię Broadwayu. Ma swój własny teatr. Czy to będzie Arena Stage, który na swej eksperymentalnej, obudowanej wokół scenie daje sztuki w inscenizacji i reżyserii o najwyższych aspiracjach artystycznych. O słynnym już teatrze studium dramatycznego Uniwersytetu Katolickiego Waszyngtonu czołowy krytyk stolicy pisze, że jego kreacje szekspirowskie stoją wyżej od wystawianych przez Teatr Old Vic w Londynie. Każdy z uniwersytetów tutejszych ma swój zespół, czy to dramatycznego studium murzyńskiego Uniwersytetu im. Howarda, czy Mask and Bauble Georgetown University, czy Capitol Hill Players, Harmony House Players czy Oxon Hill Players (nawiasem dodając, ten ostatni prowadzi w Polsce urodzony doktor Jurand). Nie brak tu nawet stałego, bo od z górą dziesięciu lat działającego Teatru Przygody dla dzieci. A cóż dopiero mówić o dziesiątkach amatorskich zespołów dzielnicowych, szkolnych, stowarzyszeniowych w stolicy i na jej przedmieściach. Tutaj co roku, od lat trzydziestu pięciu, w święto wiosny odbywa się zorganizowany przez miasto turniej sztuk jednoaktowych tych amatorskich zespołów prześcigających się w zapale do gry i w ambicjach repertuaru.

Ale wróćmy do Market Playhouse. Teatrzyk ten jest studium, ekspozyturą założonej w czerwcu 1960 roku organizacji Theatre Art Research. Organizatorzy świadomi są faktu tego, że nowy teatr domaga się nowej dla siebie definicji. Jaką ma być ta definicja? „Odpowiedź nie jest prostą" – mówi krytyk i profesor William Barrett. – „Może chaos jest nieodłączną częścią twórczości? Prezydent Kennedy, kiedy ktoś indagował go w sprawie nieładu, który jakoby miał cechować jego administrację, miał podobno zauważyć, że wie z własnego doświadczenia, że ilekroć wszystko układa się pięknie i ładnie, to zwykle nic z tego nie wychodzi. Ta obserwacja może być słuszną lub też nie, jeżeli idzie o politykę, ale na pewno da się zastosować tam, gdzie idzie o teatr..." Uporządkowana i gładka koncepcja klasycznego dramatu kazała przejmować mu się głównie sprawami metafizyki. Ale z nadejściem Ibsena, Shawa, Pirandella dramat zaczął wypowiadać się przez naturalizm, symbolizm, ekspresjonizm. Dzisiaj szuka form nowych. A najmłodszy z teatrów, teatr z Georgetown, uważa się za dziedzica w prostej linii teatru tak Meyerholda, jak Stanisławskiego, Wachtangowa, Tairowa, Reinhardta, Gordona Craiga, Leona Schillera, jak równie Teatru Vieux-Colombier, jak japońskiego teatru kabuki, sztuk Alfreda Jarry'ego, jak O'Neilla, Bertolta Brechta, O'Caseya, Synge'a, Lorki, Dürrenmatta i szuka nowych form anty-Arystotelesowskiej koncepcji, w której „komizm przeradza się w tragizm, a tragizm – w komizm".

Repertuar dwu lat Market Playhouse mówi sam za siebie. Obok więc sztuki Strindberga *Sonata widm*, sztuki z roku 1907 (w której do skrajności doprowadzony naturalizm przenika dziedzinę snów, w której czas i przestrzeń zatracają swe granice), mieliśmy Becketta *Endgame* (*Końcówkę*), Ionesco *Ofiary obowiązku*, Jacinto Benaventego *O królewiczu, co poznawał świat z książek*, a także sztukę innego Hiszpana, piszącego po francusku – Arrabala *Oraison*, sztukę japońską *Sumida*.

Grupa Market Playhouse wierzy, że nowa twórcza wyobraźnia i własny nowy rodzaj realizacji znajdą możliwości rozwojowe w ich teatrze. Któryś z krytyków powiedział, że „organizują oni pewną teatralną atmosferę, świadomie ją deformują w imię jeszcze bardziej intensywnego teatru".

W myśl pojęcia o sztuce najmłodszych dramatopisarzy, takich jak Beckett, Ionesco, Genet, Albee, Gelber, Richardson, Arthur L. Kopit, Tadeusz Różewicz, sztuka nowoczesna nie ma być ani kazaniem, ani narzucaniem i wyjaśnianiem koncepcji. Ma pozostawić widzowi pełną swobodę wyboru i własnej interpretacji. Toteż w Market Playhouse ktoś wykształcony na klasycznych przykładach staje bezradny. Słuchając groteski pełnej bełkotu, jaką na pozór wydać się może *Kartoteka* Różewicza, widz taki gotów jest włączyć się do Chóru z tej samej sztuki, który protestuje, że przecież nawet u Becketta „ktoś gada, czeka, cierpi, śni". Kiedy Różewicz w swym wstępie do sztuki podkreśla jej „realizm", zapowiadając, że aktorzy „mają występować w swoich codziennych ubraniach, nie wolno ich stroić w żadne kostiumy i tym podobne akcesoria", widz taki może dojść do wniosku, że dramat zużytkowuje jedynie „wycinki rzeczywistości".

Ów nie przygotowany widz zapytać może: Czyżby sztukę młodych (wszędzie, w całym świecie – tak jak i ich życie mające pozory negacji, rozczarowania, bezsiły i nieufności) sprowadzić się da jedynie do chaosu, sklejanki strzępów rzeczywistości? Czy też widzieć w niej należy syntezę świata, w której codzienność i symbol, naturalizm i alegoria skomponowane są w jedną całość, którą należy pojąć i ocenić jako nowoczesny moralitet? Dla takiego rodzaju rozumienia mamy słowa Józefa Conrada-Korzeniowskiego, który zapewniał nas o „mądrości młodości".

„To jest moja ręka..." – mówi aktor.

21 III [19]62

„Ameryka" 1962, nr 45

IV. PUBLICYSTYKA SPOŁECZNO-KULTURALNA

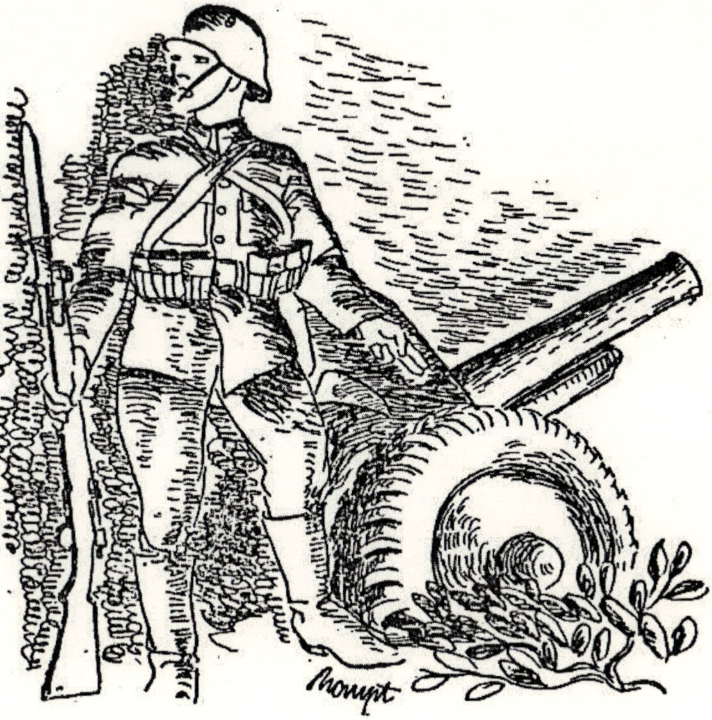

„Bateria śmierci" 1. Pułku Artylerii Motorowej

W święto pułku

Czy istnieje piękniejszy na świecie kraj od Podola?

Podole od jaru jednej rzeki do drugiej, od Miodoborów i Pantalichy do zębiastej sierry Karpat. W soczyste lato, kiedy zieleń kopuł drzew idzie w zawody z zielenią łąk, a srebro falujących łanów żyta odbija niebo, w czerwoną jesień, kiedy w wieczór zaduszny palą się naokoło widnokręgu cmentarze jak ognie alarmowe przed inwazją śmierci, w matowobiałe noce zimowe, kiedy zadymka porywa z zasp śnieżnych sztandar kurzawy, wyjącego triumfu nad bezsiłą człowieka, a nagie gałęzie drzew smagają bluźnierczo niebo, w dnie przedwiosenne, kiedy znad kałuż błota nadlatuje najbardziej mistyczny, upajający zapach, zapach nie dający się niczym określić nowego życia przybywającego z wiosną. Podole roślin najbardziej sprzyjających człowiekowi i ścielących się u jego stóp, i rozwieszających nad głowami w bezcenne tło, Podole zwierząt najłagodniejszych i najprzedziwniejszych w formie i czarze ruchów, Podole ludzi sennych, naiwnych i prostych. Podole chat rozsypanych wzdłuż stawów jak uriańskie perły na srebrze zwierciadła. Podole miasteczek małych i kolorowych w cieniu białych barokowych wież kościołów.

Oto jeszcze raz wstaje ponad nim dzień wrześniowy. Świt siny i upiorny zamiata długie cienie jak szprychy koła przeznaczenia. Boleśnie męczącym krótkim snem sklejone oczy otwierają się na rzeczywistość. Czuby drzew Dytiatyna skąpane są już w złocie słońca, ale brodzą jeszcze w siwej mgle po kolana. Rosa pali się na tarczach i lufach dział. Przy nich leży obsługa. Pasy steranego ekwipunku wcisnęły się w ciała kanonierów jak szleje pociągowych koni.

Są matowi w skąpym świetle poranka. Wstają ze swych posłań, za które służy naga ziemia, nie okrzepieni snem pełnym złych przeczuć i przywidzeń. Zimny świt przedbitewny wlewa w nich chłód i przejmuje dreszczem osamotnienia. Oto samotna bateria w morzu ryczącego odpływu zagłady. Nie daje im los widoku i słodyczy suchego lądu – im, pozostałym i walczącym w odmęcie i pianie żywiołu obcego ich naturze, jak jest obcym naturze człowieka chaos i furia dzikiego morza.

Jedynym, co im pozostaje wśród pustki i osamotnienia, to działa. Cztery lawety skupiają koło siebie i ogniskują w sobie gorączkowe myśli jednych i podświadome, instynktowne wzruszenie innych. Kiedy wiatr nadlatujący znad dróg donosi do nich zgiełk i tętent koni, i tumany kurzu unoszące się ze szlaku powrotnego hord Eurazji, im, którzy tu stoją, działa te są nie tylko śmiertelnymi narzędziami zemsty i przestrogi na zawsze, działa te są nie tylko realnym dowodem ziszczonej tęsknoty rycerskiego temperamentu do własnej broni i własnej świętej wojny, za troskę o nie i myśl o nich nie tylko odpłacają się w chwili złowrogiej poczuciem bezpieczeństwa i siły kręgu spraw własnych – dają one najszczęśliwszemu żołnierzowi, jakim jest artylerzysta zaklęty, zdawałoby się, w zimny zeskład stali i mechanizmów, wcielenie tego wszystkiego, co stanowi dumę i do czego zawsze będzie wracać jego myśl.

Oto obraz baterii w świtaniu wrześniowego Podola. A rzeczywistość? Cztery dobrze zużyte austriackie „*Gebirgsschütze*" dziesięciocentymetrowe, amerykańskie wytarte i wyszmelcowane przez brud wojny mundury, buty popękane ukazujące nagie poodparzane stopy, kaszel nie przespanych w bagnach nocy, twarde okruchy komiśniaka i zielone jabłka w chlebakach, pogorzeliska wsi i nie pogrzebane ciała ludzi wokoło, lata wojny pod obcym znakiem u starszych, nie dokarmione dzieciństwo najmłodszych. Po prostu ludzie bez precedensów szczęścia, bez precedensów sławy, bez precedensów ideału. Jakiś przedziwny instynkt, wspaniały wiew ponad świadomą myślą rozwiewający sztandar najszlachetniejszego patosu każe im stać wokół tych czterech dział, jakby ta działobitnia miała być mównicą wobec całego świata.

Oto w ogniu dział wrażych idzie szarża. Kiedy rozpalone lufy haubic pozostaną na zawsze z otwartymi zamkami w oczekiwaniu na pociski, których już brak, obsługa ścieśni się wokół nich z bronią w ręku. Nie wyobrażajmy sobie tej sceny jak klasycznej dekoracyjnej batalii. Śmierć nie jest dekoracyjna. I śmierć nie waha się ani przed podłością, ani przed bohaterstwem. Po prostu pod błękitnym niebem Podola, w świście toczonych *szaszek* umierali ludzie. Legli wszyscy przy swych działach.

Oto było tak pod Dytiatynem 16 września 1920 roku. Poległ dowódca baterii kapitan Zając i dziewięćdziesięciu ośmiu kanonierów. W ich pułku na pamiątkę tego każda 1. Bateria nosi nazwę „Baterii Śmierci".

„Polska Walcząca" 1941, nr 40

Święto 16. Dywizjonu Artylerii Motorowej

Gdzieś w Szkocji, nad wzgórzami porosłymi wrzosem, wśród łąk najzieleńszych zapada wieczór. Ciemna ściana lasu pozwala jeszcze dojrzeć rozrzucone w jej cieniu namioty. Nie ma wokół nich w tej chwili normalnego życia obozowego. Błyszczy bagnet samotnego posterunku u wejścia. Obóz jak wymarły.

Ale w głębi lasu, gdzie miejsce polowej kaplicy, zapala się jakieś światło, potężnieje, staje się ogniskiem. Czerwone iskry sypią się ku zielonemu pułapowi liści. W ich blasku można już rozróżnić milczący czworobok żołnierzy. Skupione spojrzenia, gdy wyprostowany oficer czyta z listy nazwiska. Kładą się te nazwiska jak pokos wiosennej trawy. Litania nieskończenie długa. Za każdym wyczytanym nazwiskiem pada z szeregów słowo: „Poległ na polu chwały!" i pada ku ognisku rozżarzona pochodnia.

Zdziwiony przechodzień sądziłby, że jest to jakaś inscenizacja do fantastycznego widowiska, kiedy jak w napoleońskim apelu pada nazwisko pierwszego grenadiera Francji: „de La Tour d'Auvergne", i odpowiada echo z szeregów: „Poległ na polu chwały!"

To w dniu 21 września, w pamiętne święto 1. Pułku Artylerii Motorowej, 16. Dywizjon, biorący swój początek z tego pułku, stanął do wieczornego apelu poległych.

Następny dzień, niedziela, jest za to radosnym świętem kanonierów. Na rozległym polu, na ścierni złotej jak na polach Polski, przed ołtarzem zaimprowizowanym na samochodzie wyciągnięta linia wozów bojowych. Baterie za bateriami. Chłodne lufy dział, apokaliptyczne cielska ciągników. Cień pada na zakute w hełmy mazurskie, górnoślązackie, góralskie, kresowiackie twarze żołnierzy. Cień od najpogodniejszego nieba szkockiego, jakie nam było użyczone na dzień naszego święta. Chwieje się w górze i szeleści las flag i sztandarów.

Raport odebrał przy dźwiękach hymnu narodowego naczelny wódz generał Sikorski. W otoczeniu dowódcy 10. Brygady Kawalerii Pancernej generała Maczka i dowódcy korpusu generała Kukiela zajął miejsce przed ołtarzem. Trębacze 10. Pułku Strzelców Konnych grają hasło Wojska Polskiego, kiedy sztandar pułkowy i sztandary innych pułków brygady idą na miejsca honorowe przed ołtarz. Padają słowa kaznodziei za słowami poety: „znów o Polsce głośno, kiedy Polacy się biją..."

Po nabożeństwie defilada dywizjonu przed naczelnym wodzem. Szeleści asfalt dróg szkockich pod protektorami kół. Chyli się sztandar przed trybuną.

W kole namiotów zastawiony obiad żołnierski. Goście między żołnierzami i oficerami dywizjonu. Jest to chwila radości i gościny biesiadnego stołu, biesiady z imienia – prosty żołnierski poczęstunek.

Po przemówieniu dowódcy dywizjonu twarze zwracają się ku naczelnemu wodzowi. Padły słowa nie zdawkowe, ale słowa otuchy, słowa poważnego optymizmu. Słowa ciepłe dla artylerii. Echo powtarza okrzyk na cześć 16. Dywizjonu.

Kończył się piękny dzień wrześniowy. Przechodził już do wspomnień. Pozostawiał pogodną jak on sam nadzieję, że przyszłe święto będzie już tam, gdzie lecą nasze myśli w dobrej czy złej doli.

„Polska Walcząca" 1941, nr 42

Święto 16. Dywizjonu Artylerii Motorowej
(Audycja na dzień 21 września 1941)

R a p o r t

Dywizjon, baczność!! Panie pułkowniku, melduję posłusznie 16. Dywizjon Artylerii Motorowej.

(*Kilka akordów z marsza artyleryjskiego*).

D c a d y o n u

Kanonierzy! W dniu dzisiejszym my, 16. Dywizjon Artylerii Motorowej, przejmując tradycje 1. Pułku Artylerii Motorowej, z którego się wyłonił, obchodzimy nasze pułkowe święto, święto, które jest łącznikiem pomiędzy sławą przeszłości oddziału, jego obecną tężyzną i czynami jutra.

Spójrzmy dzisiaj wstecz… Rok 1920.

(*Kilka akordów żołnierskiej pieśni, na tle których* N a r r a t o r *od razu mówi*).

N a r r a t o r

Powstaje nad Podolem dzień wrześniowy. Czuby drzew Dytiatyna skąpane są już w złocie słońca, ale brodzą jeszcze w siwej mgle po kolana. Rosa pali się na tarczach i lufach dział. Obsługa powstaje ze swych posłań, którymi jest naga ziemia. Pasy steranego ekwipunku wżarły się w ciała kanonierów jak szleje pociągowe koni, buty popękane ukazują nagie poodparzane stopy. Ludzie bez precedensu sławy, bez precedensu ideału, bez precedensu szczęścia. Jakiś przedziwny instynkt, wspaniały wiew ponad świadomą myślą każe im stać wokół tych czterech dział, jakby ta działobitnia miała być rostrum, mownicą wobec całego świata.

Oto idzie wraża szarża. Oto idzie druga i trzecia. Kiedy rozpalone lufy haubic pozostały na zawsze z otwartymi zamkami w oczekiwaniu na pociski, których już brak, obsługa ścieśniła się wokół nich z bronią w ręku. Pod błękitnym niebem Podola, w świście toczonych *szaszek* kozackich umierali ludzie. Legli wszyscy przy swych działach.
(*Melodia, która snuła się, na dalekim tle wyprowadzona – milknie*).
D c a d y o n u
Tak było pod Dytiatynem 16 września 1920 roku. Poległ dowódca baterii kapitan Zając i dziewięćdziesięciu ośmiu kanonierów.
Na pamiątkę tego czynu 1. nasza Bateria nosi miano „Baterii Śmierci".
(*Werbel ciągły*).
A potem rok 1939...
(*Kilka pierwszych taktów „Roty". N a r r a t o r zaczyna mówić na ich tle*).
N a r r a t o r
Oto nowy świt wrześniowy. Bateria zajeżdża na stanowisko. Wąska wiejska droga najnędzniejszych wsi Beskidu Wyspowego zmusza do rozrywania przyciesi chałup tych jeszcze, które ostały się niemieckim pociskom zapalającym. Szalone zmęczenie, gdzieś pod czaszką pali się tylko jedna myśl: „Za ich krzywdę, za tę najnędzniejszą wieś".
(*Warkot silników lotniczych wzmagający się, potem oddalający*).
Nad głowami kołują dwa junkersy 87. Są tuż. Lecą skrzydło w skrzydło, wyglądają jak zjadliwe osy. Przeszły. Cichy brzęczyk telefonu bateryjnego. Potem komenda.
G ł o s (*z drugiego planu*)
Powiększyć o sześćdziesiąt! Cztery tysiące dwieście!
(*Wystrzał armatni*).
N a r r a t o r
Pierwsze działo cofa się w odrzucie. Celowniczy przyskakuje do szkła przyrządu i obrotami pokrętła naprowadza wzruszony porządek rzeczy.
(*Odgłos wystrzału*).
G ł o s (*z drugiego planu*)

Drugie!

(*Odgłos wystrzału*).

G ł o s (*z drugiego planu*)

Trzecie!

(*Odgłos wystrzału*).

G ł o s (*z drugiego planu*)

Czwarte!

[(*Odgłos wystrzału*).]

(*Warkot zbliżających się silników lotniczych*).

N a r r a t o r

Nurkowce nadlatują znowu! I telefon.

G ł o s (*z drugiego planu*)

Trzy tysiące ośmset!

(*Odgłos salwy*).

N a r r a t o r

Poszła seria.

(*Odgłos salwy – bezpośrednio po niej ryk pikujących samolotów i wybuch bomb*).

Poprawka i nowa seria! Stuki pikują! Poszły bomby! I naraz ta ziemia, tak bliska, drży i kołysze się od huku.

(*Efekty milkną*).

Na punkcie obserwacyjnym krwawym ciałem legł major Żmudziński, dowódca dywizjonu. W swym ostatecznym cierpieniu myślami biegł ku swoim, przejętym jego ostatnim „*ordre de bataille*": „Za tę najnędzniejszą spaloną wieś!"

D c a d y o n u

Tak się działo 2 września 1939.

(*Krótki werbel ciągły*).

Kanonierzy! Za nami wspaniała ofiarna przeszłość żołnierska. Dzisiaj w gotowości oczekujemy chwili. Wiem, że kiedy nadejdzie, okażecie się godnymi tych tradycji.

S z e r e g g ł o s ó w

Ku chwale ojczyzny, panie pułkowniku!

[1941]

[*Courtesy of Department of Special Collections, Stanford University Libraries*]

Stalin o językoznawstwie

W dniu 20 czerwca roku 1950 w centralnym organie partii komunistycznej „Prawda" ukazał się artykuł Stalina pod tytułem *W sprawie marksizmu w językoznawstwie*. Po czym w dniu 29 czerwca w „Bolszewiku", organie Komitetu Centralnego – jego wywiad, udzielony towarzyszce Kraszeninnikowej, pod tytułem *Przyczynek do niektórych zagadnień językoznawstwa*. Wreszcie w jakiś czas później ukazało się kilka wypowiedzi Stalina na ten sam temat, które zostały nazwane *Odpowiedź towarzyszom*, w formie krótkich odpowiedzi na „liczne" listy wywołane artykułami (między innymi odpowiedź na list towarzysza Sanżejewa i towarzysza Chołopowa). Artykuły Stalina, pomimo że w licznych omówieniach nazywane są „dziełami", są bardzo zwięzłe. *W sprawie marksizmu w językoznawstwie* to dziesięć kartek druku, *Przyczynek* – zaledwie trzy kartki.

Oba artykuły zostały zaraz przedrukowane w tłumaczeniu w dodatku do „Nowych Dróg": „Zeszyty Filozoficzne »Nowych Dróg«" nr 3 z 1950 roku, w „Nowej Kulturze" w jednym z numerów lipcowych 1950 roku, były omawiane w innych pismach, jak na przykład [w] „Życiu Nauki" w nr. 5–10, w artykule Serebrennikowa pod tytułem *O dyskusji lingwistycznej w ZSRR* w „Nowej Kulturze" z dnia 17 września 1950 roku. Została im poświęcona dyskusja w fachowym kwartalniku „Pamiętnik Literacki" w zeszycie 2 z 1951 roku. Poza tym jest zasadą powoływanie się na rewelacje wypowiedzi Stalina przy jakiejkolwiek dyskusji ekonomicznej, teoretycznej, literackiej aż do chwili obecnej i jedynie ostatnie wypowiedzi Stalina na XIX Zjeździe Partii przyćmiły nieco poprzednie powoływania się.

Jaki jest aspekt wypowiedzi Stalina na tematy językoznawcze?

Tematem artykułu Stalina *W sprawie marksizmu w językoznawstwie* był brutalny atak na nieżyjącego już językoznawcę sowieckiego Marra, na jego tezy, jakie wygłosił on w czasie swych wykładów na uniwersytecie w Baku, i na jego szkołę. W wywiadzie z Kraszeninnikową Stalin złagodził trochę swoje wypowiedzi, przyznając Marrowi pewne zasługi naukowe.

W trakcie swego artykułu Stalin powtórzył tezę Marksa wypowiedzianą w przedmowie do *Przyczynku do krytyki ekonomii politycznej*, gdzie Marks pisał:

„W społecznym wytwarzaniu swego życia ludzie wchodzą w określone, konieczne, niezależne od ich woli stosunki – stosunki produkcji, które odpowiadają określonemu szczeblowi rozwoju ich materialnych sił wytwórczych. Całokształt tych stosunków produkcji tworzy ekonomiczną strukturę społeczeństwa, realną podstawę, na której wznosi się nadbudowa prawna i polityczna i której odpowiadają określone formy świadomości społecznej".

Atak na Marra spowodowany został sprawą umiejscowienia przez niego języka, mowy ludzkiej, w strefie nadbudowy. Radykalizm Marra i jego zwolenników kazał im zaliczyć język do kategorii nadbudowy. Stalin wyszydza takie postawienie sprawy, sprowadzające język do roli narzędzia produkcji, mówiąc, że w takim razie „gaduły winni być milionerami", i potępia marrystów, twierdząc, że wprowadzają anarchię.

Atak na Marra jest jedynie okazją dla Stalina do wypowiedzenia się na tematy teoretyczne albo też, jak zwykle u niego, na podciąganie teorii Marksa do praktyki Stalinowskiej. Teoria Marksa skończyła się wraz ze swym twórcą. Engels, który przeżył go znacznie dłużej, przeprowadzał dalszą jej koncepcję. Walkę o nowe oblicze materializmu Marksowskiego rozpoczęli tak zwani „rewizjoniści", jak: Adler, Vorländer, Otto Bauer, Kautsky, Bogdanow, Bazarow, Juszkiewicz, Plechanow. Za jedynych spadkobierców Marksa i Engelsa uważają się Lenin, a po nim Stalin.

W artykule Stalina o językoznawstwie formułuje on nową zasadę przechodzenia bez wybuchu od dawnego stanu jakościowego do nowego stanu jakościowego. Usiłuje on dowieść nowej zasady dialektycznej, że w warunkach społeczeństwa socjalistycznego, w którym nie ma wrogich klas, w nowy sposób przebiega przechodzenie od dawnej jakości do nowej. Dawne poglądy przechodzenia zmian jakościowych drogą gwałtowną, wybuchu, uznane zostały po raz pierwszy za wulgarne. Że zasada ta obowiązywała w społeczeństwie podzielonym na wrogie klasy, natomiast nie obowiązuje w społeczeństwie, gdzie klasy wrogie nie istnieją.

To nowe sformułowanie zasady dialektycznego materializmu jest głównym aspektem wypowiedzi Stalina. Posłużył się jedynie przykładem języka, kiedy mówił:

„...trzeba powiedzieć do wiadomości towarzyszy pasjonujących się wybuchami, że prawo przechodzenia od dawnej jakości do nowej drogą wybuchu nie daje się zastosować nie tylko do historii rozwoju języka – nie zawsze daje się ono zastosować do innych zjawisk społecznych należących do kategorii bazy lub nadbudowy. Obowiązuje ono w stosunku do społeczeństwa podzielonego na klasy wrogie. Nie ma ono natomiast mocy obowiązującej dla społeczeństwa nie mającego wrogich klas. W ciągu ośmiu–dziesięciu lat zrealizowaliśmy w rolnictwie naszego kraju przejście od ustroju burżuazyjnego, indywidualno-chłopskiego, do socjalistycznego ustroju kołchozowego. Była to rewolucja, która zlikwidowała dawny, burżuazyjny ustrój gospodarczy wsi i stworzyła nowy ustrój, socjalistyczny. Jednakże ten przewrót dokonał się nie drogą wybuchu, to jest drogą obalenia istniejącej władzy i utworzenia nowej władzy, lecz drogą stopniowego przejścia od dawnego, burżuazyjnego ustroju wsi do nowego. Udało się zaś tego dokonać dlatego, że była to rewolucja od góry, że przewrót nastąpił z inicjatywy istniejącej władzy, przy poparciu podstawowych mas chłopstwa".

. . . .

Na czym polega schemat: baza–nadbudowa?

By zaspokoić podstawowe potrzeby życiowe, człowiek musi produkować. Sposób, w jaki ludzie produkują dobra służące do zaspokojenia ich potrzeb materialnych, decyduje o stopniu rozwoju i charakterze społeczeństwa, jest więc zasadniczym czynnikiem historycznego stawania się człowieka.

Podstawowym warunkiem produkcji jest istnienie określonych sił wytwórczych, to znaczy: narzędzi oraz ludzi posiadających umiejętność posługiwania się nimi. Dla celów wytwarzania ludzie w pewien sposób organizują się, łączą swe wysiłki, wchodzą w określone stosunki społeczne. Te stosunki nazywamy stosunkami produkcji. Stosunki produkcji są nieodłącznie związane z siłami produkcji, są ich funkcją. Jakie są siły produkcji, takie są stosunki produkcji – w razie niezgodności między nimi społeczeństwo przeżywa okres kryzysu i walki, który prędzej czy później musi się skończyć dostosowaniem stosunków produkcji do istniejących sił wytwórczych albo katastrofą danej formacji społeczno-ekonomicznej. Rozwój w dziedzinie sił wytwórczych pociąga też za sobą nieuniknioną konieczność zmian w dziedzinie stosunków produkcji. Jak ludzie układają swe stosunki, jak organizują produkcję i jakie w tym celu nawiązują stosunki społeczne, zależy w ostatniej instancji od tego, jakie narzędzia produkcji mają do dyspozycji. Marks powiedział, że żarna stworzyły feudalizm, maszyna parowa – kapitalizm.

Stan sił wytwórczych, określając stan stosunków produkcji, decyduje o sposobie produkcji, ten zaś z kolei staje się podstawą ustroju społecznego. Na tej podstawie-bazie wyrasta nadbudowa.

U podstawy stosunków produkcyjnych między ludźmi leżą stosunki własności. Stan stosunków produkcji odpowiada na pytanie, w czyim posiadaniu znajdują się środki produkcji – czy są one do dyspozycji całego społeczeństwa, czy do dyspozycji poszczególnych klas. Wynika stąd, że na danej bazie, w zależności od charakteru własności, kształtują się w danym społeczeństwie określone stosunki społeczne.

Zastąpienie starej bazy przez nową odbywa się zwykle w sposób rewolucyjny: drogą unicestwienia starych stosunków produkcyjnych i ustanowienia nowych.

Nadbudowa obejmuje całokształt określonych poglądów czy też idei, jak również odpowiadające jej instytucje polityczne, prawne i inne oraz organizacje, które popierają te poglądy, [obejmuje też] filozofię, sztukę, literaturę. Nadbudowa, podobnie jak baza, ma charakter historycznie przejściowy. Stanowi ona produkt danej epoki. Aktywnie oddziałuje na bazę. Nadbudowa w społeczeństwie socjalistycznym różni się od wszelkich nadbudów przeszłości. Nie służy interesom klas wyzyskujących, ale obsługuje społeczeństwo.

....

Źródłami marksizmu są: klasyczna filozofia niemiecka, klasyczna ekonomia polityczna i socjalizm.

Uzasadnieniem jest materializm historyczny i materializm dialektyczny. Materializm dialektyczny zasadza się na: dialektyce, obiektywnym charakterze poznania, filozofii materialistycznej, wszechzwiązku zjawisk, przyczynowości, prawie jedności i walki przeciwieństw, ruchu i zmianie, prawie przechodzenia zmian ilościowych w jakościowe.

[listopad 1952–marzec 1953]

[*Courtesy of Department of Special Collections, Stanford University Libraries*]

Symbol i kamień
Narodowa Świątynia ku czci Niepokalanego Poczęcia w Waszyngtonie [Audycja radiowa]

Podczas dyskusji nad nowoczesnym stylem katedry w Coventry (Anglia), wzniesionej niedawno w pobliżu ruin średniowiecznego gmachu zburzonego przez nieprzyjacielskie bomby w latach drugiej wojny światowej, ktoś wyraził pogląd, że „funkcją architektury kościelnej jest przeobrażanie zwiedzających w wiernych". Żądanie to wydaje się zbyt wygórowane. Budynek nie zdoła przeobrazić zwiedzających w wiernych, może natomiast rozpraszać i wypaczać nastrój pobożnego skupienia.

Jaka powinna być architektura kościelna? Czy powinna trzymać się tradycji, nasuwać skojarzenia ze stylami dawnych epok, czy też, przychylna zmianom, ma odzwierciedlać nowe kierunki panujące we współczesnym życiu, tak innym niż życie w przeszłości?

Oto pytania, które stawiamy sobie, zwiedzając zbudowaną ostatnio Narodową Świątynię Niepokalanego Poczęcia w Waszyngtonie, dzieło wiary i ofiarności gminy katolickiej w Stanach Zjednoczonych.

Jest to największy w Stanach Zjednoczonych, a siódmy co do wielkości na świecie kościół katolicki. Projekt tej budowy powstał przed pięćdziesięciu laty, kiedy to amerykański kler katolicki powziął myśl popartą gorąco przez papieża Piusa X, żeby wznieść świątynię ku czci i chwale wybranej patronki amerykańskich katolików. Na owe czasy był to pomysł nowy i śmiały. Dziś jednak jesteśmy świadkami wielkiego ożywienia ruchu religijnego w Stanach Zjednoczonych, gdzie co roku przybywa około siedmiu tysięcy kościołów, kaplic i bożnic, jak gdyby na straszliwe okrucieństwa i klęski dwóch wojen światowych i na niepewność dzielących je lat pokoju serca i umysły ludzkie odpowiadały nawrotem ku wierze i w niej szukały zbawienia.

Narodowa Świątynia Niepokalanego Poczęcia w Waszyngtonie góruje nad łagodnym wzniesieniem stanowiącym teren Uniwersytetu Katolickiego i jest zbudowana w kształcie krzyża łacińskiego, łącząc w sobie style bizantyński i romański. Eklektyzm stylu wyrażać ma tradycyjność, a zarazem żywotność Kościoła – Kościoła dzisiejszego, jakkolwiek zrodzonego z przeszłości.

Zwolennicy nowoczesności mogą wysunąć zarzut, że eklektyzm i wzorowanie się na starych uznanych formach w sztuce świadczy o braku twórczej myśli, tak charakterystycznym dla poprzedniego stulecia rewolucji przemysłowej, kiedy to wybitnym osiągnięciom w zakresie techniki i stosowania nowych materiałów nie mogły dotrzymać kroku osiągnięcia artystyczne.

Powiedzą nam, że na szczęście wiek dwudziesty rozwinął sztukę naprawdę śmiałą i nowoczesną również w dziedzinie architektury kościelnej. Wskażą nam przykłady takich gmachów wzniesionych w różnych latach i w różnych krajach, jak: kościół Notre-Dame du Raincy w Paryżu – dzieło Augusta Perreta – zbudowany z żelazobetonu w roku 1923; kościół Najświętszego Sakramentu w Bazylei, zaprojektowany przez Rudolfa Schwartza, z roku 1930; Notre-Dame du Haut, zbudowany w roku 1955 w Ronchamp według rysunków Le Corbusiera; kościół św. Franciszka w Pampulhi w Brazylii, dzieło Oscara Niemeyera; kaplicę w Palos Verdes w Kalifornii, którą zaplanował Frank Lloyd Wright i którą zbudowano po drugiej wojnie światowej; imponującą kaplicę Świętego Krzyża w Sedonie w stanie Arizona, która zdaje się wyrastać z litej skały pośród krajobrazu amerykańskiego Zachodu. Wymienią też fantastyczny kościół św. Rodziny w Barcelonie, pomysł hiszpańskiego architekta Gaudiego.

Entuzjaści nowoczesności stwierdzą z przekonaniem, że inne gałęzie sztuki związane z architekturą dały w tym okresie dowody nie mniejszego rozmachu twórczego. Przypomną nam o *Żółtym Chrystusie* Bretona, o malarstwie Gauguina, o nowszych dziełach specjalnie dla kościoła przeznaczonych, jak freski Ferdynanda Légera i witraże Georges'a Rouaulta w Assy, jak wnętrze kaplicy w klasztorze Dominikanów w Vence udekorowane pędzlem Matisse'a, jak prace Portinariego w Belo Horizonte w Brazylii. Opowiedzą nam o artystycznych tkaninach, na których Jean Lurçat zilustrował wizje apokalipsy, i o freskach Bernarda Buffeta.

Nie zbraknie również argumentów zwolennikom tradycji; mogą oni powołać się na teorię powracających cyklicznie w sztuce stylów, które trudno jest uznać za nowość i postęp. Jako przykład opowiedzą nam historię zmian w ustawieniu ołtarza. Aby podkreślić tajemnicę mszy świętej, w przeszłości odgradzano nieraz ołtarz od wiernych i zasłaniano go przed ich wzrokiem; praktykuje się to po dziś dzień w kościołach obrządku wschodniego, gdzie pokryta malowidłami ścianka, ikonostas, dzieli prezbiterium od nawy. Przypomną nam, że w kościołach gotyckich umieszczono ołtarz w absydzie w pewnej odległości od zarysowanych w kształt krzyża naw i oddzielono go od nich stallami chóru oraz pięknie zdobioną kratą, a w katedrach barokowych ołtarz stanowił dramatycznie wyodrębniony ośrodek wnętrza i był jego najbogatszą ozdobą. W kościołach nowoczesnych ołtarz wraca na miejsce, które zajmował w pierwszych wiekach chrześcijaństwa, kiedy ofiara składana była na oczach wiernych.

Miłośnicy tradycji powiedzą nam, że nowoczesność wraz ze swoim abstrakcyjnym symbolizmem, deformacją i prymitywizmem powtarza wzory znane w przeszłości; wystarczy porównać dwa *Ukrzyżowania* – w polskim kościele w Nowych Tychach i dzieło Matthiasa Grünewalda w ołtarzu kościoła w Isenheim (wiek XV), aby przekonać się o łączącym je pokrewieństwie.

W waszyngtońskim kościele Niepokalanego Poczęcia zachowano tradycyjne zasady architektury sakralnej. Kopuła, dzwonnica, tchnące pogodnym spokojem wnętrze nie mogą niczym urazić prostych ludzi nie oswojonych ze swobodą i śmiałością nowoczesnej sztuki. Umiano jednak przy tym odważnie i ze smakiem przetransponować stary język na nowe formy. Jedna rzecz jest tu nade wszystko wspólna obu kierunkom architektonicznym: tradycyjnemu i nowoczesnemu, a mianowicie wymowa symboli. W tym wyrażaniu prawd wiary za pomocą pewnych uświęconych znaków zgodne są wszystkie nurty budownictwa sakralnego. Z daleka przyciągają wzrok jasne lśniące ściany z wapienia, smukła dzwonnica nazwana

Wieżą Rycerzy dla upamiętnienia ofiarności fundatorów - Rycerzy Kolumba. Najbardziej wszakże olśniewa ogromna barwna kopuła.

Na jej wypukłej błękitnej powierzchni ułożono z różnokolorowych dachówek symboliczne obrazy oznajmiające niejako w stenograficznych skrótach przeznaczenie świątyni dedykowanej Najświętszej Pannie. Gwiazda Morza, Cedr Libanu, Wieża z Kości Słoniowej, Lilia, inicjały pozdrowienia anielskiego „*Ave, Maria*" - odnajdujemy tu wszystkie święte imiona, które tak wzruszająco brzmią odmawiane głośno w litanii i które od wieków powtarzają się we wszystkich świątyniach obok obrazów takich jak: *Zwiastowanie*, *Narodzenie*, *Ukrzyżowanie*, *Pietà*, *Dobry pasterz* i *Baranek Boży ofiarowany za grzechy świata*. Zewnętrzne dekoracje waszyngtońskiego kościoła są czytelne jak otwarta księga pełna poezji, wyznań wiary i wymownej treści. Widzimy znak ryby z pierwszych czasów chrześcijaństwa i krzyż w wersji łacińskiej, greckiej, celtyckiej oraz patriarchalnej. Godła bożego majestatu: królewskie korony, kule i berła, aureole, blask bijący od dzieciątka Jezus, ręka Boga w obłokach, oko opatrzności w mistycznym trójkącie, gorejące serce świętej miłości, klucze, trony, tiary i monogramy; dary Ducha Świętego; cnoty chrześcijańskie; miecze przeszywające bólem serce Maryi; chwała serafinów i cherubinów; skrzydlate godła ewangelistów; lilia - symbol czystości, winne grono - symbol ofiary, pszenica - symbol chleba; gołębica, Feniks wstający z popiołów, półksiężyc i wąż pod stopami Dziewicy, święci w blasku zasług i męczeństwa.

Wnętrze nie jest jeszcze wykończone. Prostota nagich ścian, sklepień, pendentywów, nisz okiennych w kopule, absydy i kaplic stanowi ostry kontrast z bogactwem ornamentyki zewnętrznej. Obecnie prowadzone są roboty, dzięki którym kościół zyska piętnaście kaplic reprezentujących piętnaście tajemnic różańca. Wschodnia nawa poświęcona jest wierze, zachodnia - miłości, w sąsiedztwie przyszłej kaplicy Matki Boskiej z Gwadelupy buduje się kaplica Matki Boskiej Częstochowskiej; znajdzie się tutaj wierna kopia *Czarnej Madonny* z Jasnej Góry. Zainicjował tę budowę Komitet Biskupów Polskich w Ameryce, a funduszów dostarczają Amerykanie polskiego pochodzenia. Kaplicę ozdobią duże piękne tkaniny artystyczne.

Po wykończeniu wnętrze świątyni będzie lśniło, jak kosztowna szkatułka na klejnoty, marmurem, granitem, onyksem, majoliką i różnokolorową ceramiką. Z zewnątrz ściany głównego trzonu budynku i Wieży Rycerzy mają ciepłą barwę kamienia, którym je obłożono, a zdobiące je posągi, płaskorzeźby, tympanony i medaliony składają się na wrażenie harmonijnej monotonii. Są tam dwie figury Najświętszej Panny – jedna przy wejściu, druga na absydzie – dłuta Ivana Meštrovicia. Wielkie granitowe schody, marmurowa posadzka z trawertynu, różnorodność materiału i ozdób na kolumnach – to cechy znamienne dla stylu romańskiego. O bogactwie kolorystycznym przyszłej świątyni daje nam pojęcie wykończona już krypta – kościół podziemny, gdzie zastosowano technikę Guastavino, kładąc płyty z przezroczystego onyksu, złota, marmuru i trawertynu.

Przedsmak przyszłej wspaniałości barw daje też położona już w głównej absydzie i na jej sklepieniu mozaika przedstawiająca Chrystusa w majestacie. Jest to ten sam temat, który dominuje we wspomnianej już katedrze w Coventry, gdzie Graham Sutherland poświęcił mu olbrzymi gobelin. Mozaika w Świątyni Niepokalanego Poczęcia jest dziełem polskiego artysty Johna H. Rosena, autora fresków w lwowskiej arcybiskupiej katedrze ormiańskiej. Ten właśnie malarz dekorował polską kaplicę w papieskim Castel Gandolfo i kaplicę na Kahlenbergu pod Wiedniem wzniesioną na miejscu, gdzie Jan Sobieski odniósł swoje sławne zwycięstwo nad Turkami. John H. Rosen od dwudziestu lat mieszka w Stanach Zjednoczonych i wykonał olbrzymie malowidła zdobiące wnętrza kościołów w Waszyngtonie, Pittsburghu, St. Louis, w Kalifornii i na Południu. W mozaice kościoła Niepokalanego Poczęcia dominują złoto i czerwień zróżnicowane na około cztery tysiące odcieni; użyto na nią nie mniej różnorodnych materiałów – od weneckiego szkła z Murano do florentyńskich marmurów w niezliczonych kolorach. Rosen ma także zaprojektować dekorację sklepienia nad baldachimem głównego ołtarza. Ukończył już mozaikowe przyczółki we wschodnim wejściu do świątyni. Przedstawiają one pierwszych misjonarzy w Ameryce.

Stolica Stanów Zjednoczonych chlubi się wspaniałą architekturą w poważnym, neoklasycznym stylu. Przybył jej teraz symbol wiary wyrzeźbiony w kamiennych ścianach Narodowej Świątyni Niepokalanego Poczęcia.

[1962]

Paderewski

Raz, dwa, trzy... czternaście, piętnaście... dwadzieścia, dwadzieścia jeden! – dwadzieścia jeden wystrzałów działowych wstrząsa majowym powietrzem i dym armatni snuje się wpośród zieleni wielkiego Narodowego Cmentarza w Arlington pod Waszyngtonem.

To bateria ustawiona w cieniu drzew wita salutem prezydenta Stanów Zjednoczonych. Alejami, wpośród szpaleru wyprężonych na baczność żołnierzy prezentujących broń, szybkim, młodzieńczym krokiem podchodzi na wzgórze dominujące nad parkiem-cmentarzem naczelny wódz sił zbrojnych państwa. Przy fanfarze trębaczy, pod okiem zmasowanych na rusztowaniu kamer telewizyjnych i obiektywów aparatów filmowych prezydent dołącza do grupy stojących pod masztem pomnika „Maine" osób i zaraz do głośnika podchodzi sekretarz stanu Dean Rusk, by w trzech słowach zapowiedzieć: „*The President of the United States!*" (Prezydent Stanów Zjednoczonych!). Z kolei przed baterią mikrofonów staje prezydent Kennedy.

Cóż to za okazja? Czyżby tu, na tym wojskowym Narodowym Cmentarzu, którego łagodne porosłe murawą wzniesienia bieleją od nie kończących się rzędów kamieni nagrobnych, odbyć się miał jakiś apel tysięcy żołnierzy amerykańskich poległych w czasie wielkiej wojny światowej w dżunglach Guadalcanalu, na wybrzeżach Taravy, w Tunezji, na Sycylii, u przyczółka Anzio, w Normandii, pod Bastogne, nad Renem? Czyżby miano tu uczcić pamięć jakiegoś wielkiego żołnierza, zasłużonego generała i zwycięzcy?

Posłuchajmy pierwszych słów prezydenta:

„Zebraliśmy się tu dzisiaj, by złożyć trybut jednemu z najwspanialszych ludzi naszego stulecia. Był nim Ignacy Paderewski – wielki Polak, wielki muzyk, wielki mąż stanu i ponad wszystko człowiek wielkiej odwagi i głębi uczuć..."

A więc Paderewski! Ale co sprawia, że prezydent wielkiego kraju, którego czas i myśl pochłaniają sprawy wielkiej aktualnej wagi i odpowiedzialności, odrywa się od nich, by tu, na cmentarzu wojskowym, miejscu specjalnie zastrzeżonym na wieczny spoczynek żołnierzy, mówić i przywoływać na pamięć imię człowieka zmarłego z górą dwadzieścia lat temu?

Uznanie wielkości Paderewskiego nie datuje się od dzisiaj w Ameryce. Kiedy w roku 1933 mający wówczas lat siedemdziesiąt dwa pianista miał w Waszyngtonie ostatni tu swój koncert, po jego zakończeniu sędzia Sądu Najwyższego Stanów Zjednoczonych, a potem jego przewodniczący, wyraził to tymi słowy: „Nie wystarczy rozwodzić się nad tym, że Paderewski jest największym pianistą świata, ale należy powiedzieć sobie, że przypuszczalnie jest on największym z żyjących ludzi".

To przekonanie dzielili z nim Amerykanie. Toteż kiedy w osiem lat później Paderewski zmarł na ziemi amerykańskiej w dniu 29 czerwca 1941, z zarządzenia ówczesnego prezydenta, Roosevelta, trumnę jego złożono w rotundzie stanowiącej podstawę pomnika „Maine" w centrum Narodowego Cmentarza w Arlington, zanim, jak było wolą zmarłego, nie zostanie pochowana w Polsce. Urnę z sercem artysty, powierzoną Polonii amerykańskiej, złożono w niszy mauzoleum Cypress Hill Abbey na cmentarzu przedmieścia nowojorskiego Queens.

Co roku w rocznicę śmierci Paderewskiego rotundę pomnika „Maine" wypełniały kwiaty świadczące o pamięci ludzkiej. Ale nic, żaden napis czy znak nie mówił przechodniom, że spoczywają tam szczątki wielkiego artysty od dwu dziesiątków lat. Sprawę tę podniósł w Senacie Stanów Zjednoczonych senator Harrison A. Williams i zainteresował się nią Biały Dom. W rezultacie, przy współdziałaniu armii, Departamentu Stanu i Polonii amerykańskiej, przyszło do umieszczenia w cokole pomnika specjalnej płyty spiżowej, i to w obecności prezydenta. A działo się to w dniu 9 maja 1963, kiedy w dalszym ciągu swego przemówienia prezydent mówił o Paderewskim:

„Był on niezaprzeczenie jednym z największych artystów naszych czasów. Nigdy tego nie odżałuję, że nie danym mi było w życiu usłyszeć jego gry. Geniuszem swym wzruszał on miliony w całym świecie – i wzlot jego talentu wystarczyłby każdemu innemu za osiągnięcie życia. Ale Paderewski był przede wszystkim patriotą niezdolnym spocząć w chwili, gdy jego współbracia cierpieli niewolę. W wyswobodzeniu Polski widział on drogę do wyzwolenia polskiego twórczego ducha. Niestrudzonym wysiłkiem całego życia dążył do przywrócenia i zachowania wolności rodzinnego kraju...

Nikt szczodrzej od Paderewskiego nie łożył na pomoc dla ofiar pierwszej wojny światowej w Polsce. W sprzymierzonych stolicach był on wymownym rzecznikiem niepodległości Polski i to jego osobisty wpływ sprawił, że Woodrow Wilson zawarł w swych czternastu punktach warunek o wolnym państwie polskim. A w nowej Polsce Paderewski podjął się, gdy zaszła potrzeba, roli przywódczej, służąc jej jako premier i reprezentując sprawę polską na konferencji pokojowej w Wersalu.

Kiedy z drugą wojną światową Polska miała przejść nowe próby, Paderewski, liczący wówczas osiemdziesiąt lat, jeszcze raz podjął się obrony jej spraw...

Stany Zjednoczone po wieczne czasy zaciągnęły dług u Kościuszki i Pułaskiego – tych patriotów polskich, którzy na tej ziemi walczyli dla sprawy naszej wolności sto osiemdziesiąt lat temu. Z chlubą możemy sobie powiedzieć, że odbudowanie Polski po pierwszej wojnie światowej było w niemałej mierze skutkiem akcji powziętej przez Stany Zjednoczone. I znowu, a było to w parę miesięcy po śmierci Paderewskiego, Stany Zjednoczone przyłączyły się do nowej wielkiej walki o wolność wszystkich narodów..."

I mowę swą u tablicy pamiątkowej Paderewskiego prezydent zakończył:

„Imię Paderewskiego mówi nam, Amerykanom, o wielu rzeczach naraz: o narodowej niepodległości, narodowej dumie, o humanizmie i sztuce. Słusznym jest, że doczesne szczątki tego patrioty polskiego, życiem i pracą tak blisko związanego ze Stanami Zjednoczonymi, złożono na tym Narodowym Cmentarzu aż do przyjścia chwili, gdy spoczną w ojczystej ziemi. Muzyka jego zamilkła, ale sprawa, dla której żył on i umarł, jest nieśmiertelną".

W świecie czynnym, pochłoniętym przez życie, wiele spraw i zainteresowań ludzie zamykają w skrócie – słowie wyrażającym istotę rzeczy. W Ameryce rozumienie, znawstwo, sentyment dla spraw polskich, czy znane są one więcej, czy mniej, ma takie swoje słowa koncentraty, słowa budzące asocjacje myślowe, a są nimi imiona polskie: „Kościuszko" i „Paderewski". Mówią one od razu wiele tak starym, jak i młodym. I żyje tu pokolenie, którego ludzie na wzmiankę imienia Paderewskiego doznają jakiegoś skurczu serca, wzruszenia wyrażającego się błyskiem łez w oczach. I błysk ten starczy za najwspanialsze lśnienie płyt z brązu.

3 VII [19]63

Fundacja Kościuszkowska

Gdzie konia kują, tam żaba nogę nadstawia
Społeczność Stanów Zjednoczonych, tak zasobnych z racji bogactw naturalnych kraju, energii, przedsiębiorczości i pracy ich obywateli, przy całym pragmatyzmie filozofii Amerykanów, cechuje optymizm, kieruje nią idealizm. Wrodzony Amerykanom zmysł organizacji, dążenia do sprawności w działaniu przyniosły tu w rezultacie wielkie osiągnięcia materialne. Ale ten sam sukces uświadamia im odpowiedzialność wobec życia, wobec innych.

Wyrazem i wynikiem poczucia tej odpowiedzialności są chociażby powstające równolegle z nagromadzanym bogactwem instytucje obejmowane nazwą fundacji. Co to jest fundacja? W szerokim znaczeniu jest to instrument pomocny przy rozdziale prywatnych zasobów i dóbr na cele powszechne. Ściślej definiując, fundacje są to organizacje pozarządowe, prywatne, nie oglądające się za własnym zyskiem, posiadające główny fundusz zarządzany przez powiernicze kierownictwo, a dochód z którego przeznaczony jest dla dobra ogółu.

Fundacje to typ instytucji w Stanach Zjednoczonych wcale nie nowy. Powstanie pierwszych z nich przypada już na pierwsze lata po uzyskaniu przez Stany Zjednoczone niepodległości. Ale dopiero trzy ostatnie dziesięciolecia charakteryzuje ich wielki rozrost liczebny. Kiedy zajrzeć do *Skorowidza fundacji w Ameryce* (*The Foundation Directory*, New York 1960), to informuje on, że instytucje te w Ameryce przenoszą cyfrę dwunastu tysięcy, ale z tej cyfry wymienia się imiennie tylko połowę – fundacje poważniejsze. W tym dziesięć znanych w całym świecie wielkich fundacji, prawdziwych kolosów, kiedy zasoby i aktywa każdej z nich przekraczają sto milionów dolarów, z Fundacją Forda (ponad trzy miliardy dolarów majątku), Rockefellera, Duke'a Endowmenta, Hartforda, Carnegie na czele. W dalszym ciągu czytamy tam, że istnieje poza tym w Ameryce zwyż stu fundacji o kapitale dochodzącym dziesięciu milionów dolarów. Nie pomniejsza to szczytnych założeń i znaczenia setek i tysięcy pomniejszych tego rodzaju instytucji.

Podstawowy fundusz fundacji pochodzi albo z zapisu testamentowego, albo też, i to częściej, jest dotacją, darem, powiernictwem ustanowionym przez osobę żyjącą, rodzinę albo spółkę, a najrzadziej zbierany jest na ten cel przez specjalną organizację. Fundacja taka, nie obliczona na zysk donatora, przy nadanym jej statucie mówiącym o przeznaczeniu i celach instytucji, ma swój osobny charakter prawny i wolną jest od obciążeń podatkowych. Jeszcze jeden rzut oka do *Skorowidza fundacji w Ameryce* przekona o kolejności i ważności celów, jakie instytucjom tym stawiają fundatorzy. A więc w pierwszym rzędzie fundusze ich idą na cele wychowawczo-oświatowe. Dalszym ich zadaniem jest niesienie pomocy na badania naukowe, przede wszystkim – medyczne. Z kolei widoczna jest troska o sprawy związane z opieką społeczną. Pokaźną pozycję mają wsparcia dla badań na polu nauk humanistycznych. Wreszcie wspomagają one sprawy międzynarodowe [i] akcję religijną. Są fundacje, którym założyciele ich postawili cele bardzo specjalne, ograniczone, ale zawsze mające służyć wspólnemu dobru.

Wymienioną w *Skorowidzu*... Fundację Kościuszkowską w Nowym Jorku należałoby, w porównaniu z wielkimi tego rodzaju instytucjami Ameryki, zaliczyć do niedużych. Czyżby względnie skromny jej fundusz, pochodzący z zapisów i darów Amerykanów polskiego pochodzenia, przekraczający ledwie pół miliona dolarów w kapitale i majątku, miał przywoływać na pamięć przysłowie: „Gdzie konia kują, tam żaba nogę nadstawia"? Nie poddawajmy się hipnozie skali, ale przyjrzyjmy się, jak Fundacja Kościuszkowska powstała, jak wygląda, co robi.

Filia Soplicowa w sercu wielkiego miasta

Orientację w planie, topografii wielkiego miasta ułatwi zawsze pewien schemat wyobrażeniowy. Manhattan, gród śródmiejski Nowego Jorku, ktoś przyrównał do postaci olbrzyma rozwalonego na wznak na wyspie tej samej nazwy, obramowanej rzekami Hudson i Wschodnią. Olbrzym Manhattan wspiera się stopami o nadbrzeże Baterii. Jego pas to zagęszczenia świateł dzielnicy teatrów Broadwayu, dworce kolejowe Pennsylvania i Grand Central, Empire State Building, Biblioteka Publiczna, gmach Organizacji Narodów Zjednoczonych. Jego pas barkowy to znowu skupisko Rockefeller Center, Coliseum, hotele Americana i Hilton, katedra św. Patryka. Jego stosem pacierzowym jest Piąta aleja, wielkimi tętnicami - Broadway, aleja Ameryk, aleja Madisona, Park Avenue, splotami nerwów - Times Square, Lincoln Center, Columbus Circle. Głowę swą olbrzym Manhattan tarza w zieleni Parku Centralnego. Tam, gdzie w anatomii miasta-olbrzyma leży serce, w jego okolicy mieści się siedziba Fundacji Kościuszkowskiej w Nowym Jorku. Pod numerem 15 na wschodzie Sześćdziesiątej Piątej ulicy.

Tutaj od lat dwudziestu w pięknym domu najelegantszej dzielnicy miasta, w domu jakby symbolizującym godność i powagę celów fundacji, myśli obywatelskiej jej założycieli i opiekunów, skupia się polskość, tu można się „nadyszeć" jak kiedyś w Soplicowie. Datą powstania samej instytucji jest rok 1925. Zbliżała się wtedy sto pięćdziesiąta rocznica chwili, kiedy Tadeusz Kościuszko przybył na ziemię amerykańską, by dla sprawy wolności Stanów Zjednoczonych ofiarować swój entuzjazm, młode siły i doświadczenie wojskowe, by potem, przywdziawszy na mundur generała amerykańskiego chłopską sukmanę, powieść własny naród do walki o niepodległość.

W Ameryce pamięć zasług Kościuszki znalazła wyraz w historii wojny o niepodległość w umieszczeniu jego nazwiska obok największych na liście Towarzystwa Cyncynnatów, w ufundowaniu jego pomników w Waszyngtonie, West Point, Chicago. Słusznie także założyciele fundacji przydali jej jego imię. Bo głównym zadaniem tej instytucji jest propagowanie i podtrzymywanie kulturalnych i intelektualnych związków pomiędzy Polską i Stanami Zjednoczonymi.

Fundacja Kościuszkowska wydaje miesięczny biuletyn o swej działalności i z niego możemy dowiedzieć się o zakrojonych przez nią rodzajach akcji. Od samych początków przystąpiono tu do stworzenia programu wymiany studentów, uczonych i profesorów obu krajów, i to na skalę bardzo szeroką. I to nie tylko na terenie Ameryki, ale tam, gdzie powstaje konieczność tego. Przykładem jest chociażby zorganizowanie w czasie ostatniej wojny czterech centrów uniwersyteckich dla tysiąca internowanych w Szwajcarii polskich młodych żołnierzy. Po wojnie Fundacja Kościuszkowska zorganizowała na wielką skalę wysyłkę do Polski książek, podręczników i czasopism, i to w tysiącach egzemplarzy, dla zdewastowanych tamtejszych bibliotek uniwersyteckich.

Jeżeli idzie o pomoc finansową, to statut stypendialny przewiduje ją w pierwszym rzędzie dla Polaków i dla Amerykanów polskiego pochodzenia. Takich trzysta stypendiów dotychczas przyznanych rozdzielono mniej więcej po połowie między młodzież obu krajów. Wyjątek umożliwiający przyznawanie pomocy i nagród Amerykanom niepolskiego pochodzenia stanowią stypendia im. Chopina oraz im. Paderewskiego, udzielane drogą konkursu, na studia muzyczne oraz stypendia na studia naukowe języka polskiego, literatury i znawstwa spraw tyczących się wspólnie Polski i Ameryki. W pierwszym roku po ufundowaniu Stypendium im. Chopina w wysokości tysiąca dolarów zdobył je za grę dwudziestoletni Amerykanin Roy Eaton z Nowego Jorku. W dwa lata później otrzymał je inny Amerykanin, Van Cliburn, i ułatwiło mu to studia w Szkole Muzyki im. Juilliarda w Nowym Jorku, a z czasem umożliwiło wielki sukces światowy.

Fundacja Kościuszkowska patronuje również szerokiej akcji wydawniczej książek w języku angielskim, których przedmiotem są sprawy polskie. Pod jej egidą zapoczątkowana została seria dzieł o wielkich Polakach, wśród których wymieniać należy monografie o Mikołaju Koperniku i Fryderyku Chopinie. Przewiduje się serię całej galerii innych ludzi sztuki, literatury, muzyki. W przygotowaniu jest ponowne wydanie świetnej książki profesora Wacława Lednickiego o życiu i kulturze Polski: *The Life and Culture of Poland.*

Trzydzieści trzy lata z okładem działalności Fundacji Kościuszkowskiej znajduje wyraz w jeszcze jednym projekcie, dla którego impulsem jest zbliżająca się data – rok 1966, który znaczy tysiąclecie Polski historycznej zapisane przez kroniki Zachodu. Projekt ten przewiduje serię wydawnictw tysiąclecia: „Poland's Millennium Series of the Kosciuszko Foundation". Pierwszą książką z tej serii jest dzieło Mariana Kukiela *Czartoryski and European Unity* [*1770–1861*] (*Czartoryski i jedność Europy* [*1770–1861*]), już z pomocą fundacji wydane przez Princeton University Press w roku 1955.

Planowany jest szereg innych publikacji, między innymi także seria wydawnictw tysiąclecia dla dzieci.

Słownik „kościuszkowski"

Różnorodna działalność Fundacji Kościuszkowskiej nie da się ująć w skrócie ogólników. Dlatego warto zająć się jednym z jej najwartościowszych dokonań, a jest nim wydanie pod jej auspicjami pracy ważnej dla celów, jakie stawia przed sobą: porozumienia się i wymiany kulturalnej pomiędzy Polską i Ameryką. Jest nią *Słownik angielsko-polski i polsko-angielski*, którego autorami są Kazimierz Bulas, Francis J. Whitfield i Lawrence L. Thomas.

Leksykografia polska ma swoje osiągnięcia, i to datujące się od dawna. *Wokabularz trydencki*, traktat Parkosza o ortografii (1440), słownik Jana Mączyńskiego, *Thesaurus* Knapiusza, dykcjonariusz Michała Abrahama Troca, pomnikowy słownik Lindego, słowniki „wileński" i „warszawski", ukazujący się teraz tomami *Słownik języka polskiego* Polskiej Akademii Nauk, pod redakcją profesora Witolda Doroszewskiego – mówią za przedwczoraj, wczoraj i dzisiaj.

Dawał się odczuwać wielki brak słownika angielsko-polskiego i polsko-angielskiego. Do ostatnich czasów rolę tę musiał spełniać jedyny obszerniejszy, ale zdeaktualizowany słownik Rykaczewskiego, Chodźki, rzecz skompilowana jeszcze w pierwszej połowie XIX wieku. Toteż słownik fundacji, który już teraz popularnie nazywany jest „kościuszkowskim", lukę tę znakomicie i w porę uzupełnia.

O wartości jego decydują przede wszystkim dwa względy: bogactwo haseł i stopień precyzji w ustalaniu nie tylko znaczeniowych, semantycznych odpowiedników słów, ale także ich zabarwienia uczuciowego. Słownik ten stosuje nowoczesną fonetyczną transkrypcję słów, a gwarancją kompetencji tej jego strony była współpraca nad nim leksykografa polskiego Kazimierza Bulasa i amerykańskich slawistów świetnie zorientowanych w polszczyźnie. Profesor literatury polskiej na Uniwersytecie Harwardzkim Wiktor Weintraub pisze, że w części angielsko-polskiej, opierając się zresztą na słowniku oksfordzkim i amerykańskim słowniku Webstera, wzięto język angielski w tej postaci, w jakiej jest on używany w Stanach Zjednoczonych. „Trudno się temu dziwić" – zauważa profesor Weintraub – „jeżeli się weźmie pod uwagę, że opracowany został w Ameryce, że patronuje mu amerykańska instytucja Fundacja Kościuszkowska oraz że Polaków w Stanach Zjednoczonych jest stosunkowo najwięcej. Ale słownik ma ambicję objęcia współczesnej angielszczyzny w całym jej bogactwie i informuje systematycznie o tym, które odcienie znaczeniowe czy zwroty są w użyciu po obu stronach Atlantyku, a które są amerykanizmami czy specyficznymi właściwościami angielszczyzny brytyjskiej".

„Na dobrą sprawę" - mówi dalej profesor Weintraub - „autorzy słownika nie rozporządzali słownikiem współczesnej polszczyzny takim, który by odtwarzał dzisiejszy stan języka. Słownik »warszawski« liczy sobie dzisiaj już lat sześćdziesiąt, a nowy słownik Polskiej Akademii Nauk zaczął wychodzić wtedy, gdy prace nad słownikiem Fundacji Kościuszkowskiej zostały już zamknięte. Biorąc te okoliczności pod uwagę, trzeba powiedzieć, że autorzy słownika drogą żmudnej wieloletniej pracy osiągnęli bardzo dużo". W Polsce określono ten słownik jako „dzieło naprawdę pomnikowe".

Spiritus movens

Fundacja Kościuszkowska jest nie tylko miejscem „clearingu" kultur i powiązań dwu krajów: Polski i Ameryki, ale piękna jej siedziba w Nowym Jorku jest i salonem recepcyjnym, i ogniskiem, i laboratorium prac i zadań z tym fenomenem związanych. Mówiąc o niej, nie można przemilczeć jej współtwórcy, współzałożyciela i wieloletniego gospodarza, którym jest prezydent fundacji profesor Stefan Paweł Mierzwa.

Pod koniec zeszłego stulecia znane były i popularne w Ameryce książki autora, który nazywał się Horatio Alger, a przedmiotem tych powieści i bohaterem był zawsze młody przedsiębiorczy człowiek, który wyposażony w duży zasób energii, zapału i pracowitości, od niczego dochodził do osiągnięć i majątku. Naiwny morał tych opowieści odpowiadał optymizmowi epoki, chociaż dzisiaj obfitą produkcję owego autora traktuje się z pobłażliwym uśmiechem.

Wydawałoby się, że Stefan Mierzwa, który w wieku lat siedemnastu znalazł się w Ameryce, kiedy Horatio Alger nie był jeszcze zapomniany, uosabiał typ bohaterów jego powieści. Własnym wysiłkiem, pracując ciężko, ucząc się przy tym, osiąga zdeterminowanie swe cele. Zdobywa wykształcenie i tytuły naukowe, studiuje na

Uniwersytecie Harwardzkim, zostaje profesorem w Drake University. Ale tu porównanie się kończy. Bo człowiek ten postawił sobie wyższy cel, nie tylko osobisty sukces i tryumf życiowy. Przejął się sprawą powszechną, a przede wszystkim – sprawą polską na terenie Ameryki. Fundacja Kościuszkowska, mająca tylu opiekunów i mecenasów, jemu przede wszystkim zawdzięcza swe powstanie i byt.

[1964]

Kaplica Matki Boskiej Częstochowskiej w Waszyngtonie

„*Asperges me, Domine, hyssopo, et mundabor: lavabis me, et super nivem dealbabor...*" (Pokropisz mię, Panie, hizopem, a będę oczyszczony: obmyjesz mię, a nad śnieg bielszym się stanę...) – rozbrzmiewają słowa psalmu w gregoriańskim chórze w prastarym rytuale aktu konsekracji ołtarza w nowo otwartej kaplicy wielkiej świątyni Ameryki.

Z góry, ze złotych ram podtrzymywanych przez cherubiny, spogląda w dół Czarna Madonna. Jakże bliski Jej uśmiech, jak bolesne znaki zadane mieczem Jej obliczu! Przecież to wierna podobizna Tej, która od setek lat błogosławi ludziom z ołtarza na Jasnej Górze!

W dniu 3 maja 1964 roku w stolicy Stanów Zjednoczonych, w nowej Świątyni Niepokalanego Poczęcia arcybiskup Filadelfii ksiądz Jan Król dokonał w asyście siedmiu biskupów pochodzenia polskiego z diecezji amerykańskich konsekracji ołtarza i poświęcenia kaplicy ku czci Matki Boskiej Częstochowskiej.

Kaplica ufundowana dzięki ofiarności katolickiego społeczeństwa Ameryki, głównie Polonii, jest jedną z czterech w tej drugiej co do wielkości świątyni w Stanach Zjednoczonych. Inną, obok, poświęcono cudownej Madonnie meksykańskiej z Gwadelupy. Wszystkie szczegóły wnętrza polskiej kaplicy, z kopią jasnogórskiego obrazu (dzieło toruńskiego malarza Leonarda Torwirta), nawiązują do polskich tradycji religijnych i historycznych. Płytę ołtarza, w której zamknięto relikwie polskich świętych, obiega napis: „*OUR LADY OF CZĘSTOCHOWA PRAY FOR US*" (Matko Boska Częstochowska, módl się za nami). W sklepieniu kaplicy widnieją w mozaice postaci dwudziestu polskich świętych i błogosławionych, w witrażu zamykającym u szczytu kopułę – orzeł królewski.

W tympanonie południowej ściany kaplicy, po stronie ewangelii, poniżej apoteozy syna Marii jest napis polski: „BOGURODZICA-DZIEWICA". Po stronie lekcji, pod płaskorzeźbą z koronacją Królowej Niebios inny napis polski mówi: „KRÓLOWO KORONY POLSKIEJ – MÓDL SIĘ ZA NAMI". Obie te ściany zdobią gobeliny: jeden przedstawiający chrzest Mieszka, którego data zapoczątkowuje tysiącletnią zapisaną w kronikach historię Polski, drugi wyobrażający scenę ślubów króla Jana Kazimierza w katedrze lwowskiej i ogłoszenie Matki Bożej Królową Korony Polskiej.

Konsekracja ołtarza odbyła się w niedzielę rano, a poświęcenie kaplicy – tegoż samego dnia po południu. Z pobliża i z odległych stanów, ze wszystkich ośrodków polskich Ameryki zjechały tłumy: młodzi, starzy, dzieci, księża, zakony, polskie organizacje, delegacje stowarzyszeń, klubów politycznych i oświatowych, domów narodowych, szkół i parafii. Do nowego miejsca kultu Marii przybyły pielgrzymki o składzie dającym przekrój całej Polonii amerykańskiej: górnicy i farmerzy, hutnicy i kupcy, robotnicy fabryczni i ludzie wolnych zawodów.

W zalane słońcem popołudnie pod kopułą wiosennego nieba wśród tłumu, którego wielka świątynia niezdolna była pomieścić, zabrzmiały polskie słowa *Litanii loretańskiej* i wzruszającej antyfony *Pod Twoją obronę*.

„Ameryka" 1966, nr 86

Polskie ziarno, niwa amerykańska
Zjazd naukowców polskiego pochodzenia w Nowym Jorku

Miłośnicy sztuki filmowej reżysera Ingmara Bergmana mają pewnie w pamięci scenę końcową w jednym z jego obrazów, kiedy to stary profesor, główna postać filmu, na uroczystości uniwersyteckiej odbiera nadane mu zaszczytne odznaczenie. Mamy tam za tło jakąś szwedzką Uppsalę, stare mury uczelni, tłumy młodzieży, uroczysty pochód profesorów, berła, togi, łańcuchy. (Widza amerykańskiego, tak przepadającego za widowiskowością urządzanych tu parad, zastanawia szczególny splendor i pompa, z jaką na starych uniwersytetach europejskich, w atmosferze pełnej godności i rewerencji, odbywają się tego rodzaju uroczystości). W filmie Bergmana mamy nawet asystę paradną wojska i zwraca uwagę fakt, że w kulminacyjnym momencie uroczystości rozlegają się salwy armatnie.

Komu zdarzyło się pod koniec listopada zeszłego roku (1966) znaleźć się na terenie Uniwersytetu Columbia w Nowym Jorku, w gmachu jednego z kolegiów tej uczelni – Casa Italiana, wydać by się mogło w pierwszej chwili, że przeniesiono go na starą skandynawską uczelnię.

Oto rozlega się fanfara, a za chwilę – salwa, salut armatni, od którego drżą mury uczelni. W chwilę potem – znowu fanfara i znów grom salwy. Ale nie przesadzajmy. Ten apanaż akustyczny towarzyszący odbywającej się tu uroczystości jest efektem nie zamierzonym, [lecz] skutkiem zbiegu okoliczności. Tuż obok gmachu, w którego sali uroczyście zainaugurowano wielki zjazd uczonych, odbywają się prace przygotowawcze: dokonują tu wykopów pod fundamenty nowego kolegium uniwersyteckiego. A że dzieje się to na terenie Nowego Jorku, który pobudowany jest na caliźnie z granitów i bazaltu, to pod fundamenty musi się zawsze drążyć w litej skale. Wiercą więc otwory, zakładają w nie ładunki dynamitu i za każdym razem przed ich odstrzeleniem rozlega się sygnał i za chwilę – wybuch. Powtarza się to w regularnych odstępach czasu. Jest to może utrapieniem dla skupionych w studiach, ale uroczystości zjazdowej przydaje znakomitego tła.

Zwołano ją pod hasłem Pierwszego Zjazdu Naukowców Polskiego Pochodzenia w Ameryce, a promotorem uroczystości był Polski Instytut Naukowy w Ameryce mający swą siedzibę w Nowym Jorku oraz Instytut Spraw Środkowowschodniej Europy Uniwersytetu Columbia, starej uczelni amerykańskiej ufundowanej w 1754 roku przez króla Jerzego II jako King's College. Kongres odbywał się w ramach obchodu tysiąclecia chrześcijaństwa w Polsce i historycznego bytu państwa polskiego zapisanego w kronikach historycznych.

The Polish Institute of Arts and Sciences in America (którego polska nazwa brzmi: Polski Instytut Naukowy w Ameryce) zrzesza uczonych i intelektualistów polskiego pochodzenia w Ameryce i w Kanadzie. Różnica w angielskiej transkrypcji nazwy instytutu wynika z tego, że termin „nauka" w języku polskim (tak jak „*Wissenschaft*" w niemieckim) ma znaczenie szersze: mówi o wszelkim znawstwie, każdej odrębnej specjalności na poziomie wyższej uczelni, podczas gdy w terminologii francuskiej, „*la science*", i angielskiej, „*science*", słowo to obejmuje zakres znaczeń bardziej ograniczony: spraw wiedzy i dyscyplin dotyczących tylko znawstwa praw przyrody i matematyki, ograniczając się do tego, co w polskim języku określamy mianem „nauk ścisłych". Nazwa „The Polish Institute of Arts and Sciences" pod hasłem „Arts" włącza nauki, dyscypliny i umiejętności humanistyczne.

Nauka jest odruchem poczucia godności ludzkiej wobec rzeczy nie znanej, chęcią poznania, zrozumienia tej rzeczy, to znaczy: zrozumienia, ujrzenia jej związków z innymi rzeczami, a w dalszym ciągu – chęcią wychowania innych na ludzi myślących. Dla jej poznania i rozwoju konieczne są szczególne warunki sformułowane dziesięć lat temu w organie Polskiej Akademii Nauk przez świetnego polskiego logika i filozofa, nieżyjącego już profesora Kazimierza Ajdukiewicza. Tymi warunkami są: wolność słowa, wolność myśli, wolność wyboru metody i problematyki.

Żyjący i pracujący w Ameryce polscy naukowcy mają te szczególne warunki zapewnione, ale fakt, że zrzeszają się w polskiej instytucji, nie ma, jeżeli idzie o oddanie się nauce, na uwadze jakichkolwiek względów narodowych, bo jak powiedział o tym wielki Louis Pasteur: „*La science n'a pas de patrie, ou plutôt la patrie de la science embrasse l'humanité tout entière*..." (Nauka nie ma ojczyzny, a raczej ojczyzna nauki ogarnia całą ludzkość...).

Wbrew jednak ponadnarodowemu pojęciu nauki zjazdowi w Columbia University nadano specjalne, narodowe znaczenie, nawet gdy obrady na nim przeprowadzane były przeważnie w języku angielskim. Asumptem dla zwołania kongresu była idea uczczenia tysiąclecia historii chrześcijańskiego państwa polskiego. Uniwersalizm chrześcijański jest wspólny uniwersalizmowi nauki tym, że wspomagała go łacina – język kultu i międzynarodowy środek porozumiewania się. Stąd owa ponadnarodowość nauki sprawiająca, że uczeni polscy znaleźli się w diasporze już za najświetniejszych czasów państwa polskiego. O antecedensach tej diaspory mówią w epoce renesansu i baroku fakty o studiach Polaków za granicą, chociaż i u siebie mieli wspaniałą Akademię Krakowską. Miewali swe „nacje" w społecznościach akademickich uniwersytetów Padwy, Bolonii, Paryża, Pragi, Montpellier, Lejdy, Wittenbergi. Hozjusz, Kopernik, Jan Kochanowski, Sęp Szarzyński, Leszczyńscy, Ossolińscy, Morsztynowie czuli się tam jak u siebie w domu. Z utratą niepodległości owa diaspora talentów i umysłów rozlała się z Polski po całym świecie. W Collège de France wykładają Mickiewicz, Chodźko, w Brukseli – Lelewel, w Santiago de Chile – Ignacy Domeyko. Filareci i filomaci z Uniwersytetu Wileńskiego, młodzież Liceum Krzemienieckiego znalazła się na uniwersytetach Moskwy, Petersburga, Kazania, Lipska, Paryża. Z jej zastępów powstają kadry uczonych, którzy rozsławią imię Polski w świecie. Tym samym śladem pójdzie pokolenie czasów pozytywizmu polskiego. Gdy Baudouin de Courtenay wykłada w Petersburgu, Maria Curie-Skłodowska dokonuje odkryć w paryskim laboratorium, Henryk Arctowski i Antoni Bolesław Dobrowolski wracają z wyprawy antarktycznej statku „Belgica" Gerlache'a, Bronisław Piłsudski studiuje życie Ajnów na Sachalinie, a Wacław Sieroszewski pisze swe studium z czasu wygnania na Syberii: *Dwanaście lat w kraju Jakutów*. Gdy biolog Michał Siedlecki przeprowadza studia przyrodnicze na Jawie, antropolog Jan Czekanowski dociera z niemiecką wyprawą naukową do wnętrza Afryki, Aleksander Brückner z uniwersytetu berlińskiego dokonuje odkryć staropolskiego piśmiennictwa, a Bronisław Malinowski z ramienia Uniwersytetu Londyńskiego szykuje się do podróży i pobytu na wyspach Melanezji dla antropologicznych i etnologicznych studiów. Ten sam Bronisław Malinowski zasłynie później na Uniwersytecie Yale, logik Jan Łukasiewicz – na uniwersytecie dublińskim, Manfred Kridl – w Columbia University, logik Alfred Tarski – w Kalifornii, filozof dominikanin ojciec Bocheński – we Fryburgu, socjolog Florian Znaniecki – na Uniwersytecie Illinois. Lwowsko-warszawska szkoła matematyki i filozofii zajmie czołowe miejsce w nauce światowej.

Taką byłaby w skrócie refleksja historyczna o nauce polskiej. Lapidarnie ujmują ją trzy na przestrzeni wieków wybijające się imiona polskich uczonych i matematyków, figurujące wpośród wielkich nazwisk wyrytych w Muzeum Nauki w Chicago: Kopernik – Hoene-Wroński – Banach.

* * *

Zjazd, któremu przewodniczył Stanisław Mrozowski, matematyk, zapoczątkowało odczytanie telegramów od towarzystw naukowych i naukowców, którzy nie mogli wziąć w nim udziału, a te pozdrowienia dla kongresu napłynęły z różnych stron świata diaspory nauki polskiej.

Z kolei Chór „Schola Moderna" odśpiewał oratorium *Gaude, Mater Polonia*. Po przemówieniu prezesa instytutu profesora Oskara Haleckiego, który mówił o miejscu Polski w Europie w czasokresie pomiędzy rokiem 966 i 1966, profesora Stanisława Ulama o wkładzie polskim do rozwoju nauk ścisłych, socjologa profesora Teodora Abla z Hunter College, drugi wiceprezes Fundacji im. Alfreda Jurzykowskiego w Ameryce Alexis C. Coudert ogłosił listę naukowców i intelektualistów polskich w kraju i za granicą wyróżnionych przez tę instytucję przyznaniem im odznaczeń i nagród pieniężnych za dokonania na polu kultury. Tegoroczna lista nagród imponuje liczebnością, a wiąże się to z obchodem tysiąclecia.

Naukowcy polscy rezydujący w Stanach Zjednoczonych w liczbie tysiąca pięciuset po największej części są w pełni aktywni (ośmiuset pięćdziesięciu). W Kanadzie naliczyć ich można dwustu. W zjeździe partycypowało ponad tysiąc osób, jeżeli włączyć gości. Były tu reprezentowane osiemdziesiąt cztery wyższe uczelnie i osiemnaście rozmaitych instytutów naukowych Ameryki. Oficjalnie zarejestrowanych było czterysta pięćdziesiąt nazwisk członków instytutu, ale przy współudziale gości i zaproszonych stałe uczestnictwo przez przeciąg trzech dni wykazuje liczbę ponad sześciuset osób.

Na posiedzenia poszczególnych komisji i sekcji naukowych zgłoszono sto trzydzieści sześć referatów. A oto niektóre dane tyczące się tych prelekcji z dziedzin poszczególnych nauk czy dyscyplin. Na sekcji medycyny zgłoszono trzynaście referatów, w sekcji filozoficznej – referatów sześć. W sekcji literatury na osiemdziesięciu uczestniczących mieliśmy trzynaście prelekcji. Większość prelegentów pochodziła oczywiście ze Stanów Zjednoczonych, z Kanady – dwunastu, jeden – z Niemiec i jeden – z Puerto Rico.

Nazwiska polskich naukowców rozbrzmiewały w Ameryce i dawniej. Przed ostatnią wojną światową dał się tu poznać znawca i badacz literatury i kultury amerykańskiej Roman Dyboski. Lingwista Witold Doroszewski przez rok przeprowadzał studia nad mową Polaków amerykańskich na Uniwersytecie Wisconsin w Madison. Profesorem Uniwersytetu Torontońskiego w Kanadzie był fizyk teoretyczny Leopold Infeld, długoletni współpracownik Einsteina. Ekonomista Oskar Lange wykładał kiedyś na Uniwersytecie Chicagowskim. W czasie wojny nauczali tutaj papirolog i znawca prawa rzymskiego Rafał Taubenschlag, na Uniwersytecie Notre Dame w Indianie – matematyk Hugo Steinhaus, na Uniwersytecie Columbia katedrę literatury polskiej miał sobie powierzoną Manfred Kridl. Socjolog Florian Znaniecki, autor pomnikowego dzieła *Chłop polski w Europie i Ameryce*, z Uniwersytetu Indiany, był prezesem Amerykańskiego Towarzystwa Socjologicznego. Po wojnie okresowo gościli tu słynny matematyk Wacław Sierpiński, historyk literatury Julian Krzyżanowski i inni.

O tym, jak przedstawia się uczestnictwo polskie w życiu naukowym Ameryki dzisiaj, powiedzą nazwiska chociażby tylko matematyków wykładających na tutejszych uczelniach. Alfred Tarski, Stanisław Ulam uczą w Kalifornii, Antoni Zygmund – na Uniwersytecie Chicagowskim, Stanisław Mrozowski – na uniwersytecie w Buffalo, Jerzy Spława-Neyman – w Berkeley, Maria Zbigniew Krzywobłocki – na stanowym Uniwersytecie Michigan, Jan W. Jaworowski – na Uniwersytecie Indiany, nieżyjący [już] Witold Hurewicz wykładał na Uniwersytecie Browna i w instytucie politechnicznym Massachusetts Institute of Technology. Uczą tu N. Aronszajn i V. Kac. A rozejrzyjmy się znowu na polu slawistyki i literaturoznawstwa słowiańskiego i polskiego. Wacław Lednicki prowadzi studia w tym dziale w Berkeley w Kalifornii, tam również przebywa Czesław Miłosz, świetny poeta i krytyk. Wiktor Weintraub związany jest z Uniwersytetem Harvarda, Mieczysław Giergielewicz – z Uniwersytetem Pensylwanii, Teodor Domaradzki – z Uniwersytetem Montrealskim w Kanadzie, Zbigniew Folejewski – z Uniwersytetem Wisconsin, Tymon Terlecki – z Uniwersytetem Chicagowskim, Edmund Ordon – ze stanowym Uniwersytetem Wayne w Michigan; mamy nazwiska slawistów, jak Zbigniew Gołąb, Edward Stankiewicz. Jerzy Krzyżanowski jest w Kalifornii, a Ludwik Krzyżanowski na Uniwersytecie Columbia w Nowym Jorku redaguje kwartalnik Polskiego Instytutu Naukowego w Ameryce. W Nowym Jorku rezyduje wrażliwy poeta i świetny eseista Józef Wittlin.

Ograniczyliśmy się do kilkunastu nazwisk z dwu tylko dziedzin naukowych. Brak miejsca nie pozwala wyliczyć tych, którzy reprezentują inne działy nauk humanistycznych i ścisłych na zjeździe. Uderzało tam, jeżeli idzie o uczestników, trojakie zjawisko: *la présence* uczonych starszego pokolenia, ludzi wyszłych z wychowania i tradycji nauki w Polsce, obecność młodego pokolenia naukowców urodzonych w Polsce, ale wykształconych za granicą i wreszcie – młodego pokolenia uczonych wywodzących się z trzeciej czy czwartej generacji emigrantów przybyłych na ziemię amerykańską. Ci ostatni nieraz studia swe uzupełniali przez lata na uczelniach w Polsce, czy to przed ostatnią wojną światową, czy też już w latach powojennych. Zastanawia i wzrusza międzypokoleniowe podobieństwo naukowców polskich na zjeździe.

Uciekając jednak od ogólników, przejdźmy się salami gmachu, gdzie odbywają się posiedzenia poszczególnych sekcji i podsekcji. Składają się na nie zgłoszone wcześniej referaty i rozwijająca się po nich dyskusja. Oto w sali nr 602 profesor Bogdan Zaborski z Uniwersytetu Montrealskiego w Kanadzie mówi o wędrówkach ludów mongolskich w pierwszych wiekach średniowiecza z Azji Centralnej, miejsca pomiędzy Górami Ałtajskimi i jeziorem Bajkał, które było kolebką ludów. Rozwieszone mapy ilustrują wykład uczonego. Zasłuchane audytorium to fachowcy i laicy. Wśród nich, w głębi sali, młoda para autentycznych Mongołów. On ma szeroką, wschodnią twarz; przysłaniają ją szkła okularów. Ona ma wysokie policzki i skośne oczy Mongołki, przydające jej egzotyki.

Wykład przeciąga się tak, że brak nawet czasu na dyskusję, bo oto na podium wchodzi Maria Starczewska z Uniwersytetu Hofstra pod Nowym Jorkiem. Urocza młoda prelegentka mówi o jednej z najwcześniejszych emigracji z Polski do Ameryki – o grupie stu rodzin z Opolskiego, które z rodzinnej Płużnicy na Śląsku, pod wodzą proboszcza, księdza Leopolda Moczygemby, złożyły się na polską kolonię w dalekim Teksasie. W roku 1966 Maria Starczewska przeprowadziła studia geograficzne i demograficzne na miejscu, tak w Płużnicy na Górnym Śląsku, jak i w amerykańskim osiedlu, które założono pod mianem Panna Maria. To z naukowego punktu widzenia przeprowadzone studium adaptacji ludzkiej w nowym otoczeniu, w nowych warunkach terenowych, klimatycznych, agrarnych – różnych od tego, co było w Opolszczyźnie – wydałoby się dalekim od sentymentu i liryki, ale wciąż mówi o rysach kulturalnych polskich tej małej społeczności, jakie przetrwały z górą sto lat. Para Mongołów zatrzymanych w sali po poprzednim wykładzie nie może oderwać się, słuchając z zaciekawieniem relacji o zjawisku nowoczesnej wędrówki ludów, o współmierności losów ludzkich mimo przedziału przestrzeni i wieków.

Kiedy przechodzimy do sąsiedniej sali, to zbieg okoliczności każe nam posłuchać wykładu młodego profesora z Brooklyn Community College w Nowym Jorku Józefa Wieczerzaka. Tematem referatu jest okres amerykańskiej wojny domowej, której data zbiega się prawie z datą osadnictwa Polaków w Teksasie i z klęską powstania styczniowego w Polsce w roku 1863. Na tym wykładzie w podsekcji najnowszej historii prelegent podkreśla fakt tego, że odbywające się w tym samym czasie, ale w różnych częściach świata konflikty nie były bez wzajemnego na siebie wpływu.

Przysłowiowość tematu „Słoń a sprawa polska" potwierdzają programy wszystkich sekcji nauk humanistycznych. A już szczególnie obfituje w tej mierze wszystko, co omawianym jest na sekcji literatury. Jej przewodniczący, profesor Mieczysław Giergielewicz, omawia zainteresowanie się Ameryką u pisarzy polskiego pokolenia pozytywistów końca XIX wieku. Zastanawia to nie tyle u Henryka Sienkiewicza, który przecież znał Amerykę z autopsji, ile przede wszystkim u Bolesława Prusa, wprawdzie zasiedziałego w Warszawie, ale niezmiernie ciekawego Nowego Świata – świata postępu i materialnego dobrobytu, i rozmachu. Wydawał o nim głębokie sądy, nieraz zaprawione i humorem, jak w swych *Kronikach tygodniowych*, czy to, gdy nadsłuchiwał ech Wystawy Światowej w Filadelfii, czy też w pogłosach amerykańskich, które znajdujemy w jego *Emancypantkach*.

Inny znowuż znawca literatury, Jerzy Krzyżanowski, mówi o idei amerykanizmu przebijającej w twórczości Reymonta, szczególnie zaś w jego *Ziemi obiecanej* – idealizacji postępu takiego, jaki rysował się w świadomości ludzi epoki.

Temat polski poruszają referaty innych sekcji, czy to w dziale socjologii, ekonomii, nauk politycznych, czy innych „humaniorów". Na sekcji sztuk pięknych usłyszymy o średniowiecznej architekturze Polski, o drzwiach gnieźnieńskich i muzyce polskiej. Nauki ścisłe wedle swego miana zacieśniały się do swych specjalności w matematyce, fizyce teoretycznej, biologii, chemii. Temat polski odezwie się raz jeszcze w jednej z najświetniejszych prelekcji zjazdu.

Wygłosił ją rabin Izaak Levin z Uniwersytetu Yeshiva w Nowym Jorku. Mówił w niej o doniosłym dokumencie z roku 1264, wydanym przez księcia Bolesława Pobożnego: przywileju znanym pod nazwą statutu kaliskiego, a mówiącym o prawach Żydów osiedlających się w Polsce, ustanawiającym na ziemi polskiej schron, azyl dla narodu żydowskiego prześladowanego gdzie indziej w świecie. Prelegent w swym referacie spłacił narodowi polskiemu najwyższy trybut, kiedy w zakończeniu wygłoszonym po polsku zaznaczył, że siedemsetlecie statutu kaliskiego, przywileju dla Żydów w Polsce, winno być uczczone równie uroczyście, jak tysiąclecie bytu Polski jako państwa chrześcijańskiego, bo kraj ten na całej przestrzeni swej historii okazał najwyższe humanitarne uczucia wobec prześladowanego narodu żydowskiego.

....

Końcowej wypowiedzi na zjeździe, zamykającej istotę zjawiska nauki polskiej w Ameryce, tenor nadał profesor Wacław Lednicki w przemówieniu zatytułowanym w programie *Rola polskiego intelektualisty w Ameryce*.

Po wielkiej nowoczesnej wędrówce ludów do Ameryki, w której uczestniczyły fale emigracji z Polski z największym ich nasileniem w roku 1907, na gros elementu polskiego tu osiedlającego się składał się przede wszystkim element chłopski – ci, którym brak ziemi, przeludnienie, złe warunki ekonomiczne kraju kazały szukać możliwości za oceanem. Z natury rzeczy ten przedsiębiorczy, energiczny, żywotny element rekrutował się z warstw narodu mało oświeconych. Dopiero dorabiając się na ziemi amerykańskiej, wrastając w nią w demokratycznych warunkach Nowego Świata, gdzie o losie decydował nie przywilej ani odziedziczony majątek, ale własna praca, dopiero tu Polak zaczął dorabiać się stanowiska i roli w życiu amerykańskiej społeczności. Natomiast Polaków wykształconych, o wyższym poziomie intelektualnym, poza nielicznymi niedobitkami katastrof narodowych Polski było w Ameryce niewielu. Dopiero na skutek wstrząsu drugiej wojny światowej na ziemi amerykańskiej pojawia się w dużej liczbie po raz pierwszy typ Polaka intelektualisty.

Tu profesor Lednicki raz jeszcze zdefiniował to, co stanowi o wartościach intelektualizmu, a co określa się powszechnie mianem „inteligencja". Określenie to w warunkach polskich ma specyficzne znaczenie i powiązania. Mówi ono o pewnej grupie społecznej i o pewnej postawie umysłowej u ludzi tej grupy. Świadomość klasowa tej grupy jest nikła, oddawała się ona zawsze na usługi innych klas. W warunkach niewoli podejmowała się odpowiedzialności za polityczne i duchowe życie kraju, a po odzyskaniu niepodległości była warstwą najbardziej reprezentatywną. Cechowała ją zawsze bezinteresowność, skromność, brak zainteresowania dobrami materialnymi, poświęcenie dla innych. Los jej był szczególnie tragiczny w okresie ostatniej wojny. To na jej zniszczenie uwziął się wróg Polski, o czym mówi historia cierpień profesorów Uniwersytetu Jagiellońskiego w obozach Oranienburga i Sachsenhausen, masakra profesorów uczelni lwowskich, lista ofiar Oświęcimia.

Inteligencję polską cechują zawsze światowość, znajomość języków, umiejętność znalezienia się w kosmopolitycznym świecie, smak artystyczny. Jej ludzie doskonale nadają się do reprezentacji, ambasadorowania. Kto w Ameryce chce poznać rzeczy polskie, dowiedzieć się, co Polacy myślą, w co wierzą, jakie mają nadzieje, jak żyją, ten powinien zwrócić się do polskiego intelektualisty – członka warstwy narodu będącej kwintesencją narodowej istoty, solą soli ziemi polskiej.

Ten polski intelekt najwyżej przebija w sferze nauki – mówił profesor Lednicki. Podkreślił charakterystyczne cechy intelektualizmu, te, które wedle przeciwstawień Bergsona angażują intuicję naprzeciw akcji, intelekt naprzeciw sprytu. Ten dualizm intelektu nakazuje mu podejmować się podwójnej roli oskarżyciela i obrońcy w sporach ducha. Każe angażować się w sprawy ludzkie nie z obiektywnych pozycji bezdusznego naukowca, ale z tą czułością ludzką humanistycznej postawy, o której Alfred de Musset powiedział: „*La pitié c'est la source de l'amour*, kiedy mówił o „współczuciu będącym źródłem miłości". Dzisiaj, w czasach degradacji wartości ludzkich, intelektualista polski w kraju i w świecie sięga wyżyn swych wielkich poprzedników, których wzorem w Polsce był Andrzej Frycz Modrzewski, a potem w Rosji – Radiszczew, kierując się tą wzniosłością zasad, „*nobleness of principle*", o której mówił nam Tomasz Carlyle.

8 III [19]67

Jan kardynał Król, arcybiskup Filadelfii

Czy doszukałby się ktoś związku pomiędzy tak oczywiście odległymi miejscami, jak polska wieś w Tarnowskiem – Siekierczyn, jak przedmieście amerykańskiego miasta Cleveland, jak kościół Santa Maria della Mercede e Sant'Adriano w Rzymie? Albo czym wytłumaczyłby ktoś fakt, że na palcu u dłoni, która do dziś, po czterdziestu latach, nosi jeszcze blizny od ostrza topora rzeźnickiego czeladnika w Cleveland, lśni kardynalski pierścień z szafirem?

Rozbieżności te mają swoje wyjaśnienie. Siekierczyn pod Tarnowem jest miejscem pochodzenia chłopa polskiego Jana Króla, który w roku 1901, czasu wzbierającej szczytowo fali wychodźstwa z ziemi polskiej do Ameryki, znalazł się w Nowym Świecie. Na przedmieściu Cleveland, na które polskiego przeważnie pochodzenia mieszkańcy tamtejszej parafii St. Hyacinth mówią „Jacków", urodziło się w roku 1910 czwarte z liczby ośmiorga dzieci pary emigrantów, Jana i Anny Królów. Dziecku nadano również imię Jan. W roku 1967 temu właśnie Janowi, dzisiaj arcybiskupowi Filadelfii, papież włożył na głowę kapelusz kardynalski, a na tytularną siedzibę w Rzymie wyznaczył nowemu purpuratowi kościół Santa Maria della Mercede.

Młodociany Jan Król po ukończeniu polskiej szkoły parafialnej i katedralnej średniej szkoły w Cleveland, a nim jeszcze poczuł powołanie do stanu kapłańskiego – by pomóc rodzicom w wychowaniu licznej rodziny, jął się pracy zarobkowej. Przez dwa i pół roku pracował jako czeladnik rzeźnicki i dlatego to dziś z pokorą i dumą pokazuje ręce, na których pozostały blizny rozpoznawcze zawodowych urazów. A pierścień z szafirem włożył na palec tej ręki papież Paweł VI po tym, kiedy Jan Król, powołany do świętego kolegium kardynałów, odprawił uroczystą mszę świętą w Bazylice Świętego Piotra w Rzymie.

Kardynał opowiada nam o swych początkach życiowych. Mówi doskonałą polszczyzną, co jest zadziwiającym, gdy zważy się, że w zbiorowisku ludzi wywodzących się z rozmaitych krajów, w społeczności, w której dominuje mowa angielska, w środowisku będącym stykiem różnojęzycznych grup, dialektów, słownika słów potocznych siłą rzeczy trudno jest zachować prawdziwą czystość narodowej mowy. Jan Król z czułością wspomina, że swobodę swej polszczyzny zawdzięcza przede wszystkim rodzicom, atmosferze domu, w którym mówiło się po polsku, wreszcie – początkowej nauce w szkole podstawowej i średniej, i w Orchard Lake College mającym polskie tradycje.

Ale dalsze studia nie sprzyjały już temu więcej, jako że miały miejsce w St. Mary's College w Cleveland – w seminarium, gdzie Jan Król przygotowywał się do stanu kapłańskiego. Po wyświęceniu i po dwu latach wikariatu w parafii Niepokalanego Serca Marii w Cleveland nastąpił wyjazd do Rzymu dla studiów prawa kanonicznego w tamtejszym Uniwersytecie Gregoriańskim. Wreszcie, po uzyskaniu tytułu doktora prawa kanonicznego na Uniwersytecie Katolickim w Waszyngtonie, nastąpił okres pracy przy archidiecezjalnym trybunale w Cleveland i praca nauczycielska, jako profesora prawa kanonicznego, w dawnym seminarium duchownym, a także – obowiązki administracyjne przy kurii arcybiskupiej.

W roku 1945 Jan Król otrzymał tytuł szambelana papieskiego i prałata. A w roku 1953, zostawszy wikariuszem diecezji w Cleveland, otrzymał sakrę biskupią z rąk kardynała Cicognaniego jako tytularny biskup frygijskiej Cadi.

W roku 1961 Jan Król został mianowany dziesiątym z kolei ordynariuszem w Filadelfii, a w miesiąc później nastąpiła jego intronizacja w tamtejszej katedrze św. św. Piotra i Pawła jako arcybiskupa – arcypasterza jednej z najstarszych archidiecezji w Stanach Zjednoczonych.

W czerwcu 1967 roku arcybiskup Jan Król został powołany do świętego kolegium kardynałów, podniesiony do rangi kardynała-kapłana przez papieża Pawła VI – jeden z liczby czterech w Stanach Zjednoczonych odznaczonych tym zaszczytem.

W Filadelfii, w biurze arcybiskupa przy katedrze św. św. Piotra i Pawła można ujrzeć na ścianie duże kolorowe zdjęcie pamiątkowe z Rzymu – podwójny portret. Widzimy na nim obok arcybiskupa Króla wyniosłą postać Murzyna, również purpurata. To Laurean kardynał Rugumbwa, katolicki biskup Tanzanii. Portret tej pary mówi o uniwersalizmie Kościoła rzymskiego, wiary sięgającej ludów i krajów najdalszych zakątków ziemi.

Uniwersalizm rzymski znalazł się w Nowym Świecie wobec innej koncepcji, tak właściwej dla amerykańskiego narodu, koncepcji społecznie konstruktywnego pluralizmu. Tego pluralizmu czynników socjalnych, które się równoważą, oddziałują na siebie nawzajem i uwarunkowują zmiany społeczne, a z których żaden nie uzurpuje sobie roli decydującej.

Pluralizm religijnych czynników w Ameryce jest szczególnie widoczny w Filadelfii i Pensylwanii, w miejscu i na terytorium ufundowanym przez Stowarzyszenie Przyjaciół, czyli kwakrów, na początku XVII wieku. Filadelfia, miasto będące siedzibą arcybiskupa Króla, jest także kolebką amerykańskiej niepodległości i była kiedyś pierwszą stolicą Stanów Zjednoczonych.

Filadelfia i Pensylwania po dziś dzień są terytorium wielu różnych przekonań religijnych, rojowiska kultów dzięki tradycyjnej tu tolerancji religijnej uznającej wartość każdej z wyznawanych wiar. Tu żyją obok siebie we wzajemnym poszanowaniu kwakrzy, bracia czescy, menonici, żydzi, prezbiterianie, luteranie, amisze, katolicy, grekokatolicy ukraińscy, wyznawcy Kościoła Episkopalnego, baptyści, metodyści, adherenci Kościoła Narodowego Polskiego w Ameryce, prawosławni i inni.

Oto, co uzmysławiamy sobie, zaznajamiając się z własną pracą i zadaniami Jana Króla. Ten tak skromny, a zarazem pełen godności dostojnik kościelny obdarzony jest talentami, które są nieocenione na odpowiedzialnym stanowisku, jakie zajmuje. Fakt, że w ciągu siedmiu lat swego tu pobytu założył dwadzieścia sześć nowych parafii, mówi o ogromie zadań. Nic dziwnego, że jako osiemnastoletni chłopak, zanim jeszcze poszedł za powołaniem kapłańskim, był już kierownikiem jednej z filii wielkiej firmy produktów żywnościowych.

W ciągu życia pełnego studiów teologicznych, odpowiedzialności i obowiązków, jakie nakłada wysokie stanowisko w hierarchii kościelnej, spadł nań deszcz oficjalnego uznania i honorowych odznaczeń. Został on wybrany prezydentem Amerykańskiego Towarzystwa Prawa Kanonicznego, wiceprzewodniczącym Rady Administracyjnej Narodowej Katolickiej Konferencji Pomocy (The National Catholic Welfare Conference - NCWC), członkiem Rady Opiekuńczej Katolickiej Ligi dla Religijnej Pomocy w Polsce. Jan Król jest członkiem i sekretarzem komitetów i rad zarządzających kilku uniwersytetów i college'ów. Jest członkiem Komisji Pontyfikalnej dla spraw Środków Masowego Przekazu, reprezentantem episkopatu Stanów Zjednoczonych na Synodzie Biskupów w Rzymie, nadano mu dziewięć doktoratów honorowych różnych wyższych uczelni, został odznaczony Komandorią Orderu Zasługi przez rząd włoski, otrzymał Złoty Medal Fundacji im. Paderewskiego w Ameryce oraz pierwsze ekumeniczne odznaczenie im. Johna Wesleya z filadelfijskiego Kościoła Metodystów im. św. Jerzego i został mianowany prezydentem Centrum Studiów Apostolatu (Center for Applied Research in the Apostolate - CARA).

....

Oto sylwetka człowieka. Jest nim syn emigranta spod Tarnowa w Polsce. Urodzony na ziemi amerykańskiej, za młodu czeladnik rzeźnicki w Cleveland, dzisiaj arcybiskup Filadelfii - Jan kardynał Król.

26 II [19]68

[*Courtesy of Department of Special Collections,*
Stanford University Libraries]

V. WARIANTY

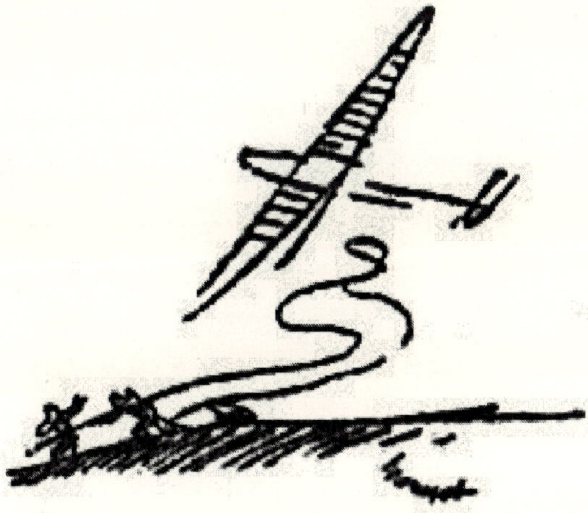

Kapitan Blood
[Wersja druga]

Kiedy po długiej niebytności wraca się do miasta, narzuca się nieodparcie smutek. Zabija on radość powrotu do rzeczy, spraw i ludzi bliskich, których przez tyle miesięcy było brak i które to rzeczy za chwile zapomnienia mszczą się tym, że cynicznie, bez narkozy, którą jest codzienny kołowrót bytowania, ukazują nam czas przebieżony. Pociąg mija znajome mi i zarazem obce lasy podmiejskie, potem migają przez okna śmietniska przedmieść, mury i kominy fabryk, pociąg chwieje się i zgrzyta na rozjazdach zwrotnic.

Przed dworcem tłok porannych przyjazdów. Jest smutny świt na niebie różowym jak z „papier mâché". Idę chodnikiem w chłodzie poranka, uderza mnie spokój i sielankowość miasta, które kiedyś było dla mnie, kiedy mnie pierwszy raz tu przywiozła matka, Labiryntem i Metropolis. Jedynie czcigodne kasztany tych samych wymiarów, co wszędzie, różowiły się w skośnych promieniach słońca. Nędza patrzy z oczu stróżów kamienicznych u bram domów, kiedy z zamiatanych płyt chodników unoszą się opalizujące w cieniu obłoki miejskiego kurzu i jeży się szczypiorek trawki rosnącej między kostkami bruku.

Wzruszony i smutny docieram do swego schroniska. Nic się nie zmieniło w ścianach, które widziałem tak dawno. Kiedy myłem się w wodzie, która wesoło i burzliwie tryskała z kranów umywalni, byłem w dalszym ciągu przygnębiony. Wyciągnięty jak długi na łóżku śledziłem czarne kreski śmigających za oknami jaskółek. Pustka mej pracowni odbijała wiernie hałasy podwórzowe. Byłem zmęczony drogą i zasnąłem sam nie wiedząc kiedy.

Zbudził mnie głód i hałas drukarni pod moją pracownią, hałas uparty, od którego odwykłem. Ranny przyjazdowy pesymizm gdzieś się zapodział. Byłem ciekawy miasta i konfrontacji z nim.

Miasto powitało mnie „uchylającym zza rogu kapelusza Kohnem". W jego towarzystwie miałem je odszukać.

Indaguje mnie i informuje. Jest poranek recytacyjny młodej poezji. Już późno, ale jeszcze coś złapiemy. Po drodze pilne i akuratne studiowanie anonsującego recytację afisza. Jest krytyka rzeczowa jego strony graficznej, którą komponował amator dosyć pretensjonalnie, włącznie z czarnym kołem – punktem, akcentem mającym idealnie i kompozycyjnie podkreślić nowoczesność, odżegnać to wszystko, co obwieszcza, od jakiegokolwiek paseizmu i kwiatków.

„Z tą młodą poezją" – krytykuje mój cicerone – „to tak, jakbyś opowiadał, że byłeś kiedyś wicemistrzem gimnazjum przemyskiego w tenisie. Wygląda to bardzo przekonywająco, kiedy mówisz: »wicemistrz«, podczas kiedy »mistrz« byłoby już fanfaronadą i nagim kłamstwem. Nie mogliby tego nazwać poezją, nawet przez jakieś monstrualnie wielkie »P«. No a największe laury – typuję – będzie zbierać »wujaszek«..."

„Wujaszkiem" – nie wiem, dla jakich przyczyn – nazywaliśmy poetę i najbardziej niebezpiecznego pojedynkowicza, jak wyciętego żywcem z komedii Bałuckiego.

„Ale Wara nie bierze dzisiaj udziału, za to będziemy go mieli z całą komsomolską bojówką – no a jeżeli i Połmiński tam będzie, to nie ma już po prostu miejsca dla reakcji... – Aha, Tadzia widziałem wczoraj z jego nową flamą – całkiem mi się nie podoba, robi wrażenie chudej Blumenfeldowej".

Prelekcja odbywa się w „Rozmaitościach", inaczej: Domu Ludowym, inaczej: Narodnym Dimie, i właściwie trudno dociec, jakimi drogami chadza przeznaczenie i utylitarność tego lokalu wylepionego złoconymi stiukami. Idziemy tam najkrótszą drogą.

Żyję w mieście zawsze bardzo oderwanym życiem, ale nigdy nie czułem się bardziej poza jego nawiasem niż tego dnia. Ulice znane i opatrzone jak do drażliwości znane rysy twarzy bliskich osób. Wśród znajomych murów i ścian traci się poczucie przestrzeni, nie ma nic, co by odświeżało zmysły w trzech wymiarach orientujące, doznaje się ich atrofii. A sprawy własne albo wyprzedzają nas, albo opóźniają. Czy nie jestem bardziej w tym właśnie miejscu, do którego zdążam, jeżeli moje myśli przewidują już nowe okoliczności, nastrajają się do nich, mam wizję ich klimatu, moje doświadczenie potrafi mi ocenić z dużą precyzją wszelkie ewentualności, dedukcja pracuje całą parą, a faktycznie dopiero idę ku temu, jeszcze temu wszystkiemu nie nadążyłem?

Miasto. Czymś niebywale przypadkowym i bezplanowym jest to zbiorowisko domów, podwórz, placów, skwerów, ogrodów i ogródków. Właściwie z miasta zna się tylko niewielki procent odkrytych dla oka przechodnia powierzchni „komunalnych", perspektyw ulic obramionych schodkowatą linią fasad domów i jest się zaskoczonym, kiedy jakieś sprawy zaprowadzą w środku znanego kręgu budowli na jakieś podwórze lub piętro, gdzie pojawia się przed zdumionymi [oczami] egzotyka nie widzianego nigdy z ulicy miejsca. To znów tak jak ze znanymi twarzami, które kryją poza sobą czeluście dziwaczne i frapujące, kiedy przez kaprys przypadku znajdziemy się poza ich zwykłym dniem. Miasto ma tych nie znanych twarzy tysiąc, a drugi tysiąc był w czasie przeszłym i zabawnym zajęciem jest dopatrywanie się tych byłych obliczy, które z antykwarskich stalorytów i naiwnych biedermeierowskich akwarelek usiłuję sobie dofantazjować.

Więc miasto to druty tramwajowe, szyldy, krawężniki, ogrodzenia skwerków, budki z papierosami, wywieszki z gazetami, rury kanalizacyjne (kiedy wybebesza się – kiedy przeprowadzane są naprawy „zbrojenia" ulicy – wybebesza się te ulice), lśniące tafle szyb wystawowych (kapelusze Mossanta, Stetsona, Habiga, Borsalino, kawa palona i łososiowego koloru damskie kombinacje i gorsety), barokowe fasady kościołów i kamienice.

A kamienica w moim mieście była dla mnie czymś najbardziej smutnym pod słońcem. Stercząc fasadą w stronę ulicy, stereotypowo rozbudowana ku podwórzu, z jednym schematem-planem, z klatką schodową jako trzon, mezaninem-antresolą i piętrami, gdzie rozchodzą się po obu stronach pokoje i przestrzenie mieszkalne z systemem „korytarzowym" lub bez, mieszkania nieszczelne z łazienką z czerwonym od rdzy opalanym węglem piecem, łazienką, która chronicznie nie była używana i miała najbardziej odstręczający charakter ze wszystkich ubikacji domu. Niektóre narożne domy były rozbudowane w gloriety, *turret windows*, okna weneckie, inne sterczały głuchym narożnikiem. I wszędzie klatki balkonów w floresach żelaznych poręczy więżące mieszczański smutek i nudę. Czasem bliżej centrum dom o nieposzlakowanej linii architektury empirowej. Ale długie ulice, które były kiedyś drogami dojazdowymi do miasta zabudowanymi w latach osiemdziesiątych, kiedy po światowym kryzysie ekonomicznym rzucono się do lokowania kapitałów w budowlach, te ulice cechowała architektura reminiscencyjna wszystkich stylów klasycznych z dominującym typem renesansowych pałaców włoskich, jakichś Palazzo Chigi, Aldebrandini, Ricardi na mieszczańską skalę, z „rustyką" i „boniowaniem", z gipsowymi szczegółami ulepionymi na poczciwym „szarowaniu" piaskiem z Góry Piaskowej (stamtąd ciągną jednokonne wozy piaskowe, z tej Góry Piaskowej, ten piasek, sieje się on, jak z klepsydry, spomiędzy szczelin desek na bruk i: „wiśta, wio!" kroczącego obok furmana). Naturalnie secesja wiedeńska wykwitła bogato girlandami nenufarów i „szelkami". Potem przyszedł styl nowy. (Młodzi studenci architektury o rozwichrzonych czuprynach i tudzież świetnych pulowerach wertowali z zapałem w salach rysunkowych „Wasmuths Monatshefte für Baukunst", „L'Architecture d'aujourdhui", Lloyda Wrighta, zachwycali się Dudokiem, domami z Hilversum, architekturą kafli, szkła i metalu z Haarlemu, Rotterdamu, krytykowali Le Corbusiera, rysowali dyplomy i szli na architektów w oddziale budowlanym miasta, i pod przemożnym naciskiem starego porządku odbijali stare domy, i dolepiali do nich holenderskie twarze, hojnie szafując kolorowymi terazytami ku zadowoleniu świeżych kamieniczników).

Nic z tego nie mogło zabić piękności miasta. Może to sprawiało jego położenie w dolinie wśród wzgórz, kiedy fala dachów zbiegała z nich ku wąwozom, w których dymiło i drżało miasto. Najpodlejsza, najsmutniejsza pod słońcem ulica miała swoją daleko smużącą się perspektywę albo niespodziewany czarodziejski spadek lub zakręt. Nieporządek i bezplanowość zabudowań stwarzały romantyczne, niespodziewane pustacie, pozostawał w ruchliwym miejscu jakiś dom pokryty zapomnianym, czcigodnie zmurszałym gontem, z ogrodem anachronizmem za wysokim częstokołem z pordzewiałych prętów żelaznych ogrodzenia. Ulice zwężały się lub zakręcały w sposób urągający jakimś zasadom przelotności, logiki, racjonalności i wychodziły na majestatyczne place i fora, naokoło których nie było nic. Albo na przykład szło się ulicą wybrukowaną normalnie po miejsku mozaiką, sterczą po obu stronach słupy latarń elektrycznych, zielenią się oliwkowym kolorem metalowe budki transformatorów, łuszczy się emalia na tabliczkach wskaźników hydrantowych, leżą w spadłych liściach kasztanowych metalowe znormalizowane kubły na śmiecie – a obok – a obok, za zwartym szeregiem domów rośnie gaj Hesperyd! Obłe wzgórze ciągnące się aż tam, gdzie dalekie i świecące oknami zabudowania kliniki, jest zielone od trawy i pochylone nad nią stare jabłonie omszałe i drżące od wiekowości. Ich gałęzie i gałązki w ostatecznym wysiłku rodzenia nielicznych liści i płodzenia kwaśnych i małych jabłek delikatną siateczką zarzucają koronkę czarną na błękit nieba. Są starczo zidiociałe, nie myślą i nie przeczuwają już życia, a w ich korzeniach i konarach tli się jeszcze wspaniały kiedyś i silny impuls, élan życiowy. Są zapomnianym cmentarzem drzew w środku miasta...

....

To było koło dwunastej i właściwie byliśmy spóźnieni. Na Wałach trzeba było długo czekać. Było to nieprzyjemne. Falował nie skoordynowany tłum. Byłem tak zajęty swoimi sprawami, że nie uważałem, nie widziałem. Nie potrafię teraz powiedzieć, jaki to był tłum. Nie mogę sobie przypomnieć, czy był zbity, czy luźny, gorączkowy czy spokojny, czy był jak fala, czy wrzątek w kotle, czy jak oliwa w kadzi, czy ktoś temu przewodził, człowiek czy idea, czy cechowała go akcja czy inercja – dziwię się sam teraz, że można tak zapomnieć, tak przejść na głucho koło tego. Gdyby mnie ktoś teraz zapytał, zaindagował – powiedziałbym: Nie mogę sobie przypomnieć; gdyby ktoś się uparł i przypierał mnie do ściany: No jak, człowieku, nic nie możesz sobie przypomnieć? słuchaj! ani wrażenia? ani kształtu, barwy? nic? ani zapachu?... Aha, zapach... coś jak stare zleżałe ubranie, pleśń... Daleko ponad głowami widać było wyniesione sylwetki konnych policjantów.

A naprawdę to było tak. Corocznie w zimie magistrat uchwalał na posiedzeniach budżetowych roboty budowlane dla zatrudnienia bezrobotnych. Powiedzmy, czterysta tysięcy złotych. Potem przychodziła wiosna, pieniędzy nie było. Miały być, gdzieś to się robiło, gdzieś rósł kwiat paproci w dżungli tropikalnej ekonomicznych praw, w cieplarnianym klimacie oparów – lękliwe mimozy i delikatne storczyki złota. A na zewnątrz – kartel cukrowniany hipnotyzował sugestywną wspaniałą reklamą („c u k i e r k r z e p i" – zagraniczne świnie), kartel cementowy swoje... ażeby dewizy... Przychodziło lato, pieniędzy jak nie było, tak nie było, bezrobotni opalali się na Wzgórzach Wuleckich – tam, gdzie Góra Stracenia, tam, gdzie Pasieki Miejskie. Chleb się kupowało na połówki, ćwiartki, ósemki... Między kostkami bruku rosła w szparach zielona trawka.

A na pożyczkę inwestycyjną, na jej użytek Tadzio Wara napisał sugestywny slogan:

„Obywatelu – stój i patrz!
Interes jasny, czysty jak szkło:
Państwo pożycza – państwo oddaje,
Tysiąc za jeden – milion za sto!"
i sam śmiał się ze swojej blagi.

Pod koniec jesieni zaczynały wreszcie wozy ciągnąć z cegłami i czerwony ceglany miał farbował stwardniałe od przymrozków błoto placów budowlanych. Wapno źle tężało. Na obradach budżetowych magistrat przewidywał sumy na roboty budowlane na następny rok.

....

Jesteśmy w „Rozmaitościach" pod koniec. Jestem po wsi trochę oszołomiony rozgardiaszem świata ludzi zmieniających bardzo szybko swe *attachement* do rzeczy, jak to w mieście, trochę jestem przybity brudem, ciasnotą i smrodem ludzi w mieście i jest mi trochę smutno. Za kulisy teatru, gdzie zaszliśmy, dochodzi dziwaczny i przeobrażony głos recytatorów i świeci tu stalowy hełm strażaka zasłuchanego nieruchomo w aliteracje i asonanse młodej poezji.

Po tym poranku idziemy nieporządnie, ludzie znajomi i nieznajomi, do knajpy w rynku na obiad. Czcigodne studnie rynku: w środku rozety muszli zbierającej wodę z brązowych paszcz delfinów na cokołach wznoszą się prosto i w wdzięcznym kontrapoście mitologiczne postaci Neptuna, Diany z liżącymi jej kolana chartami i konającym jeleniem – Akteon oparł stopę o groźny kłami łeb dzika, niewinne i przeczyste gołębie polatują nieregularnym trzepotem wśród tego i cyniczne kawki popstrzyły odchodami dumne głowy bogów i półbogów. Plac rynkowy właśnie uprzątają po targu, który trwał do godziny dwunastej, i dzieje się to w zgartywaniu kup naci rozmaitych warzyw i kwiatów i ściąganiu stołków i straganów znaczonych literami: „MUT" (Miejski Urząd Targowy).

Narożna knajpa rynkowa mieściła się w starej siedemnastowiecznej kamienicy podpartej przyporami, pomiędzy którymi były wejścia do sklepów albo do piwnic. Zanim się jeszcze weszło, wiało stamtąd jakimś kwaśno-fermentującym zapachem, który był odurzający i miły, i przykry. Było to jedno z miejsc, gdzie się chodzi z odrazą, a jednak stale się chodzi. Przepisowo wszyscy byli gwarliwi i bezceremonialni, i nonszalanccy. W przejściu między bufetem napiętrzonym śledziowymi kanapkami a kontuarem z roślinnie apatyczną kasjerką kłóciło się dwu podpitych i zaindyczonych jegomościów („...ja sobie wypraszam! – pan wie, z kim pan mówi?!"), dalej były małe salki pod ciężkimi sklepieniami.

Perorował przy stole profesor Deresz wielki i otyły. Unosił swą masywną głowę nad złożonymi na stole rękami, świecił szkłami okularów, uśmiechał się plombami spomiędzy mięsistych warg. Mówił o swoim ostatnim pobycie w Paryżu:

„...ten kongres estetologów, o który mnie państwo pytacie" – mówił jak na uniwersyteckiej prelekcji: z pauzami i retorycznymi przystankami, głębokim emfatycznym głosem – „to było coś niezmiernie ciekawego. Spotkałem tam Lalo – znałem go jeszcze z dawnych czasów, ma niezmiernie ciekawe koncepcje – ale muszę wam powiedzieć, że zapoznał mnie z niezmiernie ciekawym młodym malarzem holenderskim. Byłem w jego pracowni – to, co mi pokazywał, to było coś rewelacyjnego. Nie chodzi mi o formalną stronę, co do której można by się spierać, ale ma swój własny sposób na rozwiązanie problemu perspektywy. Interesowało mnie to ze względu na moje własne poszukiwania na ten temat, moją perspektywę odwróconą; u niego ma się do czynienia z czymś bardzo wyrozumowanym, a zarazem robiącym wrażenie, że wypływa to z jakiegoś pozaziemskiego natchnienia. Z czym by to porównać, proszę państwa? – to coś przypominającego, proszę państwa, jakby świadomy siebie u drzeworytników wczesnego..."

Piliśmy kolorowe wódki – specjalności lokalu, wchodzili nowi goście, z trudem rozdziewając się z płaszczy i kapeluszy w ciasnych przejściach. Alkohol uderzał z lekka do głowy. Ktoś usiłował sobie przypomnieć nazwę francuskiego aperitifu z Arles, gość – literat z Warszawy – siedział znużony i natarczywie bawiony przez innych, na stole na półmiskach czerwieniła się krwawo szynka litewska podana z sosem tatarskim i kaparkami, ktoś inny mówił o filogenezie. Ciężkie wiśniowego koloru boazerie drewniane ścian lśniły w blasku lamp palących się mimo pełnego dnia z powodu niedostatecznego oświetlenia przez małe okna i furczał rozpędzony wentylator elektryczny. Gwar głosów mówiących razem przygłuszał sens zdań, wybijał się tylko ostry falset Wary:

„Takich jak wy pierwszych postawi się pod ścianę, najniebezpieczniejszy społecznie jest lumpenproletariat..."

Ktoś usiłował uruchomić wielki gramofon stojący pod ścianą i wymuszone w końcu z niego dźwięki zachrypniętego walca popłynęły ku kolorowym włoskim afiszom win, rozwieszonym na ścianach. Pamiętam jeszcze FIESOLE, AKWILEJĘ, CAPRI, FORLÌ, KATANIĘ, PALERMO, LAGO MAGGIORE spływające ku nam z zadymionych ścian knajpy. Blaty stołów były wymyte w ciągu wielu lat do białego mięsa i chropowate od słojów.

Słychać było głos majora Bliskiego, jak opowiadał:

„...Piąty Ułanów, spieszony i rozsypany w terenie, koncentrował na sobie ogień bolszewickich cekaemów. Generał niecierpliwił się w oczekiwaniu na Drugi Szwoleżerów i od samego rana wysyłał kogoś na ich spotkanie. W końcu przyszła kolej na porucznika... zaraz... zapomniałem w tej chwili, jak się nazywał... który właśnie skądś wrócił, miał zhasanego konia, słabo zaprotestował: panie generale, moja kobyła, ale generał na niego z góry, tak że siadł i pojechał, kobyła rzeczywiście chuda jak... z miejsca ruszył galopem, za piętnaście minut, czuję, moja kolej. Od rana wczesnego trzy razy już jeździłem, ale nie próbowałem nic powiedzieć, pojechałem. Ujechałem sto metrów, Drugi Szwoleżerów – nooh! tym razem mi się udało..."

„...co to jest czas?" – krzyczał niepotrzebnie Wara ze swoją głową *caput mortis*, w której oczodołach świeciły jego niebieskie oczy – „czy nie ma czasu? czy czas jest tylko złudzeniem? My tylko zmieniamy się w przestrzeni i to nam daje złudzenie przepływającego czasu. Tak jak materia przepływa przez nas jak przez maszynę, przez fizjologiczną maszynkę, i potem wracamy, i włączamy się w ten sam zasób materii. Więc jeżeli wrażenie zmiany – powtarzam: zmiaaany! – nazwiemy czasem, to czas będzie niczym innym, tylko ruchem, a ruch znowu jest zależny od przestrzeni, więc: jedność czasu, ruchu i przestrzeni. Bertrand Russell powiada, że właściwie we współczesnym świecie mamy całkowity przekrój czasu: z czasem przyszłym w Stanach Zjednoczonych, rokokiem w Chinach i tak dalej... Można by to rozszerzyć na okresy geologiczne: gdzieś pod biegunami jest okres lodowy, z krateru Etny wylewa się magma czasów krzepnięcia Ziemi, na Nowej Zelandii żyją ptaki dyluwialne..."

„...to wtedy wycofano tę dywizję piechoty za Bug" – przerywa Bliskiemu pułkownik.

„...jechaliśmy w nocy. Co za prześliczna to była noc: księżycowa wśród lasów, takie drzewa – liściaste, szpilkowe, byłem śmiertelnie głodny. Patrzę: domy, sztab stoi, przedtem jeszcze szef sztabu powiedział do mnie: pan, poruczniku, zaczeka tu na Drugi Szwoleżerów, bez niego niech pan nie przychodzi; znacie tę głupią sytuację – ja podporucznik. Ale rotmistrz Rupp powiada do mnie: to są moi ludzie, sześćdziesiąt szabel, jakie jest pańskie życzenie – jedziemy zaraz czy czekamy na drugi szwadron? No to czekamy na drugi szwadron. No a przed tą chatą siedzi dwóch ułanów i zajada taką misę sera ze śmietaną i cebulą, a ja od świtu nic w ustach nie miałem. Więc zaraz do baby, najadłem się; tu sztab – gdzie mnie! – podporucznik do stodoły na słomę. Rano wychodzę, tu tymczasem bateria zajechała za jakiś parkan i jak nie huknie mi nad uchem! Jedziemy dalej, ściąga się wszystko, artyleria wali po Dwunastym Ułanów..."

„No taak" – mówi z przekonaniem pułkownik.

„...przejeżdżamy groblę..."

„Aha, aha" – poruszają się słuchacze.

„...przed nami poszła brygada kozacka, jakieś sześćset szabel, dowiedzieliśmy się o tym na drugim przyczółku grobli, ubezpieczenia nie było, dywizja jechała na ogonach straży przedniej, dojeżdżamy, a tu Piąty Ułanów rozwinięty harcownikami na polu-polanie, dookoła lasy jak na dłoni, strzały rozpoznania, bolszewicy ustawili dwie baterie i jak nie gruchną! strzelali bardzo celnie: tu ułan wylatuje z koniem, granat, ułan wylatuje z koniem" – major Bliski rysował paznokciem półkola na stole – „nasza bateria zajęła tu stanowisko, tędy kozacy poszli dwa razy do szarży, ale ich kartaczami odparto, Piąty Ułanów spieszył się, odesłał tu konie, kozacy obeszli tędy i tak z koni wystrzelali konie artyleryjskie. Mnie wysyła szef sztabu do Drugiego Szwoleżerów, ażeby szarżował. Jadę, nie ma szwoleżerów, Rupp sam wykombinował na szczęście lepiej, poszedł na kierunek dziewięćdziesiąt stopni inny, i dobrze... tam byłby trafił na pustkę, wyrąbał szablami dwie baterie... tędy, o..." – nowa rysa paznokciem na stole.

„...naturalnie wszystko zależy od wyboru formy" – dowodził profesor Deresz – „fikcja sama w utworze literackim nie istnieje. Wszystko, co jest napisane, to już było, jeżeli nie dosłownie jako fakt zaszły, to w takim razie jako jedna z bardzo bogatych możliwości, jakie daje życie. Jeżeli przez psychobiologów jest dostatecznie dowiedzione, że mózg ludzki zdolny jest do opanowania myślowo straszliwie dużej, lecz w konsekwencji ograniczonej, proszę państwa, ilości pojęć... powiedzmy, dziesięć milionów... to ta liczba jest wypowiedzialna dla tego mózgu i czy to zostanie przetworzone wcześniej, czy później, jest to tylko kwestią czasu – jak by powiedział Czechow..."

„...demontowali właśnie ostatnie działo... Poszła kozacka szarża, patrzę... bagno usiane naszymi ludźmi i końmi. Wycofujemy się groblą, nasze konie potonęły zaraz, jesteśmy jak na dłoni, a tu, na tej wyspie, pluton kozaków bije w nas. Ułani idą przy grobli, ciągną konie, usiłujemy ustawić ich na grobli, porucznik ten i ja... ale co ośmiu poradzi i niech tylko odwrócić oczy, porucznik strzela sam; patrzę: ciągnie jeden jucznego konia z cekaemem, szef sztabu powiada do mnie... ale gdzie tu... bagno, ale rozkaz, więc jeden koc, drugi, dery i wszystko w wodę. Nagle ci kozacy wieją. Patrzę – jedzie Drugi Szwoleżerów, jedzie dwójkami, tamtędy znaleźli jakąś drożynę i wyobraźcie sobie! po jednemu przejechali... a kozacy, ci z przyczółka, bali się podsuwać... Wracamy na groblę... a byliśmy w wodzie często po pas; byłem spragniony... jak się położyłem, zacząłem pić wodę pełną komarów, glist, taką ciepłą i zieloną. Na grobli biało: ludzie pozrzucali mundury, w gaciach, strasznie to miękki naród, kazałem ubierać się, brać broń, idziemy, patrzę, a tu jakaś kawaleria wyciągnięta, ale to byli nasi – x-ty Ułanów..."

Obiad się kończył i ktoś poddał, żebyśmy się wybrali na film *Kapitan Blood*. Literat z Warszawy poprawił prowincjusza, że wyjątkowo wymawia się nie „blud", ale „blad". Kiedy wyszliśmy na ulicę, okazało się, że w międzyczasie spadł deszcz i znów było pogodnie, i słońce jaskrawo świeciło nam w twarze, i drugie, odbite od mokrych płyt chodnika, świeciło i raziło nas z dołu, i nie było od niego ucieczki, ale byliśmy podnieceni i weseli, idąc tak dużą paczką do kina.

Na ekranie dział się film z Errolem Flynnem i czarno-białe pejzaże dalekich wysp wysypywały się na jego prostokąt.

„Nowa Polska", 1945, z. 2 [luty]

Stacja Zielona

Jechałem do Z. koleją. Kiedy się siedzi w ciasnym wagonie trzeciej klasy, wagonie nieluksusowej edycji sanockiej fabryki, drganie i stukot kół na złączach szyn wprawiają w stan hipnozy. Szare twarze pasażerów zlewają się w jedną daumierowską bezkształtną masę. Ciężkie obłoki, jak świeżo, na mokro namalowane akwarelą, tłoczą się nad pobliźnionymi miedzami polami. Słupy telegraficzne migają z rozpaczliwą jednostajnością za szybą wąskiego okna. Do ich monotonii wmiesza się czasem, jak dysonans, słup urządzenia blokowego lub rampy i zaświeci jaskrawym, bezczelnym kolorem. Wagony lekko przechylają się na krzywiznach trasy.

Pejzaż nie jest kalejdoskopowy. Równina, jakieś łąki bardzo podłej klasy popstrzone milionami kretowisk. Daleko, daleko – czuby drzew i zamazane zarysy zagród. Ubogie przystanki z naftową latarnią u wejścia do telegrafu i pół chłopem, pół kolejarzem u nastawnic blokowych. Pociąg znów rusza w swą pośpieszną wędrówkę.

Cieszę się podświadomie z wyjazdu i od czasu do czasu muszę sobie to uprzytamniać, kiedy gubię się w myślach. Dzieje się to dlatego, że nie mam ich ustalonego porządku. Zastanawia mnie mechanizm myślenia. Jestem pewnie wzrokowcem i myślę prawdopodobnie obrazami. Ale w mym mózgu powstają skojarzenia nie tylko na podstawie reminiscencji wzrokowych. W tej chwili na przykład, kiedy jazda koleją przypomina mi pierwsze w życiu wrażenia na ten temat, nieodparcie wstrząsa mną dreszcz, jakiego doznawałem w dzieciństwie na widok i zapach zajeżdżającego pociągu. Pamiętam jak przez sen ten moment, kiedy po błyszczących szynach zajeżdżał w obłoku i syku pary przerażający potwór lokomotywy. Ku szyderstwu i zdziwieniu mych rodziców i rodzeństwa nie wytrzymywałem nerwowo tego zjawiska i najprościej w świecie uciekałem w jakieś labiryntowe poczekalnie, gdzie odnajdowała mnie współczująca i rozbawiona matka. Ale niezaprzeczenie samo wyimaginowane niebezpieczeństwo potrafiło zadzierzgnąć u mnie pragnienie równie silne, jak trwoga, i oplątać mnie w swoją sieć. Drgającym wzruszeniem i tęsknotą napawał mnie odtąd ostry i narkotyczny zapach spalin węglowych, jaki zawsze unosi się w pobliżu stacji i dworców kolejowych. Wywołuje u mnie reakcje wspomnień jak smak ciastka u Prousta. Wywołuje obraz matki młodej i pięknej, wychylonej z okna wagonu. Na żwirze u kół wagonu stał austriacki oficer w niebieskim mundurze, w czarnej, złoconej czapce, uśmiechał się białymi zębami pod czarnym zakręconym wąsem. Dotykał ręką najdziwniejszej w świecie rzeczy zawieszonej u klapy wafenroku – był to mianowicie jaskrawy zielono-żółty miniaturowy aligator – i powtarzał słowo: „tango”...

....

Dzieciństwo, przedziwne przejście z niebytu do dojrzałości usiłującej pojąć wszechświat, było dla mnie czymś frapującym. Może dlatego, że przez naturę i w trwodze przed przemijalnością czasu bardzo długo byłem dzieckiem. Dzieckiem przeżywałem najbardziej wstrząsające mną wypadki i w niezdecydowanej konkluzji przyjąłbym, że właściwie wszystko najważniejsze przeżyłem w dzieciństwie.

Dzieci są opuszczone, zdane na swój los jak zdane były na siebie dzieci w wiekach średnich, w wieku odrodzenia, dzieci plutokracji, proletariatu, dzieci chłopów, dzieci Kafrów i Botokudów.

Instynktowna miłość rodzicielska nakazująca chronić gatunek nie wystarczałaby, gdyby nie egoizm i zdolność regeneracji u dziecka. U ptaków grzebiących nowo wyklute pisklę jest samowystarczalne, automatycznie szuka pożywienia własnymi środkami i tym przewyższa na przykład pisklę orła. Niedołęstwo nowo urodzonego człowieka pozwoliłoby mu zginąć bez opieki w ciągu paru godzin. Ale nowo urodzony człowiek musi sobie absolutnie dawać radę sam ze wszechświatem, z jego poznawaniem. Naskórek niemowlęcia w zetknięciu z brutalną akcją atmosfery, pierwsze promienie światła padające na siatkówkę – to początek dramatu, który zaczyna się rozgrywać.

Więc ratuje dzieci ich bezwzględny egoizm. Niełatwo nam się z tym pogodzić w naszym pełnym komunałów „wieku dziecka".

Kiedy śmieszy nas małe dziecko grające rolę dorosłego człowieka, świadczy to o tym, że mamy do czynienia raczej z jakimś gatunkiem zwierzęcia. Na Wyspach Trobriandzkich rodzice traktują dzieci jak odrębny gatunek i z racji swej roli opiekunów utrzymujących je przy życiu nie uzurpują sobie żadnych zasadniczych praw.

Wiemy, jak różna jest moralność i etyka u dzieci. Mieszanina sugerowanych i wmuszanych zasad ludzi dorosłych i własnych odruchów. Ale poobserwujmy sobie je tam, gdzie chodzą luzem: na terenie ogródków dziecięcych albo w ściekach i rynsztokach wielkich miast, albo małych chuliganów w infernach okręgów przemysłowych, albo żulików z miast Wschodu, „bezprizornych" Rosji sowieckiej, „hobo" czepiających się ciężarowych pulmanów na szlakach kolejowych Ameryki. Inny świat podludzi. Te dzieci bez opieki, chodzące stadem instynktownym jak psy Konstantynopola albo „szkółki" zarybku w toni wody. Brr! Czasem myśl o małym społeczeństwie pigmejskim obcującym z nami w symbiozie przejmuje mnie dreszczem.

....

Może jednym z najpierwszych wrażeń dzieciństwa, wrażeń abstrakcyjnych, było u mnie uzmysłowienie sobie czasu. Istota czasu była dla mnie czymś bardzo uchwytnym, a równocześnie – niewytłumaczalnym. Uchwytnym w tym znaczeniu, że miałem stałe wyczucie czasu i jego przemijania. Jakkolwiek jestem ograniczenie muzykalny i wrażliwy na muzykę, wydawało mi się, jak gdybym słyszał jego rytm raz szybszy, raz powolniejszy.

Jakiś rdzawy zachód słońca z jego ukośnie strzelającymi promieniami, które przebijały moje pełne niepokoju serce, wrył mi się z tego dzieciństwa głęboko w pamięć i teraz jeszcze jego wspomnienie wstrząsa mną do głębi. Przemijalność tego zjawiska, przepadnięcie tej chwili w czeluści tego, co pozostało poza mną, już wtedy było dla mnie zrozumiałe w swej straszliwości i goryczy.

Te reminiscencje pesymistyczne powracały mi zawsze przy każdym unaocznianiu sobie zjawiska czasu. Galaretowate przejrzyste ciasto, którym zewsząd oblepiony, czołgałem się w nieartykułowanych kierunkach przestrzeni, zaczynało nabierać pewnych cech, powiedziałbym, materialnych. Przede wszystkim „elastyczność" materii czasu. To, co później czytałem o czasie „fizjologicznym" czy „kondycyjnym", nie ułatwiłoby mi i tak sytuacji wywołanej niepokojem, kiedy spostrzegałem, że czas wydłuża się i skraca, faluje jak przypływ morski, cieniuje jak wiosenny obłok. Nieskończenie długie godziny nabożeństw, ślimaczo ciągnące się lekcje, bezkresy miesięcy dzielące mnie od dni wakacyjnych lub świątecznych i krótkie jak mgnienie oka chwile zabaw, strachu, snu.

„Kiedy będę dorosły..." – każde pragnienie przemijania czasu rzucało mnie zawsze w kleszcze niepokoju: iść w otwartą paszczę potwora czasu! Iść w nie sprawdzone, w niebywałe dotychczas coś, co może nie być już powtórzone, sprawy, których nie mam jeszcze w swej wiedzy lub w swych wspomnieniach.

Mogłem także o czasie myśleć na zimno, rzeczowo i wiedza klasyczno-empiryczno-romantyczno-realistyczna pozwalała na to (takie możliwości dawało mi moje środowisko i że tak powiem: czas, w którym żyłem). Byłem wtedy w „bursie" i w długie noce, jako chłopiec, z rękami pod głową patrzyłem w czarną pustkę, w którą goni nieokiełznana myśl. Myśl, jak trącona grudka śniegu na pochyłości gór, nawija na siebie lepki śnieżek skojarzeń, nabiera pędu, rośnie w postępie geometrycznym – mgnienie oka i toczy się lawiną ciążącą jak zmora wysokostopniowej maligny. Nie ma ucieczki do racjonalnych tłumaczeń, do empiriów, jest się samemu. Nie ma groźniejszej samotności niż ta, kiedy się jest małym chłopcem i kiedy myśli się o czasie.

Doszedłem wtedy do wniosku, że najprostszą chyba miarą czasu jest powtarzalność zjawisk. Jeżeli zjawiska te powtarzają się nieregularnie, to będąc powtórzeniem, ujmują przebieżony czas w swe ramy i dają go nam spostrzegać. Przemijalność jesieni, zim, wiosen, lat naszej strefy i stref innych, wschody i zachody słońc, gwiazd, rytmicznie pulsujące zjawiska narodzin, dojrzewania i śmierci, przypływy i odpływy mórz, regularne monsuny Indii, szarpiący okresami mistral i południowo-zachodni pasat Pacyfiku, powracająca newralgia, złe i dobre samopoczucie, niecierpliwość nadziei i pustka osiągniętego szczęścia – wszystko to wybija mi takt nierówny ubiegającego czasu.

Kiedy byłem sztubakiem, naturalnie próbowałem pisać i miałem nawet taką jedną stronę zamierzonego na wielką skalę utworu, i pierwszy raz zahaczałem tam o czas:

„...w jesieni dębowy las wołyński ze złotymi pokręconymi przez pierwsze przymrozki liśćmi. Dudni ziemia pod kopytami podjazdu. Chrzęści skóra rzędów końskich i dzwonią strzemiona o strzemiona. Kołysze się tatarski buńczuk na czele i pobrzękuje teorban. Mohortowa drużyna czy Rzewuskiego, Złotej Hordy czy kawalerii narodowej stęp? W zapadającym mroku nie odróżnisz. Pustać leśno-polna. Rozbijają biwak w wymarłym futorze. Popuszczają popręgów parującym w wieczornym chłodzie koniom. Zasypia pod dziurawą strzechą, w opłotkach wojenna drużyna. Szyldwach na rozstaju z pistoletem zostanie. Z troków wydobyto kłąb sznura i u końca zapalono. Tli się od węzła do węzła. Iskra znaczy czas. Od węzła do węzła. Znaczy czas, znaczy godziny".

Na tym to się wtedy skończyło. A twarze zegarów wbijały mi się w pamięć jak rysy znane do uprzykrzenia starych znajomych twarzy: zabawne wspomnienie pierwszego imieninowego zegarka, staromodny na długim łańcuszku zegarek matki, klosz z gzymsu kominka w znajomym pretensjonalnym domu mieszczańskim, kolumny i toczenia dzwonów zegarowych St-Étienne-du-Mont słyszanych w bezsenne noce malarskiej mansardy w Paryżu, balzakowski stary antykwariusz pokazuje mi wśród rupieci i bibelotów pod szkłem rokokowe kaprysy z markizami i cicisbeo, orły i urny pozłacane empirowych zegarów, łagodne linie czasomierzy w stylu Ludwika Filipa, dziwaczne wiktoriańskie zegary-balony na uwięzi, zegary-sceny ludowe, zegary-karuzele, zegary-kwadrygi greckie, zegary-zwierzęta, zegary-ptaki, zegary-alegorie, zegary-sceny historyczne.

Co to jest czas? Czy czas jest przestrzenią? Czy przestrzeń jest czasem? Jest coś, co jest w tej chwili, moment! i jest już poza nami, oddala się, maleje w perspektywie oddalenia, nie wróci już nigdy, nie powtórzy się znowu! Zostanie jako wspomnienie zanotowane w mej pamięci mniej lub więcej trwale, zależnie od mej kondycji, czułości wrażeniowej, albo zanotuję to na płycie fonografu czy na błonie fotograficznej, potrafię to sobie odtworzyć z olśniewającą dokładnością, ale nie jest to to samo, dowodzi tylko, że nie jest już tym samym, że było...

....

Pierwsza książka w mym życiu była z Czarnokoniec. Została mi jako pamiątka po mym wuju Mamercie Górskim.

Mój wuj z Czarnokoniec był to jegomość o potężnej tuszy i miał zawiesiste wąsy koloru słomy. Był przy tym, o ile sobie przypominam, łysy i mówił „wiolonczelowym" głosem. Miał bardzo przystojną drugą żonę, którą słabo pamiętam.

Skończyłem sześć lat, kiedy zawieziono mnie do Czarnokoniec i od samego początku ten wuj napędził mi porządnego stracha. Raz, kiedy odbiłem czop z wielkiej beczki na czterech kołach, którą przywożono wodę pod kuchnię, i z fontanną wytryskującej wody miesza mi się jego krzyk, gdy to z drzwi domu ujrzał. Innym razem, kiedy zostałem przez niego przyłapany na gorącym uczynku zdzierania ze starego, spróchniałego dachu gontowego domu zielonych narośli mchu. Robiłem to za pomocą tak zwanej „kociuby" i wzdrygam się teraz na myśl, jak musiało być straszne dla dorosłego mózgu owo dodzieranie się żywcem do dziur w dachu szanownego domostwa.

Ten mech był potrzebny dla rekwizytów dekoracyjnych w jakimś przedstawieniu czy żywym obrazie z wróżkami, które urządzały moje siostry. Dochodził on do całego quantum gałęzi, zielska, młodych brzózek, paproci i łopianów, przy których uczestnictwie niski salon domu został na długie dnie zaśmiecony. Zostałem w bezprzykładny sposób skrzyczany.

Na dopełnienie wszystkiego moja idiosynkrazja do fasoli i „karmenadli" spotkała się w czasie obiadu z jego niezadowoleniem, które potrafiło stoczyć mnie na dno upadku.

Myślę, że te przykrości z wujem wynagradzała mi pełna możliwość sportowych wrażeń w dziedzinie ekwitacji. Może tylko częściowo to wyrażenie dałoby się zastosować, bo ograniczało się do powożenia właśnie tą nieszczęsną beczką z wodą zaprzężoną w mulicę czarną i kłapouchą, której, idąc truchtem obok, towarzyszył buropopielaty z pręgą wzdłuż grzbietu osioł. Wbrew zasadzie przyczynowości i odwracając naturalny porządek rzeczy, zapewniono mnie, że jest on tej mulicy potomkiem; dosyć łatwo było mi w to uwierzyć – takie sprawiał wrażenie jak źrebak trzymający się zaprzęgu. Nie czułem się upośledzony ograniczeniem moich możliwości do tej jedynej rodziny. Konie były dla mnie niedostępne i na wysokość ich lśniących grzbietów moje marzenia nie sięgały.

Ogromnie trudno jest uprzytomnić sobie teraz topografię tamtych stron, okolicę tych Czarnokoniec. Dotychczas mam wrażenie nieskończonej płaszczyzny, a jednak jest w tym wspomnienie stromych ścian jaru, u podnóża łupkowych ścian jaru, „ścianek", mała kapliczka z bijącym spod jej progu źródłem, niebywałe wrażenie zieloności pełnego lata.

Jeździło się do małego miasteczka na jarmarki – nazywało się Probużna, było stolicą i *metropolis* na cały okręg w zasięgu czterdziestu kilometrów.

Pamiętam fornali, mych przyjaciół, w niedzielę wystrojonych w marynarki z taniego sztywnego materiału, z papierosami w zębach i strzykających przez zęby śliną na różowy kurz drogi. We wstążkę od kapelusza mieli wetknięte kolorowe kwiaty z jaskrawego celuloidu.

Jeszcze pamiętam rodzinę ekonoma: dużo dorastających panien, grubą panią ekonomową – matkę rodziny i z pretensjami do czegoś lepszego, z nieodzownym i krytycznym obserwowaniem domu i życia mego wuja.

U nich też, na „ekonomówce", wstrząsnął mną romantyczny obraz – reprodukcja przedstawiająca, jak cesarz Maksymilian meksykański stoi na placu kaźni przed lufami plutonu egzekucyjnego. Długie noce nie dawała mi spać jego wizja, wżywałem się w okrucieństwo jego losu i faworyty cesarskie na reprodukcji wydawały mi się najtragiczniejszą materialną ostatecznością. Musiały mnie siostry uspakajać.

Bardziej tragiczne przejścia spływały po mnie jak woda. Na przykład tak hałaśliwe zdarzenie, jak to, kiedy na długich posiedzeniach-wizytach z Józiem Waszewskim w kancelarii pisarza „prowentowego" machinalnie nacisnąłem kurek starej i zakurzonej, a wiszącej dosłownie od lat w tym samym położeniu na gwoździu strzelby. Nastąpiła detonacja i w kłębach czarnego dymu prochowego wyłoniła się wywalona potężnym ładunkiem ołowiu dziura w suficie.

Józio Waszewski powinien by być w mych wspomnieniach całym rozdziałem choćby dlatego, że potrafił dla mego dzieciństwa stworzyć osobny mechaniczny świat lalek, ich pałaców, broni zabawek, ozdób i cudów. Cały ten sezam wydawał mi się wtedy czymś naturalnym, a przy pracowitości Józia Waszewskiego i obfitości – czymś nawet nudnym.

Teraz dopiero sobie uprzytamniam, że właściwie były to rzeczy fenomenalne: wyklejane z dykty, drzewa lipowego, gałązek świerkowych, pluszu, pozłótki, korka, zapałek, wypolerowane glaspapierem, politurowane i malowane, niebywale dowcipne i wdzięczne.

Nawet nie pamiętam, kiedy i jak on to robił, ten chudy dorastający chłopak o wyblakłych włosach, wstydliwy i nie lubiany przez mego wuja. Miałem jednak zawsze przekonanie, że jest on nadzwyczajnym człowiekiem i źródłem encyklopedycznej wiedzy, źródłem gotowych odpowiedzi na wszystkie pytania wieku pytań od: „Panie Józiu, a jak wyrabia się proch do dubeltówki?" do: „Co by było, gdyby wywiercić taką dziurę przez środek ziemi?"

Do dzisiaj zastanawia mnie jego los – wiem, że był potem, ten geniusz i Ultima Thule wiadomości, skromnym urzędnikiem izby skarbowej w Brzeżanach – i teraz zastanawia mnie, że nigdy, ani wtedy, ani potem, nie starałem się podziękować mu za to wszystko, co dla mnie zrobił.

Także jak przez mgłę przypominam sobie huzarów rosyjskich, którzy wtedy stali po całym folwarku i po wszystkich domach na kwaterach, i pamiętam tylko, że pasy skórzane mieli białe i u sercowatego wycięcia cholew u butów – białe rozety, i że nie mieli *szaszek* noszonych odwrotnie krzywizną, ale pałasze z gardami w metalowych pochwach.

Mój wuj przesiadywał w kancelarii nad rachunkami i jeżeli zdarzyło się tam wpaść której z moich sióstr, deklamował zamyślony na jej widok: „...Oto ona – nieszczęśliwa Antygona..." – one bardzo tego nie lubiły.

W jakiś czas, kiedy już wróciłem z wakacji, umarła piękna ciotka, żona mego wuja, która przy jego korpulentnej postaci była tak wiotka i delikatna. Mój wuj, zdaje się, bardzo ją kochał. Nie dziwi mnie, że nie przeżył jej długo. Po jego śmierci bałagulska czwórka przywiozła jakieś meble, graty i naczynia i nasze mieszczańskie mieszkanie zapełniło się nowymi rzeczami ze szlacheckiego gospodarstwa.

Znalazłem między nimi tom in octavo pod tytułem *Podróż naokoło ziemi*. Na pożółkłym papierze z wgłębioną czcigodną czcionką i stalorytami co druga strona. Ukazywały one spokojnym i zasiedziałym mieszkańcom Podola, jak piętrząca się piramidami żagli brygantyna opuszcza omurowania portowe Plymouth, eleganci i damy w bufiastych spódnicach powiewają chustkami, mewy zakreskowują niebo pokryte wełnistymi chmurami, mija się Biskaje z wyjącym z kart książki huraganem, dalej Pic de Tenerife, na Maderze czarnowłosi Portugalczycy poganiają sanie ciężko sunące po kamieniach pod górę, zaprzężone w woły albo już bez nich sterują je przy zjeździe z góry, a pod palankinami rozkrzyczane *ladies* i wąsaci globtroterzy. Na Wybrzeżu Kości Słoniowej chwieją się palmy i dzicy w pirogach podpływają do okrętu o opuszczonych żaglach. Góra Stołowa jak ucięta nożem wznosi się ponad drobnym maczkiem zabudowań, a port pełen jest masztów i rej okrętowych i wygląda to z daleka trochę jak cmentarz na wodzie. Asystuję na Madagaskarze ceremonii królewskiej w Tananarive. Madagaskarczycy są czarni i wstrętni i noszą niepokalanie białe szaty, a zaraz obok prezentuje mi się lemur w niepokojącym powiększeniu, z oczami świecącymi jak wielkie guziki i cienkimi palcami. Coś pomieszało się w kolejności, bo oto znów piętrzy się Skała Gibraltaru i żołnierze angielscy w wysokich czakach i Szkoci w kraciastych spódniczkach i beretach z pomponami pozują w romantycznych kontrapostach parami przy działach szczerzących swe paszcze z otworów wykutych w skale, a równe, pedantyczne piramidy okrągłych kul działowych sprawiają i jeszcze potęgują wrażenie niezdobywalności tej twierdzy. Jesteśmy wśród poławiaczy pereł w Zatoce Perskiej i zaraz przedstawia się nam małżeństwo syngaleskie w całej okazałości ich muskulatury jak najbardziej klasycznej, tylko kobieta ma olbrzymie nie osłonięte piersi wyglądające jak rogi poduszki. Bombaj, jeżeli wierzyć sztychowi, jest bardzo europejski ze sztywnym szyldwachem przed pałacem gubernatora. Na dalszej stronie przerażający obraz egzekucji w Indiach dokonywanej przez słonia. Sam słoń, jego kornak tudzież świadkowie tego aktu mają najbardziej okrutne twarze, jedynie delikwent zachowuje spokój, a nawet, można by powiedzieć, pewien rodzaj humoru. Na płaskiej plaży Madrasu wściekły przypływ piętrzy fale w dokładnie i gładko zaczesany wałek, po którym ślizga się jakimś cudem szalupa okrętowa bardzo przepełniona...

....

Od tego poczęła się moja, kiedy byłem chłopcem, niebywała pasja do książek.

Na wydawnictwach znałem się i sztukę tego znawstwa doprowadziłem do majsterstwa. Potrafiłem z samego druku i papieru książki odgadnąć firmę, przez którą była wydana, ba, nawet drukarnię i ewentualnie rok wydawnictwa.

Pamiętam *Bohaterów* Carlyle'a w wydaniu Paprockiego w Warszawie – tomik w szesnastce, na którego okładce wyobrażona była drzeworytem jakaś muza z nieodzownymi akcesoriami wiedzy, jak jakieś pochodnie, laury, ułamek kolumny. Sama zaś dziewica była zasłonięta do połowy obficie pofałdowaną draperią, od pasa w górę zaś (trzeba pamiętać, że wydawnictwo datowało się z dziewiątego dziesiątka lat ubiegłego wieku), więc od pasa w górę miała zaznaczony przez sztycharza chorobliwy biust, wypukłość nie zróżniczkowaną w miejscu, gdzie zwykle naturalną koleją rzeczy znajdują się u kobiet piersi. Ten tors był torsem manekina, na którym krawczynie upinały wiktoriańskie suknie. Druk tej książki... zaraz...

Druk ten był bardzo przyjemny – pewnie, że daleko mu było do kroju Półtawskiego, ale stanowczo wolałem go od secesyjnych czcionek, jakimi drukowana była „Chimera", lwowski „Lamus" i *Kryjaki* Jehanne Wielopolskiej. Aha! i jeszcze pierwsza *Wierna rzeka*. Tam strony znaczono na dolnym marginesie i wszystkie szóstki zadzierały ogon ponad linię wiersza, a wszystkie dziewiątki – poniżej. Tak drukowała przez pewien okres Drukarnia Narodowa w Krakowie i wyobrażam sobie, jak przychodził tam z autorem Wyspiański i autorowi w wysokim kołnierzyku wykładanym tudzież „mesztach" zapinanych na guziki doradzał wybór czcionki, i jak ogłupiali swym smakiem usmolonego i tęskniącego do żony metrampaża, który nie potrafił się zbuntować.

Owych *Bohaterów* Carlyle'a czytałem przepiękną wiosną w moim domu, kiedy zieloność drzew i traw bucha jak powódź i kwiaty pienią się poza brzegi naczynia świata wypełnionego wiosną. Chodziłem z nią po parku w jego cieniach szmaragdowych i paprociowych nad leniwą rzeką płynącą w głębokim gliniastym żłobie, przewracałem jej kartki w rozkoszy i natchnieniu. Albo w odurzających zapachach ogrodu w domu, kiedy kurzem drogi wracały plutony strzelców konnych do koszar i śpiewały:

„Kradną oczka, kradną, za dziewczyną ładną…
Obiecała, a nie dała chusteczkę jedwabną…"

A ja czytałem o Thorze i skandynawskich olbrzymach, których zwojami mózgowymi były chmury, a sklepienie czaszki to pieczary, westchnienie piersi to orkan, krok to trzęsienie ziemi, a głos to pioruny. O prorokach, Chrystusie, Buddzie, Mahomecie, o walkach szyitów i Korejszytów. O bohaterstwie.

Z Drukarni Narodowej w Krakowie wyszedł także i Nietzsche na bibulastym papierze i z kapryśnymi secesyjnymi ornamentami winietek nad pustymi przestrzeniami nad zaczynającymi się rozdziałami. *Między dobrem i złem*, *Tako rzecze Zaratustra*. *Zaratustrę* czytałem w górach, kiedy w deszczowy i mglisty poranek marzłem pod dachem koliby na stoku uciekającym w dół i ginącym we mgle. Wydawało się, że jestem u krańca świata, zawieszony na tej tragicznej równi pochyłej między niebem a ziemią, kiedy wszystko sprowadzało się do tego skosu ginącego w górze i w dole w bezblasku i ostateczności białej waty mgły. Zaczytywałem się w Berentowskich okresach i powtarzałem w pustkę: „…i uradował się Zaratustra posochowi temu…"

I śmiałem się potem sam z siebie i swych wewnętrznych napięć, kiedy wieczorem wracałem spacerowym pociągiem, a na stacyjkach w dolinie Prutu zbierali się na żwirze znudzeni letnicy porozbierani do niemożliwości i wołali w stronę pociągu: „*Huules!*"

Połoniecki we Lwowie drukował swoje tomiki klasyków z *Kubusiem Fatalistą* Diderota, biskupem Newmanem, Hebblem, François Marie Arouetem, którego także nazywano Wolterem, *Maksymami* diuka de La Rochefoucauld, słowem: sałatę. Lwowskie Zakłady Graficzne „Tęcza" biły bardzo solidnie, na porządnym papierze i nie byle kogo. Tak jak K.S. Jakubowski wydawał tylko ciężkie rzeczy z zakresu nauk ścisłych, podręczniki uniwersyteckie, które dosłownie liczyły się na wagę złota. Zygmunt Pomarański poczciwie i prowincjonalnie drukował sobie taką specjalność, jak Zielińskiego z jego klasycznymi kolubrynami, i do tego dorabiał mu okładki profesor Witwicki.

Wydawnictwo Mortkowicza miało Żeromskiego, a znów bydgoska Biblioteka Polska drukowała Niemojewskiego *„en exclusivité"*.

Czytałem także Gabriela D'Annunzia. Nie, nie pamiętam już, co to było: *Il Fuoco* czy *Dziewice wśród skał*. Sam D'Annunzio był dla mnie niesympatyczny ze swą łysiną, pozerstwem, pancernikiem w podarowanym mu ogrodzie i całą aferą Fiume. Należał do... mieszało mi się to zawsze z symbolistami, Maeterlinckiem i całą dekadencką hebrą czasów dobrego króla Edwarda VII. Wtedy to także były modne powieści in octavo i z rysunkami winietami przed każdym rozdziałem (ewentualnie a capite rozdziałów zaczynały się dużą ozdobną literą).

Ale D'Annunzio umarł i pogrzebano go z całą faszystowską pompą i sztyletami; pierogi i haftowane palmy akademickie na piersiach niedawnych futurystów były tam obecne. Życie idzie naprzód, jedynie sztuka odmienia swe koleje wedle starych, ustalonych porządków.

Martwi mnie i brzydzi nuda wynikająca z konsumowania i kontemplowania sztuki. Niechby to była najprawdziwsza i najgłębsza rzecz w świecie – staję u jej kresu, jej ograniczoności bezsilny i nie zaspokojony i natykam się jakby na ścianę z mlecznego szkła, za którą kryje się to właściwe niewypowiedziane, to, co jest skończonością, to, co, jestem pewien, nigdy dla mnie nie będzie do poznania. A wydaje się tuż!

To było.

. . . .

Pociąg przetaczał się koło stosów impregnowanych podkładów kolejowych, wymijał ogrzewalnie i po krótkim postoju skierował się do ostatniej stacji.

Wjechaliśmy w znajome lasy. Bór za oknem stał zwartym tłumem, wierzchołki drzew kołysały się w nakazany, niesiony przez wiatr rytm. Z daleka zaświeciły czerwone oka semaforów. Nadpłynęła Zielona i łagodnie stanęła u drzwi wagonu.

Błogosławiony spokój jej zielonych traw, czerwonych pni, srebrnych czubów sosen, szanownych granic lasów, polan międzyleśnych. Miały stać się one świadkami ponurych Cannae.

Wyobraźnią widzę stłoczone i spiętrzone sznury pociągów na bocznicach. Działa zepchnięte w rowy, stosy karabinów na polanach leśnych, wory mąki i skrzynie sucharów w grzęzawisku, dymiące spalone samochody i ciągniki z urwanymi błotnikami i przedziurawionymi chłodnicami, stosy trupów końskich rozdętych rozkładem i nie pogrzebane ciała żołnierzy. Drzewa świecące białym mięsem pod zdartą pociskami korą, hełmy zawieszone na ich gałęziach, stosy pocisków armatnich gorejące złotem mosiężnych łusek, wypatroszone torby masek gazowych, popieliska pośpiesznie palonych papierów i sprzętu.

Nad tym szumi las, który tu był, kiedy nas nie było, i który tu rosnąć będzie po nas...

To miało być.

. . . .

Za sztachetami ogrodzenia stacyjki czekały konie i wpraszał się na towarzysza urzędnik skarbowy. W jego nijakim towarzystwie, kołysząc się nad bajorami leśnymi na miękkich resorach wózka, dojechałem do Z.

Z daleka świeciły okna domu i jamniki wypadły ze wściekłym ujadaniem na powitanie.

Wiek klęski. Almanach historyczno-literacki, Londyn 1946

Zabawa w „zielone”
[Wersja pierwsza]

Łąka. Pośród łąki, traw, burzanów założyć ręce pod brodę i patrzeć po zielonym świecie – takie oderwanie się od innych rzeczy, aż wstyd. Co za ucieczka od spraw innej skali! Trzeba się trochę przymusić i rozluźnić wszystkie muskuły myśli, nie mówić sobie, że inne sprawy są nieważne, nie artykułować tego, broń Boże, nawet pogodzić się z tym, że to ciśnienie głupiego obowiązku dla innych spraw zostaje ze mną; niepokój, bo wtedy może bardziej apercepuje się to, co jest tutaj; taki drażniący faktor i zaciśnięty pasek.

Po łące popatrzeć na ukos pod światło przez zmrużone powieki. Mieć całą świadomość, że ze wszystkich stron, naokoło, na pewno, równiutko, zielono roztacza się łąka jak tarcza. Zatrzymać cykający motorek myśli, wstrzymać oddech. Nic to nie szkodzi, że miesza się niepokój, że zazielenię sobie spodnie na kolanach. Nie dać się temu, że może nie tu, ale pięć kroków dalej będzie lepiej i stosowniej. Łąka jest taka i tu, jak i tam.

Pomyśleć, ale innym zestawem myśli, że nie ma temu ani początku, ani końca. Jak mi coś przyjdzie na temat, że tego tu nie było, że erozja wyłysiała sąsiednie wzgórza, ich garby teraz rude od gliny, na korzyść, na benefis tej łąki, to puścić to mimo uszu. Jak przyjdzie inna oczywistość z doświadczeń z przeszłości, że o swoim czasie przyjdzie kosiarz i położy tę łąkę na płask, i zostanie z niej tylko pożółkła szczecina, i świadectwo jej dadzą spopielałe kretowiska, to nie poświęcać temu uwagi.

Popatrzeć skosem, pożuć kolanko źbła urwanej trawy. Broń Boże nie wpadać w botanikę. Co mi tam, że to się będzie nazywać dmuchawiec, a chłopi powiedzą na to, niańka-chłopka nazwie to „babką”, że tamto to jest tymotka, a to – mietlica, a leżą płaściutko liście dzikiego szpinaku, że chrzan jest nie do wytępienia, koński chrzan, którego korzenie wiercą się do środka ziemi! Cóż mi z tego, że jakieś tam baldaszki, nasienniki, zalążki, słupki i pręciki! Nie myśleć o koniczynie jako o koniczynie ani kiedy myślę, że ma pewne właściwości dzięki specjalnym bakteriom żyjącym u jej korzeni, jak to u grochów i wszelkich motylkowatych, i łubinów, właściwości ściągania azotu z powietrza, a więc – cudowny zielony nawóz. Co mi tam azot! – powiedzieli, że składa się na powietrze; widział kto kiedy azot?

No to jak w końcu? Wypolerować sobie myśl jak srebrne zwierciadło, tak szkliste i czyste, że nie doszuka się skazy, że nie będzie prawie nic w tej gładkości i lustrowatości. Teraz wystarczy chuchnięcie lekkie, cieniutki chuch człowieka w letargu, ażeby skontrolować, zauważyć, spostrzec, uchwycić życie. Wystarczy, ażeby zagubiona rzęsa z powieki upadła na tę powierzchnię nicości krzywym łuczkiem, cienkim przecinkiem, ażeby naokoło tego odbudować sobie świat.

Nie bać się tego, pozwolić sobie na to, przymusić się, kiedy potrzeba, odważyć się – eksperyment, który mi się opłaci.

Więc kiedy leżę pośród traw i nic, że szalej koło mnie, bodiaki, że srebrzy się piołun, jaskry jak płomyki, macierzanka, powój, a powój kręci się, dziki owies jest, jak włóczęga, wesoły i zadzierżysty, dziki mak i rosiczka, a przy wodzie, gdzie mokro, kaczeńce, solidnie żółte i tłuste kaczeńce – proszę zważyć, że używam całej nomenklatury, ale to nieodpowiedzialnie – kiedy leżę i słucham, jak grzmi bąk o pluszowym prążkowanym odwłoku, jak leci pszczoła, kiedy podpatruję po odwrotnej stronie liści mszyce lepiące się cierpliwie do ich zieleni, to jestem jak w innym kraju. Moje zwykłe życie zatrzymało się u skraja tej zieleni i słyszę jego oddech jak szept miechów, jak ciurkot wody w kaloryferze za ścianą.

Dzień jest gorący i bezchmurny i nie wiadomo skąd zaniosło paru kroplami deszczu, ale to tak, ażeby zrobić tylko wrażenie niesamowitości.

Żuję źbło trawy i mam niesamowitą pewność siebie. Coś się odetkało we mnie, przedtem to było jak wyczekiwanie, a teraz jest problem rozwiązany. Znacie niesamowitą, niepokojącą niepewność siebie nabitej butelki szampana, latami zasznurowanej w gorset pozłacany i w uprzęży z drutu – i przychodzi moment i ulga, i następuje otwarcie, i stoi szampańska butelka, dymi się z jej spokojnego teraz wnętrza jak z wulkanu, i jest spokój osiągnięcia. Teraz, wydaje się, jest wszystko zrozumiałe, otwarte, nie ma potencjalnej pretensji wyczekiwania, problem jest otwarty i podany.

Żuję źbło trawy, podpatrzyłem sobie łąkę pod wskos, jestem bardzo pewny siebie. Kiedy materia wlała się naokoło mnie w tysiące, w miliardy form, kiedy odmienia się od czasów, jakie tylko pamiętam, jak odmieniec, jak kameleon, cała morfologia – jedne się powtarzają monotonnie aż do znużenia, inne mutują się nagłymi skokami – to wydaje się, że to ma być rodzaj szyfru, szarady na mój użytek, kod niesamowity, który mam do odczytania. Czasem wydaje mi się, że możliwości tego objawienia są bardzo ograniczone, jak prostackie i takie same, i jak niewyrafinowane, innym razem jest to wokoło mnie skomplikowane do niemożliwości.

Naturalnie, że reaguję na to tak, jak materiał na to zasługuje. Raz dostaję z zaciekłości poszukiwawczej aż gorączki, innym razem jestem doskonale obojętny. Dzieje się, no to się dzieje to naokoło mnie, mam zmartwienie?

Który stan jest ważniejszy? Posuwam się od jednego do drugiego. Pewnie oba są ważne. Pewnie z obydwu mam tę samą ludzką pociechę.

Obracam się po moim życiu, podróżnik pośród oceanu prostracji i rozbitek na wyspach złudzeń, jak Ulisses swojego autoramentu. Najadłem się kwiatów lotosu po dziurki w nosie, ażeby być wyrzyganym przez Scyllę wzburzeń innych okresów; żarłem z tego samego żłobu ze świniami i podpatrywałem u kąpieli towarzyszki Nauzykai. Niepokoiłem się nonsensem i prolongatą końca mej podróży, upodobałem sobie także w tym nonsensie i upatrzyłem sobie nekrofilską przyjemność w kontemplacji tego końca.

W ten sposób zaczyna się. A potem narasta już taki nagniotek, skóra tak grubieje, że wydaje się, jakby człowiek żył w kolczudze Pieczyngów z rogu kopyt końskich. Potem chowa się już w tę skorupę, ile razy wylewające się z niej ciasto świadomości życia wyleje się i tchnie na nie zewnętrzny klimat.

Czasem zajarzy się w oczach tak nie znany zachód, odkroi się nowy wiór z kloca, który toczę jak robak i drążę, zakopci cuchem spalenizny z ognia, którego doglądam, i wtedy jestem sam i nagi jak po narodzinach. Wtedy doganiają mię pierwsze urazy, przymilności i natchnienia. Chwytam się ich, porównuję z nowymi, jestem olśniony ich nowością i równoległością. Przywołałem coś z dawnego i oddycham z ulgą, patrzę po znajomym i obcym ściernisku i już jestem taki sam. Taki sam i nie taki sam, ale jestem taki sam w tym, że jestem.

Obiegnę jak pies, jak szczeniak, i przybiegnę znowu, zawaham się i zwierzęco zdecyduję się. I tak w kółko. Nie da rady – jestem maszynowy jak wszystko dookoła, zostanę automatem; w mgle pretensji, w tych mgłach będę udawać coś żywego.

13 VII [1950]

[*Courtesy of Department of Special Collections, Stanford University Libraries*]

Symbol i kamień
Narodowa Świątynia Niepokalanego Poczęcia w Waszyngtonie

W czasie debaty nad nowoczesnym projektem katedry w Coventry w Anglii, wzniesionej ostatnio obok ruin starej średniowiecznej katedry zburzonej w czasie drugiej wojny światowej przez naloty bombowców, ktoś podniósł, że funkcją architektury kościelnej jest „przemienić odwiedzających w wiernych". Głos ten stawiał daleko idące wymagania. Pewne jest jednak, że architektura świątyni ma wpływ na rodzaj oddawanej w niej czci i to stanowi o jej celu.

Jaka ma być ta architektura? Czy ma iść tradycyjną, wypróbowaną drogą, czy ma być ona reminiscencją stylów dawnych, czy też w rozumieniu nowego powinna odbijać te strony życia, które odróżniają je od przeszłości?

Pytanie to nasuwa się nam, kiedy w Waszyngtonie odwiedzamy nowo wybudowaną Świątynię Narodową ku czci Niepokalanego Poczęcia Matki Boskiej – wyraz przekonań i ofiary katolickiej ludności Stanów Zjednoczonych.

Jest to największy kościół katolicki w Stanach Zjednoczonych, a siódma co do wielkości świątynia w świecie. Geneza tej budowli datuje się od czasu, gdy pięćdziesiąt lat temu wśród katolickiego kleru Ameryki zrodziła się myśl poparta gorącą zachętą papieża, świętego Piusa X, wzniesienia kościoła ku czci patronki katolików tego kraju. Inicjatywa ta była jakby przepowiednią wielkiego wzmożenia wiary w Ameryce, gdzie corocznie buduje się około siedmiu tysięcy kościołów i świątyń. Jakby okrucieństwo i klęska dwu wielkich wojen i niepewność nastałego pokoju skierowały serca i umysły ku ocaleniu, jakie wiara ta przynosi.

Świątynia Niepokalanego Poczęcia w Waszyngtonie, dominująca u szczytu łagodnego wzniesienia na terenach Uniwersytetu Katolickiego, założona jest w stylu bizantyjsko-romańskim na planie łacińskiego krzyża. W eklektyzmie swym ma wyrazić żyjący tradycyjny Kościół, Kościół dzisiejszy wywodzący się i nie dający się odgraniczyć od Kościoła przeszłości.

Zwolennicy nowoczesności mogą wysunąć zarzut, że eklektyzm i reminiscencja w sztuce kościelnej, stare przyjęte formy wystawiają świadectwo ubóstwa twórczego, cechujące XIX wiek rewolucji przemysłowej, który przy nowych zdobyczach sztuki inżynierskiej, techniki budowlanej, nowych materiałów i możliwości konstrukcyjnych nie znalazł odbicia w architekturze. Powiedzą nam, że kiedy nowy, XX wiek wyzwolił tę architekturę, wniósł wtedy prawdziwie śmiałe i nowoczesne rozwiązania do sztuki kościelnej. Ukażą nam zresztą przykłady tego mnożące się na obu półkulach świata. Takie jak Augusta Perreta Notre-Dame du Raincy w Paryżu, budowla powstała w żelbetonie w roku 1923. Jak architektura Rudolfa Schwartza kościoła Przenajświętszego Sakramentu w Bazylei, wzniesiona w 1930 roku, jak wielki, zdolny pomieścić dwa tysiące wiernych kościół Notre-Dame de Royan. Jak zbudowany w 1955 roku w Ronchamp kościół Notre-Dame du Haut projektu Le Corbusiera, Niemeyera kościół São Francisco w Pampulhi w Brazylii, jak po wojnie zbudowana wedle projektu Franka Lloyda Wrighta kaplica Wayfarers Chapel w Palos Verdes w Kalifornii czy kaplica Świętego Krzyża w Sedonie w Arizonie, w jedną całość zrośnięta ze skałami Zachodu, czy nawet przypomną nam dzieło fantasty hiszpańskiego Gaudiego – kościół Przenajświętszej Rodziny w Barcelonie.

Ci sami zwolennicy sztuki nowoczesnej podkreślą, że przebija się ona nie tylko w architekturze, ale w sztukach jej towarzyszących. Przypomną nam nie tylko bretońskiego *Żółtego Chrystusa* Gauguina, ale malarstwo i rzeźbę specjalnie dla wnętrza świątyń zgotowane. Freski Ferdynanda Légera jakże nowoczesne i witraże Rouaulta dla nowoczesnego kościoła w Assy, cudowne wnętrze kaplicy klasztoru Dominikanek w Vence – dzieło Matisse'a. To, co dał brazylijski malarz Portinari w Belo Horizonte, tkaniny Jeana Lurçata będące jakby ilustracją do wizji apokalipsy, a nawet chociażby to, co do swej kaplicy ostatnio namalował Bernard Buffet.

Zwolennicy tradycji znowuż wytoczą swoje argumenty. Poprą je teorią powtarzających się cyklów w sztuce. Posłużą się przykładem ołtarza, który w architekturze wnętrza kościoła odgrywał różną rolę. Kiedy dla podkreślenia tajemnicy ofiary bywał odgraniczany od wiernych, zasłaniany przed ich wzrokiem, jak w zachowanym do dzisiaj rytuale bizantyjskim odgradzany parawanem ikonostasu albo w gotyckim kościele, kiedy przedzielał go tam od nich chór i stalle, poprzez okres architektonicznej glorii, kiedy był dramatycznym miejscem chwały i pokazu, poprzez barokowy rytuał i ornament, by wreszcie w modernistycznym kościele powrócić do dawnego miejsca, jak u pierwszych chrześcijan, ofiary odbywającej się z bliska na oczach wiernych.

Ci sami zwolennicy tradycji powiedzą nam, że cała nowoczesna sztuka wraz z jej abstrakcyjną symboliką, deformacją i prymitywem miała swe antecedensy w przeszłości, że ukrzyżowany Chrystus w kościele w Nowych Tychach nie jest obcy Chrystusowi z ukrzyżowania na ołtarzu Matthiasa Grünewalda w Isenheim.

W waszyngtońskim kościele Niepokalanego Poczęcia zachowano tradycyjne zasady architektury sakralnej. Kopuła, dzwonnica, tchnące pogodnym spokojem wnętrze nie mogą niczym urazić prostych ludzi nie oswojonych ze swobodą i śmiałością nowoczesnej sztuki. Umiano jednak przy tym odważnie i ze smakiem przetransponować stary język na nowe formy.

Jedna rzecz jest tu nade wszystko wspólna obu kierunkom architektonicznym: tradycyjnemu i nowoczesnemu, a mianowicie wymowa symboli. W tym wyrażaniu prawd wiary za pomocą pewnych uświęconych znaków zgodne są wszystkie nurty budownictwa sakralnego. Z daleka przyciągają wzrok jasne lśniące ściany z wapienia, smukła dzwonnica nazwana Wieżą Rycerzy dla upamiętnienia ofiarności fundatorów – Rycerzy Kolumba. Najbardziej wszakże olśniewa barwna kopuła. Obwieszczająca symbolika znaków na niej wyobrażonych mówi w skrócie, że jest to świątynia Niepokalanej. Cedr Libanu, Gwiazda Morza, wieża z kości słoniowej, kwiat lilii, „*Ave, Maria*" – jakże przekonywająca ich wymowa. Ta sama, wiecznie powtarzalna, na jaką natykamy się we wszystkich świątyniach na przestrzeni wieków. Zwiastowanie, narodzenie, ukrzyżowanie, Pietà, dobry pasterz, jagnię odkupujące grzechy świata. A znalazłszy się we wnętrzu, możemy czytać jak w otwartej księdze mówiącej do nas wszystkimi znakami, wymową poetycką, obwieszczeniem, skrótem, akcentem. Identyfikujący pierwszych chrześcijan znak ryby, przyszły po nim ukryty znak krzyża, a potem jego rozliczne formy, formy krzyża łacińskiego, greckiego, celtyckiego, krzyża patriarchów, krzyża pasji. Atrybuty majestatu boskiego: królewskie korony i klejnoty, aureole, nimby, „mandrole" otaczające Nowonarodzonego, dłoń Boga pośród obłoków, oko opatrzności w mistycznym trójkącie, serce palące się płomieniem miłości, kielich eucharystii, klucze, trony, tiary, świeczniki, monogramy i znaki, cyfry – symbole Trójcy, mistyczne liczby siedmiu mieczy boleści, darów Ducha Świętego, cnót chrześcijańskich. A dzieje się to wpośród glorii chórów anielskich, serafinów, cherubinów i tronów, uskrzydlonych znaków ewangelistów. Znak czystości lilii, winna latorośl i kłosy mówiące o ofierze ciała i krwi, gołębica i Feniks odradzający się z popiołów, i miesiąc, i wąż u stóp Niepokalanej. Zastępy świętych z atrybutami ich cnót i męczeństwa, ogrojce, uśpienia i wniebowzięcia.

Nie ukończone jeszcze wnętrze świątyni w surowości nagich murów, sklepień, lunet, nisz, kaplic powoli zapełnia się tym ogrodem znaków i symboli. Lewa strona kościoła poświęcona jest wierze, prawa strona – miłosierdziu. Tutaj, obok kaplicy Cudownej Matki Boskiej z Gwadelupy powstaje z inicjatywy i inspiracji biskupów polskich diecezji w Stanach Zjednoczonych, z ofiar Polaków-Amerykanów kaplica Matki Boskiej Częstochowskiej, o czym mówić będzie wyobrażenie Jej cudownego obrazu na Jasnej Górze. Uświetnią ją projektowane wielkie gobeliny.

Ale przyszłą wspaniałą oprawę świątyni, upodobniającą ją do cennego klejnotu, przyniesie kamień, marmur, majolika, sztuka ceramiczna. Już teraz wyobrażenie o tym daje ciepły w kolorze kamień wielkiego masywu budowli i Wieży Rycerskiej, tłum rzeźb, tympanony i medaliony zewnętrza kościoła z dwoma wyobrażeniami Niepokalanej Ivana Meštrovicia nad wejściem i u apsydy. Granit wielkich schodów, marmur posadzek, różnorodność kolumn marmurowych wnętrza właściwa stylowi romańskiemu. O przyszłym bogactwie koloru kamienia mówi z dawna wykończona już krypta – podziemny kościół z jego sklepieniami wykładanymi techniką Guastavino, blaskiem onyksu i trawertyńskich marmurów.

Przyszłe bogactwo koloru zapowiada ukończona już w zamykającej prezbiterium zasklepionej apsydzie kompozycja wykonana w mozaice: olbrzymie wyobrażenie Chrystusa w majestacie – Pankratora. Jest to ten sam temat, który we wspomnianej na początku katedrze w Coventry zajmuje główne miejsce w postaci wielkiego gobelinu projektu Grahama Sutherlanda. Mozaika w świątyni Niepokalanego Poczęcia jest dziełem polskiego malarza Jana Henryka Rosena. Rosen, twórca fresków w katedrze archidiecezji ormiańskiej we Lwowie, był tym, któremu papież Pius XII powierzył dekorację polskiej kaplicy w Castel Gandolfo; on także ozdobił kaplicę na miejscu zwycięstwa Jana Sobieskiego na górze Kahlenberg pod Wiedniem. Osiadły od lat dwudziestu w Stanach Zjednoczonych Jan Henryk Rosen ma za sobą szereg monumentalnych zrealizowanych projektów wnętrz świątyń w Waszyngtonie, w Pittsburghu, Kalifornii, St. Louis i na Południu. W mozaice dominuje ton złoty i czerwony, około czterech tysięcy odcieni kolorów, a materiał jest równie różnorodny – od olśniewających weneckich produktów z Murano do wszystkich odcieni florenckiego marmuru. Rosenowi powierzono również przygotowanie projektu dla malowidła na sklepieniu nad baldachimem głównego ołtarza świątyni. Ukończone są już jego kompozycje mozaikowe nad wejściem zachodnim do świątyni, a tematem ich jest apostolskie dokonanie wiary na terenie Ameryki, jak w scenie z Eusebio Kino, jezuitą nawracającym Indian Ameryki Północnej w XVII wieku, któremu dano przydomek Konnego Misjonarza.

Stolicę Stanów Zjednoczonych charakteryzuje wielka architektura, a w niej dominuje przede wszystkim styl klasyczny, symboliczny swą prostolinijnością. Przybył jej jeszcze jeden symbol – symbol wiary utrwalony w kamieniu Narodowej Świątyni Niepokalanego Poczęcia.

„Ameryka" 1963, nr 59

Paderewski
[Wersja drukowana]

Raz, dwa, trzy… czternaście, piętnaście… dwadzieścia, dwadzieścia jeden! Dwadzieścia jeden wystrzałów działowych wstrząsa majowym powietrzem i dym armatni snuje się wpośród zieleni wielkiego Cmentarza Narodowego w Arlington pod Waszyngtonem.

To bateria ustawiona w cieniu drzew wita prezydenta Stanów Zjednoczonych. Alejami, wpośród szpaleru wyprężonych na baczność żołnierzy prezentujących broń, szybkim, młodzieńczym krokiem podchodzi na wzgórze dominujące nad parkiem-cmentarzem naczelny wódz sił zbrojnych państwa. Przy fanfarze trębaczy, pod okiem zmasowanych na rusztowaniu kamer telewizyjnych i obiektywów filmowych prezydent dołącza do grupy osób stojących pod pomnikiem poświęconym tym, którzy przed przeszło pół wiekiem zginęli na pokładzie pancernika „Maine". Do głośnika podchodzi sekretarz stanu Dean Rusk, by w trzech słowach zapowiedzieć: „*The President of the United States!*" (Prezydent Stanów Zjednoczonych!). Przed baterią mikrofonów staje prezydent John Fitzgerald Kennedy.

Cóż to za okazja? Czyżby tu, na tym wojskowym Cmentarzu Narodowym, którego łagodne porosłe murawą wzniesienia bieleją od nie kończących się rzędów kamieni nagrobnych, odbyć się miał jakiś apel tysięcy żołnierzy amerykańskich poległych w czasie wojny światowej w dżunglach Guadalcanalu, na wybrzeżach Taravy, w Tunezji, na Sycylii, u przyczółka Anzio, w Normandii, pod Bastogne, nad Renem? Czyżby miano tu uczcić pamięć jakiegoś wielkiego żołnierza, zasłużonego generała i zwycięzcy?

Posłuchajmy pierwszych słów prezydenta:

„Zebraliśmy się tu dzisiaj, by złożyć hołd jednemu z najwspanialszych ludzi naszego stulecia. Był nim Ignacy Paderewski, wielki Polak, wielki muzyk, wielki mąż stanu, ale przede wszystkim człowiek niezwykłej odwagi i głębi uczuć..."

A więc Paderewski! Ale co sprawia, że prezydent wielkiego kraju, którego czas i myśl pochłaniają sprawy wielkiej aktualnej wagi i odpowiedzialności, odrywa się od nich, by tu, na cmentarzu wojskowym, miejscu specjalnie przeznaczonym na wieczny spoczynek żołnierzy, przywołać pamięć człowieka zmarłego z górą dwadzieścia lat temu?

Uznanie wielkości Paderewskiego nie datuje się w Ameryce od dzisiaj. Kiedy w roku 1933 mający wówczas lat siedemdziesiąt dwa pianista miał w Waszyngtonie ostatni tu swój koncert, po jego zakończeniu sędzia Sądu Najwyższego Stanów Zjednoczonych, a potem jego przewodniczący, Harlan Fiske Stone, zauważył: „Nie potrzeba rozwodzić się nad tym, że Ignacy Paderewski jest obecnie największym pianistą świata, ale warto uprzytomnić sobie, że przypuszczalnie jest on również największym z żyjących ludzi".

To przekonanie dzieliło z nim wielu Amerykanów. Toteż kiedy w osiem lat później, 29 czerwca 1941 roku, Paderewski zmarł na ziemi amerykańskiej, z zarządzenia ówczesnego prezydenta, Franklina Roosevelta, trumnę jego złożono w rotundzie stanowiącej podstawę pomnika „Maine" w centrum Cmentarza Narodowego w Arlington. Urnę z sercem artysty, którą powierzono Polonii amerykańskiej, złożono w niszy mauzoleum na cmentarzu Cypress Hill Abbey na przedmieściu nowojorskim Brooklyn.

Co roku w rocznicę śmierci Paderewskiego rotundę pomnika „Maine" wypełniały kwiaty świadczące o pamięci ludzkiej. Ale nic, żaden napis czy znak nie mówił przechodniom, że od dwu dziesiątków lat spoczywają tam szczątki wielkiego artysty. Sprawę tę w czerwcu 1962 roku podniósł i przypomniał mieszkańcom stolicy krytyk muzyczny Paul Hume w dzienniku „The Washington Post", wkrótce zaś potem poruszył w Senacie Stanów Zjednoczonych senator Harrison A. Williams. To zwróciło uwagę Białego Domu.

W rezultacie, przy współudziale Polonii amerykańskiej, doszło do poświęcenia spiżowej płyty z napisem: „Tutaj, wewnątrz pomnika USS »Maine«, złożone zostały na tymczasowy spoczynek zwłoki polskiego męża stanu i muzyka, Ignacego Jana Paderewskiego". Uroczystość tę (9 maja 1963 roku) zaszczycił swą obecnością prezydent Stanów Zjednoczonych, który tak mówił o Paderewskim:

„W życiu jego widać niezwykłe przeciwieństwa, właściwe naszej epoce. Wśród spraw ludzkich naszych czasów trudno o większy kontrast niż ten, który dzieli muzykę i politykę. A jednak Paderewski był wirtuozem obu tych sztuk. Nie działo się to z przypadku. Wiedział on bowiem, że obie wyrastają z tego samego ideału wolności, że rodzaj ich zależy od swobody, z jaką człowiek wyraża wizję życia. Dla Paderewskiego świat sztuki był uzupełnieniem świata polityki. Powiedział on sam kiedyś o tym: »*La patrie avant tout; ensuite l'art*« (Ojczyzna jest ponad wszystkim; dopiero potem sztuka).

Był on niezaprzeczenie jednym z największych artystów naszych czasów. Nigdy tego nie odżałuję, że nie danym mi było usłyszeć jego gry. Wzruszał miliony ludzi na całym świecie – i lot talentu takiej miary wystarczyłby każdemu do wypełnienia życia. Ale Paderewski był przede wszystkim patriotą niezdolnym do bezczynności w chwili, gdy jego współbracia cierpieli niewolę. W wyswobodzeniu Polski widział on drogę do wyzwolenia polskiego ducha twórczego. Niestrudzonym wysiłkiem całego życia dążył do przywrócenia i zachowania wolności rodzinnego kraju.

Nikt szczodrzej od Paderewskiego nie łożył na pomoc dla ofiar pierwszej wojny światowej w Polsce. W sprzymierzonych stolicach był on wymownym rzecznikiem niepodległości Polski i jego osobisty wpływ sprawił, że Woodrow Wilson włączył do swych czternastu punktów warunek o powstaniu wolnego państwa polskiego. Gdy trzeba było, Ignacy Paderewski podjął się w Polsce roli przywódcy, służąc jej jako premier i reprezentant sprawy polskiej na konferencji pokojowej w Wersalu.

Kiedy w czasie drugiej wojny światowej Polska znowu znalazła się w opresjach, Paderewski, liczący wówczas osiemdziesiąt lat, jeszcze raz podjął się obrony jej spraw…

Stany Zjednoczone zaciągnęły po wieczne czasy dług wdzięczności u Kościuszki i Pułaskiego – tych patriotów polskich, którzy na tej ziemi walczyli dla sprawy naszej wolności sto osiemdziesiąt lat temu. Z chlubą możemy sobie powiedzieć, że odbudowanie Polski po pierwszej wojnie światowej było w niemałej mierze skutkiem akcji Stanów Zjednoczonych. W zaledwie parę miesięcy po śmierci Paderewskiego Stany Zjednoczone przyłączyły się do nowej wielkiej walki o wolność i samostanowienie wszystkich narodów...”

Mowę swą u tablicy pamiątkowej Paderewskiego prezydent zakończył następującymi słowami:

„Imię Paderewskiego jest dla Amerykanów synonimem wielu rzeczy naraz: narodowej niepodległości, narodowej dumy, humanizmu i sztuki. Jest rzeczą słuszną, że doczesne szczątki tego patrioty polskiego, życiem i pracą tak blisko związanego ze Stanami Zjednoczonymi, złożono na tym Cmentarzu Narodowym aż do przyjścia chwili, gdy spoczną w ojczystej ziemi. Muzyka jego zamilkła, ale sprawa, dla której żył i umarł, jest nieśmiertelna”.

W świecie pochłoniętym przez tyle spraw i zainteresowań ludzie dobierają sobie skróty myślowe, jedno słowo wyrażające istotę rzeczy. W Ameryce rozumienie, znawstwo, sentyment dla spraw polskich mają też takie swoje słowa koncentraty, słowa budzące asocjacje myślowe. Do nich należą „Kościuszko” i „Paderewski”. Mówią one wiele starym i młodym. Żyje tu pokolenie, które na dźwięk imienia Paderewskiego doznaje skurczu serca, wzruszenia wyrażającego się błyskiem łez w oczach. I błysk ten starczy za najwspanialsze lśnienie płyt z brązu.

„Ameryka” 1963, nr 60

Fundacja Kościuszkowska i jej słownik

W roku 1960 wydano w Rzymie odnaleziony niedawno łacińsko-polski kodeks wyrazów z trzeciego dziesiątka lat XV wieku, który jest jednym z najstarszych zabytków polszczyzny w ogóle, a najstarszym słownikiem łacińsko-polskim w szczególności. Objętością niewielki, bo zawiera tylko około pięciuset wyrazów, ma on wartość nieocenioną. Odkrywcą jego jest prowadzący we Włoszech badania historyk polski ksiądz doktor Edmund Winkler, który odnalazł ten bezcenny kodeks w archiwum kapituły trydenckiej. Słownik powstał na dworze ówczesnego biskupa trydenckiego kardynała Aleksandra, syna książęcej pary mazowieckich Piastowiczów znanych dobrze z *Krzyżaków* Sienkiewicza.

Najstarszy i najmłodszy słownik

Zbieg okoliczności sprawił, że równocześnie z odkryciem i wydaniem *Wokabularza trydenckiego*, najstarszego słownika wyrazów polskich w odniesieniu do uniwersalnej wówczas łaciny, ukazał się nowy, obszerny słownik współczesnej polszczyzny w odniesieniu do innej uniwersalnej dzisiaj w świecie mowy – języka angielskiego. Jest to *Słownik angielsko-polski i polsko-angielski*, którego autorami i redaktorami są Kazimierz Bulas, Francis J. Whitfield i Lawrence L. Thomas – dzieło w dwu tomach, wydane z inicjatywy Fundacji Kościuszkowskiej w Ameryce.

Osiągnięcia leksykografii polskiej datują się od stuleci. Będzie wśród nich i niewiele młodszy od *Wokabularza trydenckiego* traktat ortograficzny Parkosza, czy *Mammotrectus* albo glosariusz do *Pisma świętego* z 1471 roku. Do nich zaliczyć trzeba także słownik łacińsko-polski Bartłomieja z Bydgoszczy z 1532 roku i pierwszy wielki słownik Jana Mączyńskiego z roku 1564. Potem przyszedł Grzegorza Knapskiego („Knapiusza") *Thesaurus* i z XVIII wieku dykcjonarz wielojęzyczny Michała Abrahama Troca. Z kolei ukazuje się pomnikowy słownik Bogumiła Lindego, zamierzony na jeszcze większą skalę niedawno odnaleziony słownik krzemieniecki Alojzego Osińskiego, słowniki „wileński" i „warszawski" (Karłowicza, Kryńskiego, Niedźwieckiego). A cóż dopiero mówić o dziesiątkach słowników specjalnych, rzeczowych, jak *Słownik gwar polskich* Karłowicza czy etymologiczny Aleksandra Brücknera, słowniki staropolszczyzny, adagia i zbiory przysłów, słowniki terminów specjalnych, naukowych i technicznych. Wszystkie one wraz z ukazującymi się teraz tomami *Słownika języka polskiego* Polskiej Akademii Nauk, pod redakcją profesora Witolda Doroszewskiego, mówią za przedwczoraj, wczoraj i dzisiaj.

Od dawna dał się odczuwać wielki brak słownika angielsko-polskiego i polsko-angielskiego. Do ostatnich czasów rolę tę musiał spełniać jedyny obszerniejszy, ale zdeaktualizowany dzisiaj słownik Rykaczewskiego, Chodźki, rzecz skompilowana jeszcze w pierwszej połowie XIX wieku. Toteż słownik Fundacji Kościuszkowskiej, który już teraz popularnie nazywany jest słownikiem „kościuszkowskim", lukę tę znakomicie i w porę uzupełnia.

O wartości jego decydują przede wszystkim dwa względy, a to bogactwo haseł i stopień precyzji w ustalaniu nie tylko znaczeniowych, semantycznych odpowiedników słów, ale także ich zabarwienia uczuciowego. Dominujące dziś tak w Polsce, jak i w Ameryce kierunki i studia językoznawstwa opisowego i porównawczego mają swe odbicie w słownikarstwie, które wedle opinii naczelnego redaktora pomnikowego i autorytatywnego *Słownika mowy angielskiej Webstera* „nie powinno narzucać z góry sztucznych zasad poprawności, nie powinno *przepisywać*, ale *opisywać* mowę ludzką". Słownik „kościuszkowski" stara się ten ideał utrzymać.

Zastosowano w nim nowoczesną fonetyczną transkrypcję słów, a gwarancją kompetencji tej jego strony była współpraca leksykografa polskiego Kazimierza Bulasa oraz amerykańskich slawistów Francisa J. Whitfielda i Lawrence'a L. Thomasa świetnie zorientowanych w polszczyźnie. Wychowanek akademii krakowskiej, profesor Wydziału Slawistyki i wykładowca literatury polskiej na Uniwersytecie Harvarda, Wiktor Weintraub pisze, że w części angielsko-polskiej, opartej zresztą na słowniku oksfordzkim i słowniku Webstera, wzięto język angielski w tej postaci, w jakiej jest on używany w Stanach Zjednoczonych. „Trudno się temu dziwić" – zauważa profesor Weintraub – „jeżeli się weźmie pod uwagę, że opracowany został w Ameryce, że patronuje mu amerykańska instytucja Fundacja Kościuszkowska oraz że Polaków w Stanach Zjednoczonych jest stosunkowo najwięcej. Ale słownik ma ambicję objęcia współczesnej angielszczyzny w całym jej bogactwie i informuje systematycznie o tym, które odcienie znaczeniowe czy zwroty są w użyciu po obu stronach Atlantyku, a które są amerykanizmami czy specyficznymi właściwościami angielszczyzny brytyjskiej".

„Na dobrą sprawę" – mówi dalej profesor Weintraub – „autorzy słownika nie rozporządzali słownikiem współczesnej polszczyzny, który by odtwarzał dzisiejszy stan języka. Słownik »warszawski« liczy już sobie dzisiaj lat sześćdziesiąt, a nowy słownik Polskiej Akademii Nauk zaczął wychodzić wtedy, gdy prace nad słownikiem Fundacji Kościuszkowskiej zostały już zamknięte. Biorąc te okoliczności pod uwagę, trzeba powiedzieć, że autorzy słownika drogą żmudnej wieloletniej pracy osiągnęli bardzo dużo".

W Polsce określono słownik Fundacji Kościuszkowskiej jako „dzieło naprawdę pomnikowe".

Patronat nad słownikiem „kościuszkowskim"

Pamięć zasług Kościuszki w wojnie o niepodległość Stanów Zjednoczonych znalazła wyraz w historii amerykańskiej w umieszczeniu jego nazwiska na liście Towarzystwa Cyncynnatów, w ufundowaniu jego pomników w Waszyngtonie, West Point, Chicago. Słusznie więc założyciele fundacji, która patronowała wydaniu słownika, nazwali instytucję jego imieniem.

Fundacja Kościuszkowska w Nowym Jorku, której siedziba mieści się tam pod numerem 15 na odcinku wschodnim Sześćdziesiątej Piątej ulicy, jest typowo amerykańską instytucją, jedną z wielu fundacji. Zanim przyjrzymy się, jak Fundacja Kościuszkowska powstała, jak wygląda i jak działa, musimy powiedzieć, co to jest fundacja amerykańska w ogóle.

W szerokim znaczeniu słowa jest to instrument pomocny w Ameryce przy rozdziale prywatnych zasobów i dóbr na cele społeczne. Ściślej definiując, fundacje są to organizacje pozarządowe, prywatne, nie oglądające się za zyskiem, posiadające główny fundusz zarządzany przez powiernicze kierownictwo, a dochód z którego przeznaczony jest dla dobra ogółu.

Fundacje to typ instytucji w Stanach Zjednoczonych wcale nie nowy. Powstanie pierwszych z nich przypada już na pierwsze lata po uzyskaniu przez Stany Zjednoczone niepodległości. Ale dopiero trzy ostatnie dziesięciolecia charakteryzuje ich wielki rozrost liczebny. Kiedy zajrzeć do *Skorowidza fundacji w Ameryce* za rok 1960, dowiemy się, że instytucje te w Ameryce przenoszą liczebnością cyfrę dwunastu tysięcy, ale imiennie wymienia się ich tam tylko połowę – fundacje najpoważniejsze, w tym ponad sto wielkich fundacji, prawdziwych kolosów, których zasoby i aktywa liczą dziesiątki i setki milionów dolarów, z fundacjami Forda, Rockefellera, Carnegie na czele. Nie pomniejsza to szczytnych celów i znaczenia setek i tysięcy instytucji o skromniejszych zasobach.

Podstawowy fundusz fundacji pochodzi albo z zapisu testamentowego, albo też – i to częściej – jest dotacją, darem, powiernictwem ustanowionym przez osobę żyjącą, rodzinę albo spółkę; czasem gromadzi go na określony cel specjalna organizacja. Fundacja taka, nie obliczona na zysk, ze statutem określającym zadania i przeznaczenie instytucji, ma swój osobny charakter prawny i wolna jest od obciążeń podatkowych. Jeszcze jeden rzut oka do *Skorowidza fundacji w Ameryce* przekona o kolejności i ważności celów, jakie instytucjom tym stawiają fundatorzy. A więc w pierwszym rzędzie fundusze ich idą na cele wychowawczo-oświatowe. Dalszym ich zadaniem jest niesienie pomocy na badania naukowe, przede wszystkim – medyczne. Z kolei widoczna jest głęboka troska o sprawy związane z opieką społeczną. Pokaźną pozycję stanowią subsydia dla badań na polu nauk humanistycznych oraz studiów spraw międzynarodowych. Wreszcie wspomagają one akcję religijną. Istnieją również fundacje, którym założyciele postawili cele nieraz bardzo specjalne, ograniczone, ale zawsze mające na względzie dobro ogółu.

Wymienioną w skorowidzu Fundację Kościuszkowską należałoby, w porównaniu z wielkimi tego rodzaju instytucjami, zaliczyć do niedużych. Jej względnie skromny fundusz, pochodzący z zapisów i darów Amerykanów polskiego pochodzenia, przekracza zaledwie pół miliona dolarów w kapitale i majątku. Ta skromna cyfra nie umniejsza ani powagi celów, ani zasług obywatelskich założycieli i opiekunów fundacji.

O zakrojonych przez nią rodzajach akcji informuje miesięczny biuletyn działalności. Głównym zadaniem tej instytucji od samych początków trzydziestotrzyletniego jej istnienia jest propagowanie i podtrzymywanie kulturalnych i intelektualnych związków pomiędzy Polską i Stanami Zjednoczonymi. Przystąpiono do stworzenia programu wymiany studentów, uczonych i profesorów obu krajów na skalę bardzo szeroką, i to nie tylko na terenie Ameryki, ale tam, gdzie powstaje konieczność tego. Przykładem jest chociażby zorganizowanie w czasie ostatniej wojny czterech centrów uniwersyteckich w Szwajcarii dla tysiąca internowanych tam studentów-żołnierzy polskich. Po wojnie Fundacja Kościuszkowska zorganizowała na wielką skalę wysyłkę do Polski dla zdewastowanych bibliotek uniwersyteckich książek, podręczników i czasopism, i to w tysiącach egzemplarzy.

Statut stypendialny przewiduje pomoc dla Polaków i Amerykanów polskiego pochodzenia. Trzysta dotychczas przyznanych stypendiów rozdzielono mniej więcej po połowie między młodzież obu krajów. Wyjątek pozwalający na przyznawanie pomocy i nagród Amerykanom niepolskiego pochodzenia stanowią stypendia im. Chopina oraz im. Paderewskiego, udzielane drogą konkursu, na studia muzyczne oraz stypendia na studia naukowe języka polskiego, literatury i znawstwa spraw tyczących się wspólnie Polski i Stanów Zjednoczonych. Pierwsze Stypendium im. Chopina, w wysokości tysiąca dolarów, zdobył dwudziestoletni pianista Roy Eaton, Murzyn z Nowego Jorku. W dwa lata później otrzymał je inny Amerykanin, Van Cliburn – ułatwiło mu to studia w Szkole Muzyki im. Juilliarda w Nowym Jorku, a z czasem umożliwiło wielki sukces światowy.

Fundacja Kościuszkowska patronuje również szerokiej akcji wydawniczej książek w języku angielskim, mających za przedmiot sprawy polskie. Pod jej egidą zapoczątkowana została seria dzieł o wielkich Polakach, wśród nich monografie o Mikołaju Koperniku i Fryderyku Chopinie. Przewiduje się dalsze prace o ludziach sztuki, literatury, muzyki. W przygotowaniu jest ponowne wydanie świetnej książki profesora Wacława Lednickiego o życiu i kulturze Polski: *The Life and Culture of Poland*. Impulsem dla jeszcze jednego projektu jest zbliżająca się data – rok 1966, który będzie znaczył tysiąclecie Polski historycznej w pisanych kronikach Zachodu. Projekt ten przewiduje serię wydawnictw tysiąclecia: „Poland's Millennium Series of Kosciuszko Foundation". Pierwszą książką z tej serii jest dzieło Mariana Kukiela *Czartoryski and European Unity* [*1770–1861*] (*Czartoryski i jedność Europy* [*1770–1861*]), wydane już z pomocą fundacji przez Princeton University Press w roku 1955. Planowanych jest szereg innych publikacji, między innymi także seria wydawnictw tysiąclecia dla dzieci. Wymieniony u wstępu słownik „kościuszkowski" stanowi także chlubną pozycję.

Spiritus movens

Fundacja Kościuszkowska jest nie tylko miejscem „clearingu" kultur i powiązań dwu krajów: Polski i Ameryki, ale piękna jej siedziba w Nowym Jorku jest i salonem recepcyjnym, i ogniskiem, i laboratorium prac z tym celem związanych. Mówiąc o niej, nie można przemilczeć imienia jej współtwórcy, współzałożyciela i wieloletniego gospodarza, którym jest prezes fundacji profesor Stefan Paweł Mierzwa.

Pod koniec zeszłego stulecia wielką popularnością w Ameryce cieszyły się książki autora, który zwał się Horatio Alger, a przedmiotem i bohaterem tych powieści był zawsze młody przedsiębiorczy człowiek, który wyposażony w duży zasób energii, zapału i pracowitości, z niczego dochodził do osiągnięć i majątku. Naiwny morał tych opowieści odpowiadał optymizmowi ówczesnej epoki, chociaż dzisiaj obfitą produkcję owego autora traktuje się z pobłażliwym uśmiechem.

Stefan Mierzwa, który w wieku lat siedemnastu znalazł się na ziemi amerykańskiej w czasie, kiedy Horatio Alger nie był jeszcze zapomniany, wydaje się jakby uosobieniem bohatera tamtych powieści. Własnym wysiłkiem, pracując ciężko, ucząc się przy tym, osiąga z determinacją swoje cele. Zdobywa wykształcenie i tytuły naukowe, studiuje na Uniwersytecie Harwardzkim, zostaje profesorem Drake University. Ale tu porównanie się kończy. Bo człowiek ten postawił sobie cel wyższy, nie tylko osobisty sukces i triumf życiowy. Stefan Mierzwa przejął się sprawą polską na terenie Ameryki. Fundacja Kościuszkowska, mająca tylu opiekunów i mecenasów, jemu przede wszystkim zawdzięcza swe powstanie i byt.

„Ameryka" 1964, nr 72

Ziarno polskie, niwa amerykańska
Zjazd naukowców polskiego pochodzenia w Nowym Jorku

Miłośnicy sztuki filmowej reżysera Ingmara Bergmana mają pewnie w pamięci scenę końcową w jednym z jego obrazów, kiedy to stary profesor, główna postać filmu, na uroczystości uniwersyteckiej odbiera nadane mu zaszczytne odznaczenie. Mamy tam za tło jakąś szwedzką Uppsalę, stare mury uczelni, tłumy młodzieży, uroczysty pochód profesorów, berła, togi, łańcuchy. Widza amerykańskiego zastanawia szczególny splendor i pompa, z jaką na starych uniwersytetach europejskich, w atmosferze pełnej godności i rewerencji, odbywają się tego rodzaju uroczystości. W filmie Bergmana mamy nawet asystę paradną wojska, a w kulminacyjnym momencie uroczystości rozlegają się salwy armatnie.

Komu pod koniec listopada zeszłego roku zdarzyło się znaleźć na terenie Uniwersytetu Columbia w Nowym Jorku, w gmachu Casa Italiana, wydać by się mogło w pierwszej chwili, że przeniesiono go na starą skandynawską uczelnię.

Oto rozlega się fanfara, a za chwilę – salwa, salut armatni, od którego drżą mury uczelni. W chwilę potem – znowu fanfara i znów grom salwy. Ale nie przesadzajmy. Ten apanaż akustyczny towarzyszący odbywającej się tu uroczystości jest efektem nie zamierzonym, [lecz] skutkiem zbiegu okoliczności. Tuż obok gmachu, w którego sali uroczyście zainaugurowano wielki zjazd uczonych, dokonują wykopów pod fundamenty nowego kolegium. A że dzieje się to na terenie Nowego Jorku, który pobudowany jest na caliźnie z granitu i bazaltu, fundamenty musi się zawsze drążyć w litej skale. Wiercą więc otwory, zakładają w nie ładunki dynamitu i za każdym razem przed ich odstrzeleniem rozlega się sygnał, a za chwilę – wybuch.

Powtarza się to w regularnych odstępach czasu. Jest to może utrapieniem, ale uroczystości zjazdowej przydaje znakomitego tła.

Zwołano ją pod hasłem Pierwszego Zjazdu Naukowców Polskiego Pochodzenia w Ameryce, a promotorem uroczystości był Polski Instytut Naukowy w Ameryce w Nowym Jorku oraz Uniwersytet Columbia, stara uczelnia amerykańska ufundowana w 1754 roku przez króla Jerzego II. Kongres odbywał się w ramach obchodu tysiąclecia chrześcijaństwa w Polsce i historycznego bytu państwa polskiego zapisanego w kronikach historycznych.

The Polish Institute of Arts and Sciences in America (którego polska nazwa brzmi: Polski Instytut Naukowy w Ameryce) zrzesza uczonych i intelektualistów polskiego pochodzenia w Stanach Zjednoczonych i w Kanadzie. Różnica w nazwie wynika z tego, że termin „nauka" w języku polskim (tak jak „*Wissenschaft*" w niemieckim) ma znaczenie szersze: mówi o wszelkim znawstwie, każdej specjalności na poziomie wyższej uczelni, podczas gdy w terminologii francuskiej, „*la science*", i angielskiej, „*science*", słowo to obejmuje zakres spraw wiedzy i dyscyplin dotyczących tylko znawstwa praw przyrody i matematyki, ograniczając się do tego, co w polskim języku określamy mianem „nauk ścisłych". Nazwa „The Polish Institute of Arts and Sciences" pod hasłem „Arts" włącza nauki, dyscypliny i umiejętności humanistyczne.

Nauka jest odruchem poczucia godności ludzkiej wobec rzeczy nie znanej, chęcią poznania, zrozumienia tej rzeczy, to znaczy: ujrzenia jej związków z innymi rzeczami, a w dalszym ciągu – chęcią wychowania innych na ludzi myślących. Dla jej poznania i rozwoju konieczne są warunki sformułowane dziesięć lat temu w organie Polskiej Akademii Nauk przez świetnego polskiego logika i filozofa, nieżyjącego już profesora Kazimierza Ajdukiewicza. Tymi warunkami są: wolność słowa, wolność myśli, wolność wyboru metody i problematyki.

Żyjący i pracujący w Ameryce naukowcy polscy mają te warunki zapewnione, ale fakt, że zrzeszają się w polskiej instytucji, nie ma, jeżeli idzie o oddanie się nauce, na uwadze jakichkolwiek względów narodowych, bo jak powiedział wielki Louis Pasteur: „*La science n'a pas de patrie, ou plutôt la patrie de la science embrasse l'humanité tout entière...*" (Nauka nie ma ojczyzny, a raczej ojczyzna nauki ogarnia całą ludzkość...).

Wbrew jednak ponadnarodowemu pojęciu nauki zjazdowi w Columbia University nadano specjalne, narodowe znaczenie. Asumptem dla zwołania kongresu była idea uczczenia tysiąclecia historii chrześcijańskiego państwa polskiego. Uniwersalizm chrześcijański jest wspólny uniwersalizmowi nauki tym, że wspomagała go łacina – język kultu i międzynarodowy środek porozumiewania się. Uczeni polscy znaleźli się w diasporze już za najświetniejszych czasów państwa polskiego. O antecedensach tej diaspory mówią w epoce renesansu i baroku fakty o studiach Polaków za granicą, chociaż i u siebie mieli wspaniałą Akademię Krakowską. Miewali swe „nacje" w społecznościach akademickich uniwersytetów Padwy, Bolonii, Paryża, Pragi, Montpellier, Lejdy, Wittenbergi. Hozjusz, Kopernik, Jan Kochanowski, Sęp Szarzyński, Leszczyńscy, Ossolińscy, Morsztynowie czuli się tam jak u siebie w domu. Z utratą niepodległości owa diaspora talentów i umysłów rozlała się z Polski po całym świecie. W Collège de France wykładają Mickiewicz, Chodźko, w Brukseli – Lelewel, w Santiago de Chile – Ignacy Domeyko. Filareci i filomaci z Uniwersytetu Wileńskiego, młodzież Liceum Krzemienieckiego znalazła się na uniwersytetach Moskwy, Petersburga, Kazania, Lipska, Paryża. Z jej zastępów powstają kadry uczonych, którzy rozsławią imię Polski w świecie. Tym samym śladem pójdzie pokolenie pozytywizmu polskiego. Gdy Baudouin de Courtenay wykłada w Petersburgu, Maria Curie-Skłodowska dokonuje odkryć w paryskim laboratorium, Henryk Arctowski i Antoni Bolesław Dobrowolski wracają z wyprawy antarktycznej, Bronisław Piłsudski studiuje życie Ajnów na Sachalinie, a Wacław Sieroszewski pisze swe studium z czasu wygnania na Syberii: *Dwanaście lat w kraju Jakutów.* Gdy biolog Michał Siedlecki przeprowadza studia przyrodnicze na Jawie, antropolog Jan Czekanowski dociera z niemiecką wyprawą naukową do wnętrza Afryki, Aleksander Brückner z uniwersytetu berlińskiego dokonuje odkryć staropolskiego piśmiennictwa, a Bronisław Malinowski z ramienia Uniwersytetu Londyńskiego szykuje się do podróży na Melanezję dla antropologicznych i etnologicznych studiów. Ten sam Bronisław Malinowski zasłynie później na Uniwersytecie Yale, logik Jan Łukasiewicz – na uniwersytecie dublińskim, Manfred Kridl – w Columbia University, logik Alfred Tarski – w Kalifornii, filozof ojciec Bocheński – we Fryburgu, socjolog Florian Znaniecki – na Uniwersytecie Illinois. Lwowsko-warszawska szkoła matematyki i filozofii zajmie czołowe miejsce w nauce światowej.

Taka byłaby w skrócie refleksja historyczna o nauce polskiej. Lapidarnie ujmują ją trzy na przestrzeni wieków wybijające się imiona polskich uczonych i matematyków, wpośród wielkich nazwisk wyryte w Muzeum Nauki w Chicago: Kopernik – Hoene-Wroński – Banach.

....

Zjazd, któremu przewodniczył profesor Stanisław Mrozowski, matematyk, zapoczątkowało odczytanie telegramów od towarzystw naukowych i naukowców, którzy nie mogli wziąć w nim udziału, a te pozdrowienia napłynęły z różnych stron świata, ze wszystkich ośrodków diaspory nauki polskiej.

Z kolei Chór „Schola Moderna" odśpiewał oratorium *Gaude, Mater Polonia*. Po przemówieniu profesora Oskara Haleckiego, który mówił o miejscu Polski w Europie w okresie pomiędzy rokiem 966 i 1966, profesora Stanisława Ulama o wkładzie polskim do rozwoju nauk ścisłych, profesora Teodora Abla, socjologa z Hunter College, drugi wiceprezes Fundacji im. Alfreda Jurzykowskiego w Ameryce Alexis C. Coudert ogłosił listę naukowców i intelektualistów polskich w kraju i za granicą wyróżnionych przez tę instytucję przyznaniem im nagród za dokonania na polu kultury. Tegoroczna lista nagród imponuje liczebnością, a wiąże się to z obchodem tysiąclecia.

Naukowcy polscy rezydujący w Stanach Zjednoczonych w liczbie tysiąca pięciuset po największej części są w pełni aktywni (ośmiuset pięćdziesięciu). W Kanadzie naliczyć ich można dwustu. W zjeździe partycypowało ponad tysiąc osób, jeżeli włączyć gości. Były reprezentowane osiemdziesiąt cztery wyższe uczelnie i osiemnaście rozmaitych instytutów naukowych Ameryki. Oficjalnie zarejestrowanych było czterystu pięćdziesięciu członków instytutu, ale wliczając gości, uczestniczyło stale w trzydniowych obradach ponad sześćset osób.

Na posiedzenia poszczególnych komisji i sekcji naukowych zgłoszono sto trzydzieści sześć referatów. A oto niektóre dane tyczące się tych prelekcji z dziedzin poszczególnych nauk czy dyscyplin. Na sekcji medycyny zgłoszono trzynaście referatów, w sekcji filozoficznej - referatów sześć. W sekcji literatury na osiemdziesięciu uczestniczących mieliśmy trzynaście prelekcji. Większość prelegentów pochodziła oczywiście ze Stanów Zjednoczonych; z Kanady przyjechało dwunastu, jeden - z Niemiec i jeden - z Puerto Rico.

Nazwiska polskich naukowców rozbrzmiewały w Ameryce i dawniej. Przed ostatnią wojną światową dał się tu poznać badacz literatury amerykańskiej Roman Dyboski. Lingwista Witold Doroszewski przez rok studiował mowę Polaków amerykańskich na Uniwersytecie Wisconsin w Madison. Profesorem Uniwersytetu Torontońskiego w Kanadzie był fizyk teoretyczny Leopold Infeld, długoletni współpracownik Einsteina. Ekonomista Oskar Lange wykładał kiedyś na Uniwersytecie Chicagowskim. W czasie wojny nauczali tutaj papirolog i znawca prawa rzymskiego Rafał Taubenschlag, na Uniwersytecie Notre Dame w Indianie - matematyk Hugo Steinhaus, na Uniwersytecie Columbia katedrę literatury polskiej miał Manfred Kridl. Socjolog Florian Znaniecki z Uniwersytetu Indiany, autor pomnikowego dzieła *Chłop polski w Europie i Ameryce*, był prezesem Amerykańskiego Towarzystwa Socjologicznego. Po wojnie okresowo gościli tu słynny matematyk Wacław Sierpiński, historyk literatury Julian Krzyżanowski i inni.

O tym, jak przedstawia się uczestnictwo polskie w życiu naukowym Ameryki dzisiaj, powiedzą nazwiska chociażby tylko matematyków: Alfred Tarski i Stanisław Ulam uczą w Kalifornii, Antoni Zygmund - na Uniwersytecie Chicagowskim, Stanisław Mrozowski - na uniwersytecie w Buffalo, Jerzy Spława-Neyman - w Berkeley, Maria Zbigniew Krzywobłocki - na Uniwersytecie Stanu Michigan, Jan W. Jaworowski - na Uniwersytecie Indiany, nieżyjący już Witold Hurewicz wykładał na Uniwersytecie Brown i w Massachusetts Institute of Technology. A teraz rozejrzyjmy się na polu slawistyki i literaturoznawstwa słowiańskiego i polskiego. Wacław Lednicki prowadzi studia w tym dziale w Berkeley w Kalifornii, tam również przebywa Czesław Miłosz, świetny poeta i krytyk. Wiktor Weintraub związany jest z Uniwersytetem Harvarda, Mieczysław Giergielewicz – z Uniwersytetem Pensylwanii, Teodor Domaradzki – z Uniwersytetem Montrealskim w Kanadzie, Zbigniew Folejewski – z Uniwersytetem Wisconsin, Tymon Terlecki – z Uniwersytetem Chicagowskim, Edmund Ordon – z Uniwersytetem im. Wayne'a stanu Michigan. Jerzy Krzyżanowski jest w Kalifornii, a Ludwik Krzyżanowski z Uniwersytetu Columbia w Nowym Jorku redaguje „The Polish Review", kwartalnik Polskiego Instytutu Naukowego w Ameryce. W Nowym Jorku rezyduje świetny poeta i eseista Józef Wittlin.

Ograniczyliśmy się do kilkunastu nazwisk z dwu tylko dziedzin naukowych. Brak miejsca nie pozwala wyliczyć tych, którzy reprezentują inne działy nauk humanistycznych i ścisłych na zjeździe. Uderzało tam, jeżeli idzie o uczestników, trojakie zjawisko: *la présence* uczonych starszego pokolenia, ludzi wyszłych z wychowania i tradycji nauki w Polsce, obecność młodego pokolenia naukowców urodzonych w Polsce, ale wykształconych za granicą i wreszcie – młodego pokolenia uczonych wywodzących się z drugiej czy trzeciej generacji emigrantów przybyłych na ziemię amerykańską. Ci ostatni nieraz studia swe uzupełniali przez lata na uczelniach w Polsce, czy to przed ostatnią wojną światową, czy też w latach powojennych. Zastanawia i wzrusza międzypokoleniowe podobieństwo naukowców polskich na zjeździe.

• •

Przejdźmy się po gmachu, gdzie odbywają się posiedzenia poszczególnych sekcji i podsekcji. Składają się na nie zgłoszone wcześniej referaty i rozwijająca się po nich dyskusja. Oto w sali nr 602 profesor Bogdan Zaborski z Uniwersytetu Montrealu w Kanadzie mówi o wędrówkach ludów mongolskich w pierwszych wiekach średniowiecza z Azji Centralnej, miejsca pomiędzy Górami Ałtajskimi i jeziorem Bajkał, które było kolebką ludów. Rozwieszone mapy ilustrują wykład uczonego. Zasłuchane audytorium to fachowcy i laicy. Wśród nich, w głębi sali, młoda para autentycznych Mongołów. On ma szeroką, wschodnią twarz; przysłaniają ją szkła okularów. Ona ma wysokie policzki i skośne oczy Mongołki, przydające jej egzotyki.

Brak nawet czasu na dyskusję, bo oto na podium wchodzi Maria Starczewska z Uniwersytetu Hofstra pod Nowym Jorkiem. Urocza młoda prelegentka mówi o jednej z najwcześniejszych emigracji z Polski do Ameryki – o grupie stu rodzin z Płużnicy na Śląsku, które pod wodzą proboszcza, księdza Leopolda Moczygemby, założyły polską kolonię w dalekim Teksasie. W roku 1966 Maria Starczewska przeprowadziła studia geograficzne i demograficzne na miejscu, tak w Płużnicy, jak i w amerykańskim osiedlu, które założono pod mianem Panna Maria. To naukowe studium adaptacji ludzkiej w nowym otoczeniu, w nowych warunkach terenowych, klimatycznych, agrarnych – różnych od tego, co było w Opolszczyźnie – jest dalekie od sentymentu i liryki, ale wciąż nawraca do polskich rysów kulturalnych tej małej społeczności, jakie przetrwały z górą sto lat. Para Mongołów zatrzymanych w sali po poprzednim wykładzie nie może oderwać się, słucha z zaciekawieniem relacji o zjawisku nowoczesnej wędrówki ludów, o współmierności losów ludzkich mimo przedziału przestrzeni i wieków.

Kiedy przechodzimy do sąsiedniej sali, zbieg okoliczności każe nam posłuchać wykładu młodego profesora z Brooklyn Community College w Nowym Jorku Józefa Wieczerzaka. Tematem referatu jest okres amerykańskiej wojny domowej, której data zbiega się prawie z datą osadnictwa Polaków w Teksasie i z klęską powstania styczniowego w Polsce. Na tym wykładzie najnowszej historii prelegent podkreśla fakt, że konflikty odbywające się w tym samym czasie, ale w różnych częściach świata, nie były bez wzajemnego na siebie wpływu.

Przysłowiowość tematu „Słoń a sprawa polska" potwierdzają programy wszystkich sekcji nauk humanistycznych. A już szczególnie obfituje w tej mierze wszystko, co omawiane jest na sekcji literatury. Jej przewodniczący, profesor Mieczysław Giergielewicz, omawia zainteresowanie się Ameryką wśród polskich pisarzy pokolenia pozytywistów u schyłku XIX wieku. Zastanawia to nie tyle u Henryka Sienkiewicza, który przecież znał Amerykę z autopsji, ile przede wszystkim u Bolesława Prusa, wprawdzie zasiedziałego w Warszawie, ale niezmiernie ciekawego Nowego Świata – świata postępu, materialnego dobrobytu i rozmachu. Wydawał o nim sądy, nieraz zaprawione humorem, w swych *Kronikach tygodniowych*, gdy nadsłuchiwał ech Wystawy Światowej w Filadelfii, czy też w pogłosach amerykańskich, które znajdujemy w jego *Emancypantkach*.

Inny znawca, Jerzy Krzyżanowski, mówi o idei amerykanizmu przebijającej w twórczości Reymonta, szczególnie zaś o idealizacji postępu w jego *Ziemi obiecanej*.

Temat polski poruszają referaty innych sekcji, czy to w dziale socjologii, ekonomii, nauk politycznych, czy innych „humaniorów". Na sekcji sztuk pięknych usłyszymy o średniowiecznej architekturze Polski, o drzwiach gnieźnieńskich i muzyce polskiej. Nauki ścisłe zawężały się do specjalności w matematyce, fizyce teoretycznej, biologii, chemii. Temat polski odezwie się raz jeszcze w jednej z najświetniejszych prelekcji zjazdu.

Wygłosił ją rabin Izaak Levin z Uniwersytetu Yeshiva w Nowym Jorku. Mówił o doniosłym dokumencie z roku 1264, wydanym przez księcia Bolesława Pobożnego: przywileju znanym pod nazwą statutu kaliskiego, a mówiącym o prawach Żydów osiedlających się w Polsce, ustanawiającym na ziemi polskiej schron, azyl dla narodu żydowskiego prześladowanego gdzie indziej w świecie. Prelegent spłacił narodowi polskiemu najwyższy trybut, kiedy w zakończeniu wygłoszonym po polsku zaznaczył, że siedemsetlecie statutu kaliskiego, przywileju dla Żydów w Polsce, winno być uczczone równie uroczyście, jak tysiąclecie bytu Polski jako państwa chrześcijańskiego, bo kraj ten na całej przestrzeni swej historii okazał najwyższe humanitarne uczucia wobec prześladowanego narodu żydowskiego.

Końcowa wypowiedź, ujmująca istotę zjawiska nauki polskiej w Ameryce, nadała tenor zjazdowi: profesor Wacław Lednicki wygłosił mowę o *Roli polskiego intelektualisty w Ameryce*.

Po wielkiej nowoczesnej wędrówce ludów do Ameryki, w której uczestniczyły fale emigracji z Polski z największym ich nasileniem w roku 1907, na gros elementu polskiego tu osiedlającego się składał się przede wszystkim element chłopski – ci, którym brak ziemi, przeludnienie, złe warunki ekonomiczne kraju kazały szukać możliwości za oceanem. Z natury rzeczy ten przedsiębiorczy, energiczny, żywotny element rekrutował się z warstw mało oświeconych. Dopiero dorabiając się na ziemi amerykańskiej, wrastając w nią w demokratycznych warunkach Nowego Świata, gdzie o losie decydował nie przywilej ani odziedziczony majątek, ale własna praca, dopiero wtedy Polak zaczął dorabiać się stanowiska i roli w życiu amerykańskiej społeczności. Natomiast Polaków wykształconych, o wyższym poziomie intelektualnym, poza nielicznymi niedobitkami katastrof narodowych Polski było w Ameryce niewielu. Dopiero po kataklizmie drugiej wojny światowej na ziemi amerykańskiej pojawia się w dużej liczbie po raz pierwszy typ Polaka intelektualisty.

Tu profesor Lednicki raz jeszcze zdefiniował to, co stanowi o wartościach intelektualizmu, a co określa się powszechnie mianem „inteligencja". Określenie to w warunkach polskich ma specyficzne znaczenie i powiązania. Mówi ono o pewnej grupie społecznej i o pewnej postawie umysłowej u ludzi tej grupy. Świadomość klasowa tej grupy jest nikła, oddawała się ona zawsze na usługi innych klas. W warunkach niewoli podejmowała się odpowiedzialności za polityczne i duchowe życie kraju, a po odzyskaniu niepodległości była warstwą najbardziej reprezentatywną. Cechowała ją zawsze bezinteresowność, skromność, brak zainteresowania dobrami materialnymi, poświęcenie dla innych. Los jej był szczególnie tragiczny w okresie ostatniej wojny. Na jej zniszczenie uwziął się wróg, o czym mówi historia cierpień profesorów Uniwersytetu Jagiellońskiego w obozach Oranienburga i Sachsenhausen, masakra profesorów uczelni lwowskich, lista ofiar Oświęcimia.

Inteligencję polską cechują zawsze światowość, znajomość języków, umiejętność znalezienia się w kosmopolitycznym świecie, smak artystyczny. Jej ludzie doskonale nadają się do reprezentacji, ambasadorowania. Kto w Ameryce chce poznać rzeczy polskie, dowiedzieć się, co Polacy myślą, w co wierzą, jakie mają nadzieje, jak żyją, ten powinien zwrócić się do polskiego intelektualisty – członka warstwy narodu będącej kwintesencją narodowej istoty, solą ziemi polskiej.

Ten polski intelekt najwyżej przebija w sferze nauki. Profesor Lednicki podkreślił charakterystyczne cechy intelektualizmu, które wedle przeciwstawień Bergsona angażują intuicję naprzeciw akcji, intelekt naprzeciw sprytu. Ten dualizm intelektu nakazuje mu podejmować się podwójnej roli oskarżyciela i obrońcy w sporach ducha. Każe angażować się w sprawy ludzkie nie z obiektywnych pozycji bezdusznego naukowca, ale z tą czułością ludzką humanistycznej postawy, o której Alfred de Musset powiedział: „*La pitié c'est la source de l'amour*, kiedy mówił o „współczuciu będącym źródłem miłości". Dzisiaj, w czasach degradacji wartości ludzkich, intelektualista polski w kraju i w świecie sięga wyżyn swych wielkich poprzedników, których wzorem w Polsce był Andrzej Frycz Modrzewski, kierując się tą wzniosłością zasad, „*nobleness of principle*", o której mówił nam Tomasz Carlyle.

„Ameryka" 1967, nr 102

VI. FRAGMENTY

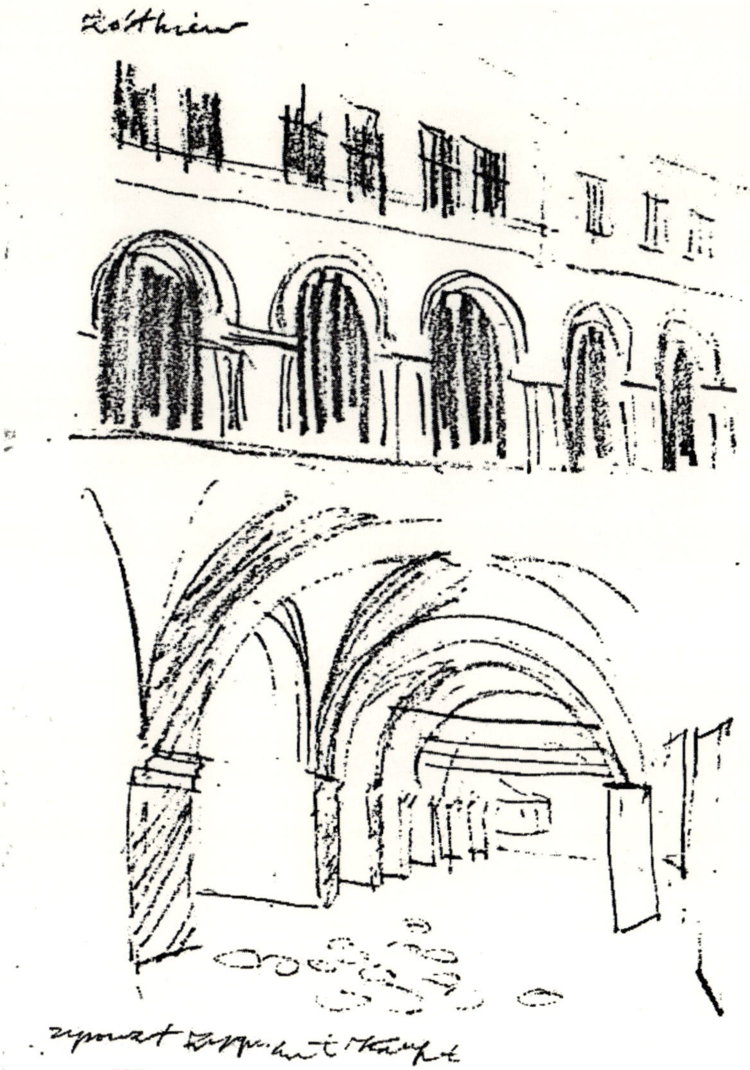

[W niewypowiedziany zimny ciemny zimowy ranek...]

W niewypowiedziany zimny ciemny zimowy ranek stawał brat Kazimierz w otwartych drzwiach sypialni i wtedy już Michał otwierał oczy z ciężkiego snu, i ta na pół jawa, na pół sen sprzęgała w nim napięte polecenie i surowy nakaz, który sobie narzucał od czasu upadku poprzedniego wieczoru. Jeszcze zanim brat Kazimierz zaklaskał w dłonie frenetyczne brawo dla powstającego dnia, zanim zmęczonym głosem i szelestem sutanny przeniesionej między łóżkami jak uosobienie realiów i rzeczowości dnia [...], Michał wydobywał się i uwalniał z lepkiego grzęzawiska snu i stawał twarzą wobec błękitnych jeszcze od nocy szyb okien, różowego kłującego w oczy światła żarówek i żelaznego, twardego pasażu dnia, który sobie wyznaczył i zaklął od wczoraj, od wieczoru upadku.

Kafle i rury umywalni, lodowata woda bulgocząca z kranów, nieprzyjemna i słodkawa od pasty szczeć szczoteczki do zębów, chłodny ręcznik z szarego płótna – domowy, niepraktycznie mereżkowany ręcznik z domu.

Na podeście schodów Michał czyścił buty, więc naprzód zeskrobywał grudki wczorajszego błota naniesionego z podwórza, potem popluwszy na szczotkę, uważnie wybierał z pudełka pastę, która pachniała terpentyną, i dokładnie rozsmarowywał ją na przyszwach i obcasach. Kiedy przychodziło do nadawania tym butom połysku, robiło się to rytmicznymi pociągnięciami szczotki i z zadowoleniem można było obserwować, jak zmatowiała skóra zaczynała połyskiwać na wypukłościach i fałdach. I wtedy, w zapachu terpentynowym uświadamiał sobie i upewniał się w straszliwym postanowieniu i zaparciu się w sobie, i umacniał w sobie żelazną konsekwencję i plan, i rytm, jaki sobie uplanował i nakazał.

Hałas sypialni i totumfackość współmieszkańców szumiały około niego nie słyszane i wygładzał koc na łóżku, i przynaglał książki na swej półce wytartej z kurzu w szereg zdyscyplinowany i według wzrostu.

Krytym gankiem ponad bramą wjazdową, przejściem, które łukiem łączyło blok konwiktu z kościołem, i kręconymi schodami – w ich zakrętach świeciły się oszczędne lampy – schodził do zakrystii. To była jego kolejka służenia do mszy porannej, wczesnej i w zakrystii był już ojciec Sztolcman, i z wysuniętych szuflad wkładał kolejno albę, stułę, i Michał ściągał fałdy alby układające się suto, i ojciec Sztolcman całował stułę, i wkładał jednym ruchem ornat, który złożony i kapiący od złotego szychu, leżał na wysokim blacie komody.

Michał pomagał mechanicznie księdzu i powoli wyzwalał się ze sztywności i napięcia porannego. Kręcił się z przyjemnością wokoło księdza i trochę mu śmiesznie było, kiedy widział go poprzednio w sutannie. Ojciec Sztolcman był kapelanem wojskowym i właśnie demobilizował się, ale jeszcze chodził w mundurze wojskowym khaki, który niczym nie różnił się od oficerskiego munduru, chyba fioletowym aksamitem patek na kołnierzu, i ojciec Sztolcman – młody i przystojny brunet o świetnej figurze.

W zakrystii unosił się zapach świec i kadzidła – zapach zakrystii.

Michał zdejmował z półki mszał ciężki i spomiędzy jego kartek u dołu zwieszały się kolorowe wstążki zakładek. Ksiądz modlił się jeszcze chwilę i sięgał palcami do kropielnicy na ścianie, i Michał stojący u drzwi pociągnął za taśmę dzwonka u drzwi raz, i dzwonek zatrząsł się na swej spiralnej sprężynie, i rozdźwięczał. Kościół był szary od mroku i pełgał płomyk lampy wieczystej, i paliły się dwie samotne świece u ołtarza, i jak było zmrużyć oczy, to kosmate kręgi tęczowe kuliły się wokoło ich płomieni.

„...*Introibo at altare Dei...*" – mówił ksiądz i Michał odpowiadał mechanicznie. Ksiądz wysoki pochylał się w sztywnym ornacie, który był z atłasowej białej mory i miał ciemnozielony szeroki i wyhaftowany w złocone liście wina pas, i na wysokości łopatek kapłana w winnym złoconym wieńcu miał wyszyte wielkie litery: „IHS".

Dywan pokrywający stopnie ołtarza był wytarty w narażonych miejscach do szarych nici osnowy i pokapany świecą.

Ołtarz miał drewnianą dekorację: gotyk w drzewie szablonowy i tani z nieprzyjemnym malowaniem na niebiesko-biało i ze złoceniami, i nieproporcjonalnie dużym tabernakulum z żaglowym sklepieniem malowanym na niebiesko ze złoconymi gwiazdami, a ponad nim poczerniały obraz: z czarnego tła wychodziły muskuły i żebra torsu świętego Szczepana i pierzaste bełty strzał okrutnie przeszywających diafragmę-przeponę świętego, i barokowe kartusze ram poczerniałych. Kwiaty z papieru suche i sztywne między ciężkimi lichtarzami z palisadą świec długich i kościelnych.

Kościół był pusty o tej porze i ciemny i nawy wydłużały się w ciemną perspektywę. Czasem rozpuczone drzewo stall kościelnych wydawało długi skrzynny dźwięk: trzask i odpowiadało echo naw.

Po prawej stronie ołtarza, w jego cieniu była mała emaliowana i zakurzona miseczka, która służyła do zlewania wody z tacy po ablucjach. Do tej miseczki ściągnął wzrok jakiś ruch mikroskopijny i nikły. Była to malutka mysz – szara i biedna kościelna mysz. Paciorkiem czarnego oka mierzyła nieufnie dystans dzielący ją od zamarłego w bezruchu Michała i wspięta na tylnych nóżkach, i ciągnąc za sobą swój wstrętny łysy mysi ogonek, piła poświęcaną wodę z emaliowanej miseczki. Michałowi serce podeszło do gardła z niepokoju i dreszczu tego – takiego dziwowiska. Patrzył, czy połyskujące wojskowe buty, wyglądające spod alby księdza Sztolcmana, nie są za blisko, i też, kiedy ksiądz przeszedł do czytania ewangelii, mysz zniknęła jak cień, i Michał wytrzeszczał oczy w cień, czy jej znowu nie zobaczy.

Potem wzrok jego błądził po ścianach prezbiterium malowanych w symbole chrześcijańskie: pelikan rozdzierający dziobem swą pierś i karmiący krwią pisklęta, cysterna renesansowa z pijącymi z jej lustra ptakami, jagnię u stóp krzyża. W górze fałszywy malowany gzyms i fałszywe metopy.

I Feniks. Jeszcze jeden z symbolów. Ptak o kształcie orła czy gryfa ulatujący spośród ostatnich języków płomienia ognia, który się wypalił w popiół i z tego popiołu odradzał się, ażeby jeszcze raz uderzyć i załopotać skrzydłami, frunąć ku górze, stać się raz jeszcze po to, by w ogniu raz jeszcze się spalić i znów raz jeszcze na nowo się odrodzić. Feniks.

Michałowi zdawało się, że złote malowane płomienie polichromii kościelnej pełgają ogniem prawdziwym na murze prezbiterium, że ptak uderza skrzydłem, że łopot tego skrzydła zaraz rozlegnie się echem bluźnierczym pod sklepieniami naw. Że bierze udział w bolesnym odrodzeniu gryfa, że unosi się w górę; czuł dreszcz odrodzenia i poza tym wzbierającą falę goryczy, że to ten lot się skończy, że jeszcze raz zapadnie w płomienie, w zgubę i niebyt, i poza tym znów odrodzenie. I to układało się w nim w jakiś rytm i tętno jak bicie serca, wsłuchiwał się w to i było to bolesne i niewypowiedziane.

Ocknął się i z przerażeniem spostrzegł, że ojciec Sztolcman prawie odwrócił się do niego od ołtarza i patrzył zdziwiony i łagodnie smutny, i pochyliwszy głowę, odpowiadał sam sobie za roztargnionego ministranta:

„...*Misereatur tui omnipotens Deus, et dimissis peccatis... ad vitam aeternam...*"

Ksiądz Sztolcman był doskonale obojętnym i taktownym człowiekiem i nie zadawał żadnych pytań, kiedy Michał czerwony i spocony wbiegał potem na raz po trzy stopnie na górę, ażeby zdążyć.

[1949]

[*Courtesy of Department of Special Collections, Stanford University Libraries*]

[*Od internatu ks. ks. Zmartwychwstańców...*]

[Wersja pierwsza]

Od internatu ks. ks. Zmartwychwstańców do szkoły nie było właściwie daleko. Trzeba tylko było przejść całą długość ulicy Piekarskiej, którą Michał w myślach przeinaczył na Baker Street dla pamięci bohatera Conan Doyle'owskich opowiadań. Ale wtedy właśnie przebudowywano główny kolektor miejski i ulica była rozkopana i rozpruta, i góry wyrzuconej gliny piętrzyły się aż na chodniki, i sterczały deski oszalowania. Więc szło się powoli i z trudem, wymijając przechodniów w wąskich przejściach, i ciekawość kazała przystawać, kiedy na łańcuchach z trójnogiego rusztowania opuszczano i zakładano dzwony z betonu o owalnym przekroju.

Poranne słońce jesienne rzucało blaski pochyłe na mury kamienic, przed domem na Fredry była wąska budka szyldwacha przed Wojskowym Instytutem Geograficznym i żołnierz w francuskim hełmie odbywał swój krótki spacer: trzy kroki w przód i trzy w stronę budki, i jeżeli nadchodził oficer, to stawał frontem, wykonywał chwyt karabinem na „prezentuj broń!", ale tylko sztabowym oficerom, bo niższym stopniom należało się jedynie wypięcie piersi na „baczność!"

Michał przychodził do szkoły pierwszy. Było to niewytłumaczalne i ta ambicja nie miała jakiegoś wyrozumowanego podkładu. Po prostu przychodził tak wcześnie, że główna brama była jeszcze zamknięta i trzeba było obchodzić koło mieszkania tercjana i starannie omijać teren sąsiadującego III Gimnazjum. Nadchodziło jeszcze paru innych chłopców z wczesnych podmiejskich pociągów, jakimi dojeżdżali, i paru mikrusów, prawdopodobnie takich samych maniaków jak Michał.

Klasa witała go pustym echem bielonych ścian wytartych plecami chłopców tam, gdzie było przejście pomiędzy ławkami, koło pieca wisiała mapa Cesarstwa Rzymskiego do historii starożytnej, na tablicy nie starty rysunek z lekcji biologii z poprzedniego dnia, rysunek schematyczny mózgu ludzkiego, i dwa objaśniające napisy ze strzałkami: jeden mówiący, że to jest „zakręt hipokampa", a drugi po łacinie: „*arbor vitae*". W powietrzu unosił się szkolny zapach, tak jakby zapach świecy albo miotły tercjana, zapach atramentu, kredy, zapach chłopców: nie mytych ciał, siarkowodoru i okresu dojrzewania.

Siadał na swoim miejscu i powoli otwierał „teczkę", i wydobywał z niej książki i zeszyty. Okna wychodziły na sąsiednie wrogie podwórze III Gimnazjum i stały tam drzewa jesienne z niedobitkami liści rudych i pokręconych na ogołoconych gałęziach. Drzwi otwierały się z trzaskiem i wpadali chłopcy czternasto–piętnastoletni z teczkami albo książkami związanymi rzemieniem, mali i wyrośnięci, czarni i blondynowaci, z oczami czerwonymi od wiatru, Kulicz z krostami na twarzy, mały tęgi Mosior z grubymi szkłami okularów miopia, Kozakiewicz w sztruksowej marynarce i rajsszyną pod pachą – echo w klasie zaczęło się dusić. Liczyli przybywających i kiedy naliczyli dwunastego, to naznaczyli go stygmatem: „Judasz! Juuudasz!..." Drzwi kręciły się jak szalone, dyżurny moczył szarą od kredy ścierkę pod kranem wodociągu i ścierał pionowymi regularnymi pasami tablicę, zakręt hipokampa i *arbor vitae*, i zanim dojechał do końca tablicy, to początek jaśniał i sechł w kredowe smugi.

Słyszał: „Ty, odknaj się do ściany...", „Nassypali piasku...", „Ty, ale gola im zacedzili, prawy pomoc...", „Ta co się kucasz... frajer pompka...", dyżurny wyleciał z klasy i wrócił z dziennikiem lekcyjnym i zaraz rozwrzeszczał się i rozdźwięczał dzwonek z zakrętów korytarza, i wpadali spóźnieni, i trzasnął ostatni drzwiami Tomaszewski, syn krawca damskiego z ulicy Batorego, i w biegu na swoje miejsce informował Ganza, wspólnika i towarzysza z przedwcześnie dojrzałych wypadów za inną płcią:

„Ale szac kobita, Józku... poszmulałbyś..."

Wszedł profesor Guralski, który uczył francuskiego w piątej B, i wiedzieli, że ma dzisiaj zastępstwo, i z niesmakiem popatrzył po nieznajomej mu klasie, kiedy powstali z szuraniem nóg, z niesmakiem oglądnął pod ironicznymi spojrzeniami klasy krzesło i katedrę i stanął pod portretem litografowanym prezydenta Wojciechowskiego i orłem w ramkach, i krzyżem z drzewa nad nimi, i oglądnął się, i oglądnęli się inni za dyżurnym, który coś tam majstrował koło tablicy, i dyżurny wrócił na miejsce, i zaciągnął cienkim falsetem – przechodził mutację:

„Przybądź, Duchu Święty, oświeć serca i umysły nasze..."

Profesor Guralski otworzył katalog tam, gdzie spis, i zaczął czytać nudnym głosem nazwiska nieznajomej mu klasy:

„Bernaś, Borkowski, Budziński, Christman, Chrząstowski, Derszko, Elektorowicz, Gałuszak, Gan, Ganz, Gryziecki, Hawrysz..."

Każdy po swoim nazwisku odpowiadał: „Jest" na rozmaitą intonację. Jak doszło do nazwiska Michała, to odpowiedział: „Jestem!" i wywoływało to zawsze ironiczne chichoty kolegów – to, że wyłamywał się od powszechnego „jest" – i bolały go te chichoty, ale uparł się, sam nie wiedząc czemu, i mówił to „jestem!"

Jak Guralski skończył litanię nazwisk, to popatrzył po klasie i poznał Michała, który kiedyś był w klasie B, i skinął na niego, żeby mu podał książkę. Zaczął wertować i znalazł coś, i powiedział czekającemu Michałowi:

„Tu czytaj, to..."

Michał przełknął ślinę i zaczął:

„*Ainsi, toujours poussés vers de nouveaux rivages,*
Dans la nuit éternelle emportés sans retour,
Ne pourrons-nous jamais sur l'océan des âges
Jeter l'ancre un seul jour?"

„Dosyć!" – zatrzymał go Guralski i zaczął wiersz znudzonym głosem „rozbierać".

Pulpit ławki był pokrajany i porysowany, i poplamiony atramentem przez pokolenia poprzedników. Ktoś przed laty wyciął niezgrabnie swoje imię: „ANDRZEJ". Plama ze starego atramentu rozlała się w kształt, który mógłby być czymś w rodzaju kangura. Obok całkiem świeżo był wykrojony krzyż maltański. Michał sam dodał do tego rysunek dwu skrzyżowanych szabli – taki, jakim są znaczone na mapach miejsca słynnych bitew i potyczek.

Profesor zapomniał o Michale i Michał bał się sam, z własnej inicjatywy usiąść, więc przestępował z nogi na nogę i czuł szyderstwo kolegów z tej niewygodnej pozycji. Szyderstwo rówieśników, które stworzyło dlań ogród kolczasty udręczeń, kiedy gdzie się obrócił, to nadziewał się na ukłucia i ostrza. Szydzili z jego manier i tego, że się czerwienił, kiedy ktoś powiedział w jego obecności na przykład: „do dupy" albo: „nasermater", i zaraz to widzieli, i zaraz to podchwycili z nieludzką zdolnością i trafem. Albo – że nosił płaszcz przerobiony z ojcowskiego palta wyjściowego, albo że kiedy dostał dwóję z historii ni stąd, ni zowąd i jak usiadł oszołomiony, i uprzytomnił sobie, i w konwulsji zranionej ambicji, oparłszy się na łokciach, zaczął dusić łzy napływające mu do oczu, to po dzwonku otoczyli go kołem i w podziwie i szyderstwie patrzyli na fenomena płaczącego w czternastym roku życia nad dwóją, którą mu wkałabanił „stary cap" od historii. Albo za to, że stał w internacie ks. ks. Zmartwychwstańców – „jojców" Zmartwychwstańców. Albo za to, że dał się namówić na popularną wtedy w klasie walkę, na „catch-as-catch-can", i Ganz ugniótł go pod stopniami katedry, i kiedy przekonał się, że nie wypróbowana jego siła i wymarzone zwycięstwo zapadło się w szyderczym chórze w czeluść upokorzenia. Za to, że przeniesiono go z oddziału B do A bez jakiejkolwiek racjonalnej przyczyny. Oddział B nigdy mu nie darował tej niezawinionej zdrady i całą nienawiść rywalizującej grupy przeniósł na niewinnego Michała.

Przerwa.

Michał stoi przy oknie klasy i rozmawia z Antkiem Bolesławskim, który jest pierwszym uczniem w klasie. Antek jest chudy, ma krucze włosy i zimne niebieskie oczy, i chude palce pokryte brodawkami. Antek wie, że Michał chciałby z nim być na przyjacielskich warunkach, i jest zimny i wyrachowany. Michał chce go zabawić i zaimponować. Opowiada mu anegdotę, którą gdzieś wyczytał: Jest mały chłopiec i kiedy pytają go, czym chce być, jak dorośnie, to mówi, że ortopedystą, dlaczego ortopedystą? żeby dowiedzieć się, co to znaczy... Gafa... Michał przypomina sobie w tej chwili, że ojciec Antka ma sklep ortopedyczny na Wałach z wystawą, na której są pasy rupturowe z nowej żółtej skóry i filcu, damskie gorsety, ircha, hegary i lewatywy. Michałowi jest nieprzyjemnie, czuje, że jego niewinny dowcip jest nie na miejscu, że z tysiąca innych osób, którym dowcip ten można by z powodzeniem opowiedzieć, właśnie nie należało opowiadać go synowi ortopedysty. Jakże mu było źle i dlaczego właśnie miał opowiadać to, ten kawał ortopedyczny, kiedy sam ma taki wstręt do tych kalekich i ortopedycznych utensyliów i aparatów i że zawsze, przechodząc Wałami, odwraca oczy od wystawy ze złotym szyldem: „R. Bolesławski, Ortopedysta". Antek patrzy na Michała zimno i szyderczo, jakby odgadywał, co się w duszy dowcipnisia odgrywa.

I kiedyś taką samą gafę popełnił, to było zeszłego roku na wiosnę, jak był w szpitalu po operacji ślepej kiszki. I leżał tam obok niego sąsiad: chory chudy chłopak z nogą złamaną na rowerze, i noga ta źle mu się zrastała, i na gipsie wyciekały brunatne plamy, i straszliwie śmierdziało od tej nogi, po prostu mdło się robiło. Ale Michał żałował ogromnie swego sąsiada, ale bał się okazywać swoją sympatię i byli bardzo oziębli w stosunku do siebie. No i raz Michał, przeglądając jakieś pismo ilustrowane, zobaczył zabawny rysunek: był to rysunek pary skunksów amerykańskich, rodziców pochylonych nad młodym skunksem, śmierdzielem amerykańskim, i jedno z nich zwraca się do drugiego z radosną uwagą: [„O, mały nasz już dorasta, zaczyna śmierdzieć..."].

[1949]

[*Courtesy of Department of Special Collections,*
Stanford University Libraries]

[Wersja druga]

Od internatu ks. ks. Zmartwychwstańców nie było właściwie daleko. Trzeba tylko było przejść całą długość ulicy Piekarskiej, którą w myślach przeinaczyłem na Baker Street dla pamięci Conan Doyle'owskich opowiadań. Ale wtedy właśnie przebudowywano główny kolektor miejski i ulica była rozkopana i rozpruta, i góry wyrzuconej gliny piętrzyły się aż na chodniki, i sterczały deski oszalowania. Więc szło się powoli i z trudem, wymijając przechodniów w wąskich przejściach, i ciekawość kazała przystawać, kiedy na łańcuchach z trójnogiego rusztowania opuszczano i zakładano dzwony betonowe o owalnym przekroju.

Bezblask jesieni na szarych murach kamienic. Przed domem na Fredry była wąska budka szyldwacha przed Wojskowym Instytutem Geograficznym i żołnierz w francuskim hełmie odbywał swój krótki spacer: trzy kroki w przód i trzy w stronę budki, i jeżeli nadchodził oficer, to stawał frontem, wykonywał chwyt karabinem na „prezentuj broń!", ale tylko sztabowym oficerom, bo niższym stopniem należało się jedynie wypięcie piersi na „baczność!"

Przychodziłem do szkoły pierwszy. Było to niewytłumaczalne i ta ambicja nie miała jakiegoś wyrozumowanego podkładu. Po prostu przychodziłem tak wcześnie, że główna brama była jeszcze zamknięta i trzeba było obchodzić koło mieszkania tercjana i starannie omijać teren sąsiadującego III Gimnazjum. Nadchodziło jeszcze paru innych chłopców z wczesnych podmiejskich pociągów, jakimi dojeżdżali, i paru mikrusów, prawdopodobnie takich samych maniaków jak ja.

Klasa witała mię pustym echem bielonych ścian wytartych plecami chłopców tam, gdzie było przejście pomiędzy ławkami, koło pieca wisiała mapa Cesarstwa Rzymskiego do historii starożytnej, na tablicy nie starty rysunek z lekcji biologii z poprzedniego dnia, rysunek schematyczny mózgu ludzkiego, i dwa objaśniające napisy ze strzałkami: jeden mówiący, że to jest „zakręt hipokampa", a drugi po łacinie: „*arbor vitae*". W powietrzu unosił się szkolny zapach, tak jakby zapach świecy albo miotły tercjana, zapach atramentu, kredy, zapach chłopców: nie mytych ciał i okresu dojrzewania.

Siadałem na swoim miejscu i powoli otwierałem „teczkę", i wydobywałem książki i zeszyty. Okna wychodziły na sąsiednie wrogie podwórze III Gimnazjum i stały tam drzewa jesienne z niedobitkami liści rudych i pokręconych na ogołoconych gałęziach. Drzwi otwierały się z trzaskiem i wpadali chłopcy czternasto–piętnastoletni z teczkami albo książkami związanymi rzemieniem, mali i wyrośnięci, czarni i blondynowaci, z oczami czerwonymi od wiatru, Kulicz z krostami na twarzy, mały, tęgi Mosior z grubymi szkłami okularów miopia, Kozakiewicz w sztruksowej marynarce i z rajsszyną pod pachą – echo w klasie zaczynało się dusić. Liczyli przybywających i kiedy naliczyli dwunastego, to naznaczyli go stygmatem: „Judasz! Juuudasz!..." Drzwi kręciły się jak szalone, jako dyżurny tego dnia, moczyłem ścierkę pod kranem wodociągu i ścierałem pionowymi regularnymi pasami tablicę, zakręt hipokampa i *arbor vitae*, i zanim dojechałem do końca tablicy, to początek jaśniał i sechł w kredowe smugi.

Słyszałem: „Ty, odknaj się do ściany...", „Nasssypali piasku...", „Ty - ale gola im zacedzili - prawy pomoc...", „Ta co się kucasz... frajer pompka...", a kiedy wróciłem z dziennikiem lekcyjnym, zaraz rozwrzeszczał się dzwonek i rozdźwięczał w zakrętach korytarza, i wpadali spóźnieni, i trzasnął drzwiami ostatni - Tomaszewski, syn krawca damskiego z ulicy Batorego - i w biegu na swoje miejsce informował Ganca, wspólnika i towarzysza z przedwcześnie dojrzałych wypraw za inną płcią:

„Ale szac kobita, Józku... poszmulałbyś..."

Wszedł profesor Guralski, który uczył francuskiego w piątej B, i wiedzieliśmy, że ma dzisiaj zastępstwo, i z niesmakiem popatrzył po nieznajomej mu klasie, kiedyśmy powstali z szuraniem nóg, z niesmakiem oglądnął pod ironicznymi spojrzeniami klasy krzesło i katedrę i stanął pod litografowanym portretem prezydenta Wojciechowskiego i orłem w ramkach, i krzyżem z drzewa nad nimi, i oglądnął się, i oglądnęli się inni za mną, kiedy jako dyżurny coś tam majstrowałem jeszcze koło tablicy, i wróciłem na swoje miejsce, i zaciągnąłem cienkim falsetem - przechodziłem mutację:

„...Przybądź, Duchu Święty, oświeć serca i umysły nasze..."

Profesor Guralski otworzył katalog tam, gdzie spis, i zaczął czytać nudnym głosem nazwiska nieznajomej mu klasy:

„...Bernaś, Borkowski, Budziński, Christman, Chrząstowski, Derszko, Elektorowicz, Gałuszak, Gan, Ganc, Gryziecki, Hawrysz..."

Każdy po swoim nazwisku odpowiadał: „Jest" na rozmaitą intonację. Jak doszło do mego, to odpowiedziałem: „Jestem!" i wywoływało to zawsze ironiczne chichoty kolegów, że wyłamywałem się od powszechnego „jest", ale uparłem się, sam nie wiedząc czemu, i mówiłem to „jestem!"

Jak profesor Guralski skończył litanię nazwisk, to popatrzył po klasie i poznał mię, który kiedyś byłem w klasie B, i skinął na mnie, ażebym mu podał książkę. Zaczął wertować i znalazł coś, i powiedział mi, czekającemu:

„Tu czytaj, to..."

Przełknąłem ślinę i zacząłem:

„*Ainsi, toujours poussés vers de nouveaux rivages,*
Dans la nuit éternelle emportés sans retour,
Ne pourrons-nous jamais sur l'océan des âges
Jeter l'ancre un seul jour?"

„Dosyć!" – zatrzymał mię Guralski i zaczął wiersz znudzonym głosem rozbierać.

Pulpit ławki był pokrajany i porysowany atramentem przez pokolenia poprzedników. Ktoś przed laty wyciął niezgrabnie swoje imię: „ANDRZEJ". Plama ze starego atramentu rozlała się w kształt, który mógłby być czymś w rodzaju kangura. Obok całkiem świeżo był wykrojony krzyż maltański. Sam dodałem do tego rysunek dwu skrzyżowanych szabli – taki, jakim są znaczone na mapach miejsca słynnych bitw i potyczek.

Profesor zapomniał o mnie i bałem się sam, z własnej inicjatywy, usiąść, więc przestępowałem z nogi na nogę i czułem szyderstwo kolegów świadomych mej niewygodnej pozycji. Szyderstwo rówieśników, które stworzyło wokoło mnie kolczasty ogród udręczeń, kiedy gdzie się obróciłem, to nadziewałem się na ukłucia i ostrza. Szydzili z mych manier i z tego, że się czerwieniłem, kiedy ktoś powiedział w mej obecności na przykład: „do dupy" albo: „nasermater", i zaraz to widzieli, i zaraz to podchwycili z niesamowitą zdolnością i trafem. Albo – żem nosił płaszcz przerobiony z ojcowskiego palta wyjściowego, albo – że kiedy dostałem „dwóję" z historii ni stąd, ni zowąd i jak usiadłem oszołomiony, i uprzytomniłem sobie, i w konwulsji zranionej ambicji, oparłszy się na łokciach, zacząłem dusić łzy napływające mi do oczu, to po dzwonku otoczyli mię kołem i w podziwie i szyderstwie patrzyli na fenomena płaczącego w czternastym roku życia nad dwóją, którą mu wkałabanił „stary cap" od historii. Albo za to, że stałem w internacie ks. ks. Zmartwychwstańców – „jojców" Zmartwychwstańców. Albo za to, że dałem się namówić na popularną wtedy w klasie walkę, na „catch-as-catch-can", i Ganc ugniótł mię pod stopniami katedry, i kiedy przekonałem się, że nie wypróbowana moja siła i wymarzone zwycięstwo zapadło się w szyderczym chórze w czeluść upokorzenia. Za to, że przeniesiono mię z oddziału B do A bez jakiejkolwiek racjonalnej przyczyny. Oddział

B nigdy mi nie darował tej niezawinionej zdrady i całą nienawiść rywalizującej grupy przeniósł na mnie.

Przerwa.

Stoję przy oknie i rozmawiam z Antkiem Bolesławskim, który jest pierwszym uczniem w klasie. Antek jest chudy, ma czarne włosy i zimne niebieskie oczy, i chude palce pokryte brodawkami. Antek wie, że chciałbym z nim być na przyjacielskich warunkach, i jest zimny i wyrachowany. Chcę go zabawić i zaimponować mu. Opowiadam mu anegdotę, którą gdzieś wyczytałem: Jest mały chłopiec i kiedy go pytają, czym chce być, jak dorośnie, to mówi, że ortopedystą, dlaczego ortopedystą? żeby dowiedzieć się, co to znaczy... Gafa... Przypominam sobie w tej samej chwili, że ojciec Antka ma sklep ortopedyczny na Wałach z wystawą, na której są pasy rupturowe z nowej żółtej skóry i filcu, damskie gorsety, ircha, hegary i lewatywy. Jest mi nieprzyjemnie, czuję, że mój niewinny dowcip jest nie na miejscu, że z tysiąca innych osób, którym dowcip ten można by z powodzeniem opowiedzieć, właśnie nie należało opowiadać go synowi ortopedysty. Jakże mi źle i dlaczego właśnie miałem opowiadać to, ten kawał ortopedyczny, kiedy sam mam taki wstręt do tych kalekich i ortopedycznych utensyliów i aparatów i że zawsze, przechodząc Wałami, odwracam oczy od wystawy ze złotym szyldem: „R. Bolesławski, Ortopedysta". Antek patrzy na mnie zimno i szyderczo, jakby odgadywał, co się w duszy niewczesnego dowcipnisia odgrywa.

Na szczęście moje obowiązki dyżurnego każą mi przypomnieć tym z klasy, co jeszcze są na podwórzu, że jest już po dzwonku.

Z bramy szkolnej zawiało nagle ku mnie zimą. Jak jest to jedyne w swoim rodzaju, kiedy po rudej, fioletowej, rdzawej, sepiowej i ugrowej, rudej jesieni przyjdzie jednego dnia śnieg. I właśnie w sieni, przed wejściem do szkoły, kiedy czyściliśmy buty z błota, właściwie: inni czyścili, bo ja byłem dyżurnym. To było akuratnie pierwszego grudnia. Na dworze było czarno od błota, zimna i jesieni. I czerwone ceglane mury szkoły, i czarny asfalt posadzek, i smród szkolny, i udręka, i przymus. Nadszedł gospodarz klasy – sztywny Prusak w pozapinanym na guziki ciężkim płaszczu i z monoklem w oku i zaciętymi oślinionymi wargami; zimno i sztywnie usiłował nawiązać rozmowę i było chłodno i dreszczowo w tym zimnym dniu.

I wtedy w otwartych na ścięzaj drzwiach wychodzących na nijakie szkolne podwórze, na tle pustki tego podwórza i cynobrowym tle ceglanym innych budynków zawirowały pierwsze tej zimy płatki śniegu. I jak zakręciło się od nich w powietrzu, i jak na tle jasnego, mlecznego nieba zakręciły się płatkami sadzy, a na tle ciemnym podwórza i błotnistego placu zabaw zatrzepotały się pyłem, pudrem, pierzem białym, to zrobiło się jak zwiastowanie i posłanie skądyś, gdzie nam sprzyjają, gdzie uważają nas i myślą o nas, i wiedzą, że najgorszym z tego, co ma się tutaj do przebycia, to beznadziejność tych samych rzeczy, i mądrze, i przychylnie, i kojąco, i zamaszyście w tym, z taką fantazją sypnięto nam karnawałowego konfetti. Jakże inaczej wydało się teraz wszystko, jak obiecująco i wesoło!

Prymus i lizus klasowy wyprężył się służbowo i że to było akurat pierwszego grudnia, zameldował służbiście gospodarzowi klasy:

„Zima zaczęła się regulaminowo, panie profesorze. Tak jest!"

Stałem z boku i było mi ogromnie dobrze, i otucha od tego śniegu.

[1949]

[*Courtesy of Department of Special Collections,*
Stanford University Libraries]

[*Leżałem jeszcze w łóżku…*]

Leżałem jeszcze w łóżku i późne słońce padało na podłogę tam, gdzie do połowy zesunięta stora pozwalała na to. To było łoże małżeńskie, a raczej coś na podobieństwo tego było zrobionym z dwu zesuniętych razem łóżek. W tychże samych prześcieradłach nie pierwszej czystości i pod tą samą czerwoną „pikowaną" kołdrą nakryty po czoło leżał Tadzik Patryn i wiedziałem, że także już nie śpi, ale udaje, bo mu się nie chce wstawać.

No to zwlekam się pierwszy, bo chociaż jesteśmy na jednakowych warunkach, to jednak on jest odpowiedzialny za mieszkanie i ja raczej jestem u niego gościem od niegdyś.

Powiada do mnie: „Masz papierosa?" Nie mam papierosa i jestem zły, brakuje mi go bardzo, tak i jemu, i wie on o tym, że jeszcze wczoraj nie mieliśmy, i co tu się błogo i drożąco przekomarzać, kiedy nie ma. Wsunąłem nogi bose w półbuciki i poszurałem do kuchni przez korytarzyk stęchły od zapachu nieokreślonego i nieprzyjemnego obcego mieszkania, kobiet. W kuchni wita mię widok talerzy stojących na stole i w zlewie, nie mytych, ale oglądam się wokoło, jak gdyby między emaliowanymi rynkami i filiżankami można było znaleźć zapomnianego papierosa.

Potrącam miotłę opartą pod kątem o róg szafy, otwieram szuflady biało malowanego kredensu, [widzę] masę rozmaitych naczyń i przyborów kuchennych – nie ma nigdzie. No to zapalam gaz: pstryk! za pomocą metalowej zapalniczki do gazu, i postawiłem imbryk z wodą, ażeby się zagotowała. Nie ma nic do jedzenia, jest tylko cebula: duże cebule o połysku miedzi albo, tam gdzie łupina zdarta, bladozielone. Pod stołem, w koszyku, stare i zwiotczałe już buraki. Wracam do pokoju, Tadzik dalej w łóżku, przykryty z głową, ale wiem, że nie śpi, uważny na rezultat mych poszukiwań.

Z popielniczki, z wazonków stojących na oknie, z tacy pod lustrem, z podłogi zbieram kilka porzuconych niedopałków papierosowych i zaczyna się obrzydliwa operacja: rozłupywanie, ostrożne odseparowanie części nadpalonej, która przylepia mi do palców mdlący zapach zjełczałej nikotyny i popiołu, kruszę ocalone resztki na gazecie i ocalam w ten sposób szczyptę tytoniu. Wiem, że w szufladzie „trymutki" jest jeszcze książeczka bibułek, skręcam dosyć cienkiego papierosa i idę do kuchni do gazu, ażeby go zapalić.

„Mmhjmh!"

Zaciągam się, zaczadza mię trochę ten pierwszy dzisiaj papieros, drugie sztachnięcie się przyprowadza mię bardziej do równowagi, jest lepiej, o, znacznie lepiej, ale głęboko nieskończone uczucie zawstydzenia, nie: zawstydzenia, upokorzenia, że tak się jest zależnym od ekscytacji, słabeuszowskiego żarliwego i podłego konania za zaciągnięciem się papierosem. I nie sprawia mi to satysfakcji pełnej, bo cóż? wypalę tego jednego cienkiego, potem skręcę jeszcze dwa czy trzy i znowu zamienię się w pełzanie za następnym niedopałkiem. Bibułka spala się szybko i kurczy w popieliste loczki.

„Mmhjmh!"

To Tadzik Patryn miauczy za papierosem. Udaję, że go nie słyszę. Przewraca się na łóżku i wystawia skudłany łeb, czerwona szrama na policzku od snu jest jeszcze bardziej czerwona.

„Mmhjmh!"

To sobie umówił taki kokieteryjny sygnał, że jak jestem już na nogach i palę, to łasi się w ten sposób o przyjacielski gest, bratni i umówiony tylko przez niego sygnał, że tu on w łóżku jak niemowlę niby, i nieartykułowanie upomina się o przysmak. Nawet to mię trochę śmieszy, chociaż znowu wstrętny mi jest ten rodzaj przymilania się, bo niby skąd znowu i gdzie.

Potem zaciąga się i zaczyna już filozofować i naprzykrzać się oderwanymi tematami, kiedy znowu na dnie mózgu ciągle mi się kombinuje, jak tu ze śniadaniem i za co dostać papierosów na dzień.

Siedzi na łóżku, nogi podkulił pod siebie, wydmuchuje dym papierosa i gestykuluje szeroko.

„Czemu nic właściwie nie robisz" – wdzięcznie obiera sobie moją osobę za temat porannej, nie mytej dyskusji. – „Więc nic nie robisz, jesteś leń, jesteś czymś, co nie pasuje do życia społecznego, nie widziałem takiego lenia... Chodzisz w kółko, gubisz się w samym sobie. Asystujesz mieszczańskiemu życiu, schlebiasz mu nawet paradoksem odwróconego życia, zapewniasz ich tym paradoksem o ich cnotach, żyjesz ochłapami, na śmietnisku, taki lumpenproletariusz – czy nie dobrze trafiłem?" – był zadowolony ze swej diagnozy i nie chciałem długo zostawić go takim zadowolonym.

„A ty jesteś po prostu snob" – powiadam mu już bez ogródek – „jesteś snob i to, że miałeś onegdaj wizytę policji, to namaściło cię i napuszyło jak purchawkę. Ty szakalu Żorża Siedleckiego!"

[*Courtesy of Department of Special Collections, Stanford University Libraries*]

[*Było wtedy gorące lato...*]

Było wtedy gorące lato. Okno mojego pokoju wychodzące na południe przepuszczało do wnętrza potop światła. Słońce prawie w zenicie kazało cieniom liści kasztanowych kłaść się wprost u stóp, naokoło pnia. Drobny pył uliczny podnoszący się z bruku w ciągu wielu bezdeszczowych dni pokrył gzymsy, liście drzew, parkany cieniutką warstwą. Przesiadywałem w oknie uparcie pomimo spiekoty, częściowo urzeczony południową, najsmutniejszą porą, kiedy ulice, jak w miastach Południa, są wyludnione, [i] dlatego też, żeby w pewnej mierze uciec od ohydy swego mieszkania. Położone na trzecim piętrze, należało do kobiety w najwyższej mierze antypatycznej. Ale dzięki jedynie swej niskiej cenie i mej abnegacji miało we mnie cierpliwego lokatora.

Siadywałem w koszuli tylko i spodniach w karkołomnej pozycji na parapecie okna, z nieużyteczną książką w rękach i miałem wgląd wzdłuż niedługiej perspektywy ulicy. Niebo było błękitne jak kobalt rozrobiony białą farbą, słońce obrzeżało domy i przedmioty złotą obwódką, było niemiłosiernie gorąco. Czasem przeciągnął wóz towarowy w trzęsieniu i hałasie tak potwornym i nieuniknionym, że długo jeszcze, zanim ucichł w dalszych ulicach, wydawało się, że nigdy nie skona. Zaniedbane i nierasowe psy dawały sobie rendez-vous w skąpych cieniach drzew.

Kiedy dłużej siedziało się w oknie, to po obróceniu głowy w głąb mieszkania było ciemno w oczach od poprzedniego blasku słonecznego. Powoli wzrok oswajał się i wtedy widać było potwornie zaniedbane i brudne wnętrze ze ścianami dawno nie malowanymi, nie zasłanym łóżkiem, którego materac pogarbiony był w fantastyczną topografię, odrapane drzwi, papiery i książki porozrzucane w nieładzie.

Gospodyni swojej prawie wcale nie znałem. Była to najdziwaczniejsza stwora, jaką kiedykolwiek spotkałem w swym życiu. Ze swego pokoju, który, jak wnioskuję z potwornej woni wydostającej się stamtąd, musiał być w stanie ostatecznego zaniedbania, nie wychodziła absolutnie więcej niż raz na tydzień po jakieś artykuły żywnościowe. To wszystko. Moja znajomość z nią ograniczyła się do omówienia warunków wynajmu, działo się to przez uchylone drzwi zabezpieczone „na łańcuch", jak się nazywało to w mym mieście, wynalazek datujący się pewnie z jakichś zamierzchłych rozbójniczych czasów. Wykazywała, trzeba przyznać, dużą abnegację w sprawach regularności płacenia czynszu czy też poszanowania ruchomości znajdujących się w pokoju, miała jednak jakieś inne dziwaczne obiekcje, których już nie pomnę, a które rozwiewały już resztki skrupułów, jeżeli poczytywałem ją za nienormalną. Raz czy dwa widziałem ją w czasie jej wypadów tajemniczych o zmroku, było to zawsze przelotne, zapamiętałem sobie tylko odrażającą sylwetkę w zrudziałym płaszczu i pogniecionym kapeluszu. Zapomniałem dodać, że towarzyszył jej w tym całym jej życiu potworkowaty jamnik Mrówka, który za pierwszym razem nie omieszkał dotkliwie ugryźć mię w goleń. Czasem, w przypływach dobrego humoru, usiłowała nawiązać ze mną rozmowę przez uchylone drzwi i wtedy świdrował jej dyszkant na zupełnie już wariackie tematy. Był to tak ponury obraz zwyrodniałego człowieczeństwa i kobiecości, że jedynie mój ówczesny nastrój, skupienie samolubne w samym sobie pozwalały mi żyć w tej atmosferze i przechodzić obok tego na niewidomo i na głucho.

W mieszkaniu tej damy gościł w innym pokoju, przyległym do podwórza, jeszcze jeden lokator. Jakby przez kontrast do dziwnej, chorobliwej atmosfery tego wnętrza (mój pokój miał przynajmniej potop wlewającego się światła słonecznego, jego zaś już był skrajem ponurości zatopionej w studni kamienicznego podwórza) był on najzdrowiej wyglądającym byczkiem ludzkim. Krew po prostu, zdawało się, wytryśnie z jego czerwonej twarzy o najpospolitszych rysach. Młodzieniec ten był studentem inżynierii, pochłaniała go całkowicie praca ostateczna nad dyplomem, rysował ostatnie projekty i zoologicznie tym był przejęty. Ta jednostronna praca, przypuszczalna mała giętkość umysłu, brak wyobraźni sprawiały wrażenie rzeczywiście czegoś zwierzęcego w jego bytowaniu. Można obliczać zawiłe całki kratownic mostu, stwarzać coś, co z rachunku wychodzi potem jak cud sztuki przez swą logikę, absolut konstrukcji, poszczególne fazy obliczeń i planów mogą grać jak najczystszy dramat i może to być udziałem czegoś najbardziej zwierzęcego, jakby instynktownego i podświadomego.

Ponieważ jednak jego zdrowa natura nie mogłaby znieść takiej jednostronności, na marginesie tego uprawiał zdrowy stosunek miłosny, w którego szczegóły mię wtajemniczał, bo ja sam byłem zbyt dyskretny i roztargniony, żeby to zauważyć. Przychodziła do niego, odwiedzała go jakaś dama, osoba zresztą zamężna i matka kilkorga dzieci, której pożycie małżeńskie nie dawało tego stopnia satysfakcji, jaki jej temperament przypuszczalny czy pęd do całkowitego zaspokojenia, wypełnienia fizjologicznej całości czy trucizna perwersji kazały regularnie odwiedzać prostodusznego i zdrowego kawalera. Mówiłem już o opuszczeniu i nędzy mego mieszkania. Miejsce, gdzie żył mój sąsiad, dzięki jego już nie zaniedbaniu, ale powiedzmy otwarcie: niechlujstwu pozwalającemu walać się nieświeżym skarpetkom obok resztek śniadania sprzed dwu dni na stole w pejzażu nieponętnych środków toaletowych i narzędzi tortur, jakimi były zaniedbane przybory kreślarskie, do tego, jak wzwyż wspomniałem, brak słońca – sprawiały najohydniejsze wrażenie. Kiedy nawet wyzwolę się od niewypowiedzianego wstrętu, jaki ma mężczyzna do męskości innego mężczyzny, jeżeli zapomnę nawet o naturalnym uczuciu zawiści samca wobec nieodległego faktu spółkowania, to niezaprzeczenie ta miłość odgrywająca się w sztafażu z lekka pobudzającym do wymiotów każe smutno zamyślać się nad tematem miłości.

Jak widać z tego wszystkiego, kąpałem się wtedy w atmosferze jak najbardziej sprzyjającej memu oderwaniu się od życia. Okres niepowodzeń materialnych, obłędne i plugawe tło, jakie miałem, pustka i beznadziejność kanikuły pozwalały oderwać mi się bez żalu od życia. Jest to rodzaj samobójstwa z wynajmem na pewien czas.

Wychodziłem w te gorące dnie, najprościej było mi w kierunku południowym, bo w tę stronę zalegały dosyć bezludne przedmieścia domków drobnomieszczan i kolejarzy. Porządnie obsadzona kasztanami ulica przerzedzała się, było trochę pustych placów, na których czerwieniły się stosy cegieł zwiezionych pod nowe budowle, jakieś nieduże fabryczki, wojskowa radiostacja, a potem ciął się przez teren szlak dwutorowy kolei w głębokim wykopie. Poza nim w dali, w kępach drzew wznosiły się zabudowania szpitala obłąkanych.

Ścieżkami wzdłuż toru kolejowego i na trawiastych stokach szkarp przechadzały się i przesiadywały zakochane parki przedmieścia, niebo oplątywały druty przewodów wysokiego napięcia biegnące po monstrualnie rozkraczonych kratowych szubienicach, z dalekiego kompleksu dworców towarowych dobiegał gwizd manewrujących parowozów, nad szpitalem obłąkanych czerniał masyw wieży ciśnień. Van Goghowskie słoneczniki, łopuchy i pomidory ogródków mieszkańców przedmieścia osypywał kurz śmiecia miasta. O czym ja wtedy myślałem?

Niewątpliwie po rozmaitych fiaskach życiowych, jakie sam w sposób nieprawdopodobny negliżowałem, kiedy stworzyły prawdziwy ogród wokół mnie, miałem prawdziwy okres spokoju i oderwania. Błąkaniny po peryferiach realnego życia, luźne obrazy, logicznie rozwijające się koncepcje i nagłe przeskoki wywołane stowarzyszeniami myśli lub eksplodujące przy przypadkowym zahaczeniu ich odosobnionych światów. Całkiem inaczej myśli się, kiedy się jest samemu, a inaczej – w życiu bardziej socjalnym. Kiedy przebywam w grupie ludzi, rozmowy, obecność innych indywiduów, sprawy z tym związane, wszystko to wpływa na tok moich myśli, nawraca go, każe mi absorbować się takimi, a nie innymi sprawami. Kiedy jestem sam, nic właściwie nie mąci mego własnego układu planetarnego krążenia myśli. Pewnie, że myśl nie jest moim własnym wynalazkiem – wylazłem z pewnego środowiska, które nauczyło mię i zakreśliło pewno granice, wytyczyło drogi wśród warunków i spraw, moja świadomość samego siebie jest zapięta na mnie z tyłu jak saint-simonowska kamizelka, „*gilet fraternel*", którą rozpiąć czy wciągnąć na mnie pozwoli dopiero pomoc innego indywiduum, chociażby była ta pomoc bardzo mechaniczną. Jednak kiedy jestem sam, mam przynajmniej wolność wyboru myśli.

Z tej wolności korzystałem w całej pełni, czasem może do stanu rozhisteryzowania. Na przykład natchnione kontemplowanie wiosny mogło mię doprowadzić do stanu wzruszenia z wybuchem łez – zjawisko bardziej może naturalne u dziewczyny rozegzaltowanej w stanie menstruacji niż bądź co bądź u zdrowego młodego człowieka.

Na obiad kupowałem kopiaste torby pomidorów, które były niesłychanie tanie i czerwone czerwonością do niczego nie dającą się porównać. Odnosiłem bieliznę do prania do małego zakładu przy ulicy Na Bajkach, gdzie młode i sentymentalne praczki i szwaczusie pracowały w gorącu lata i zapachu krochmalu.

W samotności mojej nie czytałem nawet, co było moją pasją. Z tego też powodu myśli moje były jeszcze bardziej własne, nie pobudzane doraźnymi ideami z drukowanych arkuszy papieru. Nie oglądałem nic, nie malowałem sam, teatr był mi wtedy bardzo odległy. Muzyki nie potrzebowałem.

Jeżeli chodzi o mój instynkt socjalny, był on w stanie ostatecznego zaniedbania i jedynie miasto, w którym żyłem, oprawiało mię, mój solipsyzm ówczesny, w spokojny szum codziennego życia.

[*Courtesy of Department of Special Collections, Stanford University Libraries*]

[Dlatego też wielu rzeczy nie mogłem zrozumieć…]

Dlatego też wielu rzeczy nie mogłem zrozumieć. Nie mogłem, nie potrafiłem sobie wyobrazić, jak schodzą się końce nie tylko wielkiej ekonomii państwowej czy wielkich afer, ale chociażby na małą skalę. Jak było trochę dalej pójść ulicą Legionów, to już zaczynał się czarny tłum i już słyszało się pytanie-propozycję: „Może dolary?" Kiedy nad tym było się zastanowić, to ktoś żył z tego, kupował, sprzedawał dolary i jak na tym wychodził? czy zarobek jego rósł i stawał się bogatszy, robił majątek? czy też zmniejszał się i nie mógł wydołać? Jak zachowany był balans, i to u każdego? A szewc robił buty. Czy miał zamówień tyle, że mógł sobie wybalansować budżet miesięczny, a jeżeli nie miał, to co się z szewczyną potem działo? A każdy inny zawód? A chłop? Mówiło się o nędzy chłopskiej, a czy to, co sobie wyprodukował, to wystarczało mu na przeżycie przednówku, czy nie? jeżeli wystarczało, to czy miał nadwyżkę? w takim razie dorabiał się, a jeżeli nie wystarczało, to czy po prostu nie wymierał razem ze swoją rodziną? Na jakże chwiejnych podstawach, rachubach waha się życie ludzkie. Przecież wychodzi to jak gdyby samo przez się, przecież kiedy zastanowić się, to nie ma na to żadnego rachunku. Stary kawał o tym, że ekonomiści sami nie wiedzą, bo gdyby wiedzieli, jak ulokować swoje nędzne fundusze, to nie byliby ekonomistami, ale milionerami. A polityka? Czy nie jest z tym tak samo? Jak można kalkulować, trafiać w sedno, być pewnym opinii masy, nawet gdyby się tę „psychologię" znało na wylot, nawet kiedy się ma specjalne talenty dowodzenia, demagogii, przecież poczytać sobie chociażby z nudów coś […].

[…] strony straszliwa rzeczowość kobieca aż do okrucieństwa, aż do zadawania bólu, może nie tyle fizycznego. Bo z tym to już wiemy, to nie na nerwy, dlatego, jak tam? kobiety nie prowadzą wojen, nie biorą w nich udziału, cóż tam te mityczne Amazonki, tyle że czasami mamy te jakieś tam fanfarońskie próby: ostatnia wojna z tymi batalionami kobiecymi, ale skończyło się to tylko na terminie „dziurawe wojsko". I wyobrazić to sobie, w tym wymuszonym transwestytyzmie, że wparcie w kobiece ciało. No chyba można, no niby mówią znowu, że struktura ludzka jest à part od cech fizycznych, jest mieszaniną przewag męskich i żeńskich, mówią, że chłop może być, mieć babskie cechy i odwrotnie. Ale i tak to jest uogólnianie, a tu można być szwaczką albo modystką, panną biurową; jakie ma marzenia matka sześciorga dzieci, kiedy jest właśnie w połogu z siódmym, a jakie wyranżerowana kurwa albo służąca ze wsi, panienka z klasztoru, żona kupca, kobieta z rakiem piersi, kobieta brzydka, kobieta przystojna? co za las, co za ciżba, ani tu gdzie się obrócić, nawet żebym nie wiem jak nie napatrzył się, napodpatrywał. Jak inaczej skoncentrowane jest u kobiet z tymi skłonnościami seksualnymi: jak to jest u zakonnicy, a jak to jest u kasjerki na stacji kolejowej – trudno. Widzieliście wnętrze, zawartość torebki panieńskiej: zbieranina, kolekcja, niesamowite panoptikum skrawków biletów, pomadek, kontramarek – jak tu z tego dobudować wnętrze mózgu albo, kiedy mam się wżywać, jak za pomocą tego schematu mam sobie urządzić, uporządkować własne wnętrze?

Więc abstrahując od schizofrenicznego eksperymentu: czy potrafię, czy uda mi się. Marzenia, bo niby to, co jest w nas, w środku, jest budowane z marzeń, tylko to inaczej jest u każdego z osobna. Wprawdzie mówiliśmy o tym, że tam to bardzo nie odbiega od przyjętych wymyślonych wspólnych spraw, że tam nie stać na taką mnogość oryginalnych koncepcji, że tyle jest wspólnych i wysztancowanych idei, że to samo powtarza się z wariantami, ale się powtarza aż do znudzenia.

Więc na podstawie tego ogólnego mógłbyś sobie zadać i wymyślić, co się dzieje w mózgu, wewnątrz pensjonary, Żydówki, żony piekarza, damy po klimakterze. Nie odmawiaj im ludzkich uczuć i spraw. Pomyśl o ich snach, o rutynie, instynkcie ubierania się czy rozbierania codziennego, o głęboko wrosłym instynkcie bezpieczeństwa, pewności, o irracjonalizmie i praktyczności kobiecej, o zwierzęcym i łagodzącym instynkcie opiekowania się płodem.

Ale to wszystko to takie wymyślanie, ale jak to jest naprawdę, w to wejść nie można. Marzy się, wiemy, że w marzeniach przechodzimy wszystkie reinkarnacje, począwszy od marzeń kucharki nad romansem brukowym, [a] przecież ta kucharka potrafi właśnie wżywać się w rolę każdej heroiny albo przeżywać wszystkie wstrząsy i targania bohatera. Ale to jest naturalnie tylko artystyczna sensacja. Taką samą artystyczną sensacją są marzenia snoba, są marzenia niższego urzędnika izby skarbowej o wyższych stratach, a czymże innym są ambicje człowieka sprowadzające się do chęci przewodzenia człowieka nad człowiekiem, do przemocy człowieka nad człowiekiem. A potem to dochodzi do nietzscheańskiego kulminacyjnego wybuchu i arystokratycznej euforii. Więc tu jestem tym konkretnym, namacalnym, mogę naokoło siebie to wszystko poobmacywać, a tam jestem w abstrakcji, w spięciu się quasi-harmonijnym. Na czym to polega? Pewnie na ciągłym starciu pomiędzy materią a ideją, jakby to starcie właśnie miało być esencją istnienia. „*Suppressio veri*" i „*suggestio falsi*".

A jak trudno jest przy tym być nawet samym sobą, od wielu to zależy zewnętrznych, najbardziej niespodziewanych impulsów, okoliczności, zajść. Jak pocisnąć każdego z nas, to każdy będzie miał w zapasie wspomnień niesamowite konfrontacje, spięcia, zajścia, które każdego z nas popchnęły szturchańcem, który na zawsze boleśnie czujemy. Naturalnie, że te rzeczy idą potem w zapomnienie, bardzo to mądrze zostało urządzone, że takie gafy, fiaska i upadki życiowe przysypuje w nas popiół zapomnienia, z cierpień potem tak zostają nikłe i niewyraźne ślady i blizny, że zastanawiamy się sami, jak ponosiło to nas w otchłanie bólów i zatraceń.

Opowiadał mi pan radca W., szanowny t stateczny przedstawiciel najlepszej sfery w miejscowości takiej czy owakiej, że zdarzyło mu się raz przechodzić w dzień jarmarczny przez rynek. Rynek jak zwykle w takie dni zapchany niemożliwie wozami, pogłowiem ludzkim, wielki chaos kolorów, kurzu, gwaru, głosów ludzi i zwierząt, stragany, przekupnie, składy i stoiska, kramy pod słońcem spokojnego dnia. Otóż bardzo powszechnym zjawiskiem w takich okazjach było zajście, które miało coś wspólnego [z czymś] pomiędzy kradzieżą i rabunkiem na małą skalę. Po prostu w ścisku, korzystając z zamieszania i tumultu, porywał złodziej, który był zwykle niepełnoletni – mały chuligan czy żulik, namiastka naszego złodzieja z Bagdadu – porywał jakiś artykuł i w nogi. Zwykle podnosił się wtedy prawie że rytualny krzyk: „Łaaaaaapaj!... Trzymaj!...", podchwycony przez inne usta, prawie że rytualny krzyk najprymitywniejszego apelu do poczucia bezpieczeństwa, poszanowania cudzej własności, urgujący o egzekutywę, sprawiedliwość, potępienie. Miało to nawet pewne cechy widowiskowe i, jestem przekonany, [było] przyjmowane przez większość przytomnych i witane jak dystrakcja. Ale apelujące do prymitywnego poczucia słuszności, do chęci zapobieżenia zachwianiu poczucia równowagi społecznej. Nie łudźmy się co do tego, że miało to i swój kompleks przekory. Kradzież u nas była endemiczną i potępienie jej bardzo surowe, bardzo brutalne miało w sobie zapewne cechy poczucia współwiny. W prymitywnych społeczeństwach kradzież jest karana bardzo drastycznie, nowe kodeksy karne są o wiele łagodniejsze, kradzież w naszych warunkach, zwłaszcza ubóstwa, ciążyła w konsekwencji bardziej, chociaż z tego ubóstwa wynikała. Dlatego, omijając kodeksy, bardzo brutalnie ją remediowano, począwszy od ostrego pobicia przez policjanta, [a] skończywszy na doraźnym, czasem okrutnym samosądzie. Tak i w tym wypadku, kiedy złodziej bagdadzki domowego chowu potknął się i został przytrzymany, to po to, ażeby doraźnie, na miejscu został pobity dotkliwie przez rozjuszonych, pełnych kompleksów świadków. I kiedy działo się to w bliskości szanownego radcy, jego temperament starszego człowieka, podniecony przykładem, akcją, dramatem dziejącej się chwili, spowodował to, że przyłączył się do tego ten wykształcony prawnik, radca z galicyjskim tytułem doktorskim, poszedł z instynktem tłumu i zademonstrował to, przyłożywszy swego parasola do akcji punitarnej. Potem ochłonął, a po latach było go stać na to, ażeby w pomieszaniu, zawstydzeniu, psychoanalitycznym wyspowiadaniu się opowiedzieć mi wstyd i winę tego. Bardzo mię to obeszło i bardzo pożałowałem poczciwego radcy, który nie potrafił tego w sobie zabliźnić i którego musiało to w zadziwieniu trapić wiele poranków przy goleniu.

Na tym przykładzie chciałem zademonstrować bezsilność ludzką wobec własnego siebie. Toteż żeby nie wiem jak puszyć się i nadymać pewnością siebie, to przychodzi moment, chwila, kiedy to się zawala. Jeszcze najpewniej czujemy się w rutynowym kieracie, kiedy dnie odkładają się za dniami takie same z uszeregowanym porządkiem, z nawykami, z przydzielonymi dziennie racjami emocji, wzruszeń, tęsknot, czynności. Statyczny świat codzienności prawie że na granicy wegetacji najbardziej chyba odpowiada dostojeństwu, godności życia. Ale jak przyjdzie kinetyczny interwał, skok w nieznane, gwałt na spokoju dnia, to zawala się w nas wszystko i przestajemy być sobą.

[*Courtesy of Department of Special Collections,*
Stanford University Libraries.
Special thanks to Barbara Brigida Krupa]

[Poligon leżał pomiędzy Bugiem i Muchawcem...]

Poligon leżał pomiędzy Bugiem i Muchawcem w klinie, jakie te rzeki, spływając się, tworzą, i przebiegały go dwie szosy ku Brześciowi prowadzące. Był polem do strzelania dla naszej grupy artylerii, poza tym strzelały tam inne grupy oraz artyleria przeciwlotnicza. Ćwiczyły tam także wojska balonowe. Stale tam siedział, jak na własnym folwarku, administrator, kapitan artylerii, i wspaniale się tam urządził: trzymał konie, wypasał krowy, miał robotników cywilnych, którzy łatali, co tam artyleria popsuła, i dzierżawił pastwiska, kiedy nie było strzelań.

Więc z jednej strony płynął Bug majestatycznie i sennie, urywając brzegów z jednej strony i pozostawiając łachy piaszczyste z drugiej. Miejscami było po kostki, a znowu niespodziewanie rozwierało się w przepaść wodną. Raz, pamiętam, chłop z koniem, wozem i babą mało się nie potopili, kiedy chcieli przeprawić się na drugą stronę. Jeszcze pamiętam zacięty, niewytłumaczony upór chłopa i płacz tej jego kobiety.

Było to już pod wieczór, zaczął zmrok zapadać i kiedy jakimś sposobem powałęsałem się w kierunku, gdzie ode wsi spadał łagodnie brzeg piaszczysty, wydeptany przez bydło pędzone do wodopoju, słyszę jakieś głosy, jak to nad wodą – odbite od jej powierzchni, wydają się metaliczne i głośne. Dochodzę, a tu parę postaci, naszych ludzi; pytam, co się nie dzieje, „a, panie podchorąży, chłop chce ze wszystkim babę utopić czy co?" I taki widok: Już ciemno, po osie w wodzie wóz, woda sięga do słomy na dnie wozu i przy uprzęży majstruje coś chłopina, czapkę ma wciśniętą na uszy i ani uważa, co mu tam nagadują.

To był zbieg kilku krain, ten poligon, bo tak: od wschodu to Polesie się zaczynało, od południa kraj Wołynia, a po drugiej stronie to już etnograficznie czysto rzeką odcięte Podlasie z Podlasiakami – to na pewno Polacy. I ten chłopina gdzieś po nocy wracający z jarmarku nie wiem czemu nie przejechał mostem w Brześciu albo czemu do promu w Kodniu się nie przebrał, tylko uparł się nagle szukać brodu po nocy.

Baba pochlipuje na wozie, a kanonierzy trochę rozbawieni i nie wierzący naprawdę, że ten chłop rzeczywiście na serio, tak go żartobliwie odmawiają: „*Diad'ka*" – mówią mu – „babę utopisz, konia szkoda także, a kobita rozpłynie ci się, rozpuści we wodzie".

No i chłop, nie do uwierzenia, bierze konia przy pysku i zaczyna prowadzić.

Mówię do baby w ciemnościach: „Bójcie się Boga, kobito, tu nie ma brodu". A ona, że Pan Bóg ją pokarał tym chłopem, ale nie rusza się, siedzi w swej chustce, a koniowi już po brzuch, chłopu po pachy. Nagle koń zapadł się po uszy i zachrapał w panice, półkoszki zachybotały się jak łódź i zaczęły nabierać wody. Co było robić – w butach, tak jak staliśmy, to rzuciliśmy się do wody i jakoś wóz, konia i babę wyciągnęliśmy na suche.

I kto by powiedział – nawet mieliśmy rodzaj jakiegoś szacunku dla tego chłopa, dla jego odważnego uporu, pomylonego uczepienia się tej swojej idei, że przeprawi po nocy w nie znanym miejscu i babę przewiezie, niech go licho weźmie! nawet nie był Poleszukiem, co podobno są uparci, ale z tamtej strony, podlaskiej. Jeszcze do teraz pamiętam tego upartego Podlasiaka: mały, czapkę sobie rezolutnie wcisnął na głowę, sterroryzował swą babę, znowu popoprawiał coś koło tej uprzęży, szkapa trzęsła się od wody i zdenerwowania, baba zawodziła w zmokłej słomie i na przekór nam i wodzie ruszył raz jeszcze i cienie nocy zakryły ten desperacki ewenement. Daj mu, Boże, ażeby przejechał szczęśliwie.

Pryłuki nazywała się ta wieś, gdzieśmy stali na kwaterach, nazywało się to „biwak kwaterunkowy". Wieś ciągnęła się wzdłuż Bugu rozciągnięta, w pośrodku była niezmiernie szeroka piaszczysta ulica, ku której domy były zwrócone szczytami. Każda chałupa miała tamtejszym sposobem budowania dach z trzech stron spadzisty i jedną ścianę szczytową. Znałem lepiej swój koniec wsi, tam gdzie mieszkałem, więc na tym końcu był krzyż drewniany z męką Pańską i wianuszkami kwiatów, i zawsze ubrany był u stóp w poleszucki ręcznik: zawiązana świeża, nowa skromnie haftowana zapaska. Dalej już, gdzie kończyły się zabudowania, a zaczynały się nieregularne sośniaki, była niebotyczna, ale to niebotyczna wieża triangulacyjna zbudowana solidnie i zbita żelaznymi klamrami, i sięgała dosłownie ku chmurom. A dalej był już poligon artyleryjski.

Granice jego były wytyczone rzadkimi placówkami, przeważnie u zbiegu dróg i naturalnie w czasie, kiedy odbywało się strzelanie. Posterunek to był konny żołnierz, na tym pustkowiu rozsiodływał konia i koń uwiązany był do słupa, na którym był daszek w rodzaju parasola czy grzyba słomiany, i siodło, i czaprak porządnie założone [na] poprzeczkę, i koń chrupał siano, i oganiał się ogonem przed muchami. Wartownik miał sklecony daszek-szałas. Szlaban wystrugany z kłody zamykał drogę w poprzek i obok na wysokim drągu wyciągało się kosz pleciony w kształcie kuli taki, jaki idzie w górę na wyścigach („*Di bombe gajt!*") albo jakie widzi się na wybrzeżach morskich krajów, gdzie podnoszą je na bloku na znak sztormu zbliżającego się. A tu było sennie w letnim dniu i na horyzoncie pomrukiwały działa strzelające na poligonie.

A rzeka płynęła, sącząc swe wody w piaszczystym żłobie, wikliny zarastały jej domeny przybrzeżne, jej stare łożyska, bużyska, niektóre suche, inne pełne stojącej wody, z kaczeńcami cętkującymi żółto ich powierzchnię, a wyżej wydmy piaszczyste i wczepione w nie korzeniami sosny i brzozy. Woda była błękitna jak stal damasceńska i piasek był złoty, i dobrze było tam wśród tego lata, dobrze i spokojnie.

Wieczorami przychodzili do mnie koledzy z innych baterii: Wiktor Milowicz z Modryńca, o długiej końskiej twarzy i chytrym dobrodusznym grymasie na niej rozlanym, Góralczyk uśmiechający się strasznie popsutymi zębami i mały Księżycki, mały, ale strasznie zadufały w sobie, i blondynek.

Ich wizyty zaczynały się stereotypowo od ćwiczeń w cięciu szablą. Atrakcja polegała na szabli, jaka była w moim wyposażeniu.

Zacznijmy od wyposażenia. Więc pułk nasz miał działa francuskie 155 mm i 105 mm, płaszcze mieliśmy angielskie, karabiny francuskie – długie lebele, jezdni i zwiady mieli szable niemieckie brzydkie krótkie. Kiedy nastałem do pułku, zbrojmistrz dywizjonowy pokazał mi szablę, jaką mieli w magazynie – egzemplarz zdobyczny. Jakiś czas przedtem, na manewrach z 2. Pułkiem Strzelców Konnych… 2. Pułk Strzelców Konnych miał jako wyposażenie szable francuskie podobnie jak 1. Pułk Szwoleżerów albo Szkoła Podchorążych Kawalerii w Grudziądzu. No to na manewrach jakiś strzelec zgubił szablę i nasi z naszego pułku ją znaleźli, i teraz była w magazynie. Kiedy tak, to powiedziałem, że ją będę nosił. Szabla była francuska, pod rękojeścią na klindze było wytrawione: „*Sabre de régiment de cavalerie, modèle 1818*". Toż to była uciecha prawie że napoleońska. Była bardzo długa, sięgała prawie po pachę, garda, czyli kosz, mosiężna. Trudno było wywłóczyć takie szablisko z długiej metalowej pochwy. Uczyli nas w szkole anatomii białej broni, więc szabla, jej ostrze, dzieli się na trzy części: pióro, ciążczyznę, zastawę. Zwłaszcza to „zastawa" bardzo mi się podobało, że to jak w cięciu na szable w sztukmistrzostwie fechtunku zastawia się poprzeczną błyskawicą stali. Potem mielibyśmy rękojeść, więc: kabłąk, jelce, kaptur. Ale dosyć z tą terminologią!

Wywlekali tę moją szablę i zaczynało się cięcie i rąbka burzanów i ostów, jakie rosły koło mojej kwatery.

Kiedy nam się to znudziło, wałęsaliśmy się pośród gąszczy nadbrzeżnej wikliny albo próbowali wspinać się na niebosiężny ażurowy obelisk wieży triangulacyjnej – wszystko to z młokosowskim brakiem uczepienia się, przetrwania jednej sprawy, tak niedawno, jak wyrośliśmy z dzieciństwa, dojrzewania poganianego niepokojem i poszukiwaniem nowych rzeczy. Wtedy także powiedzieliśmy sobie, że zrobimy przejażdżkę do Kodnia, [ażeby] zobaczyć cudowny obraz Matki Boskiej Kodeńskiej.

To nie była łatwa heca dostać w niedzielę konie na taką przejażdżkę, nie było takich spraw przewidzianych w pułkowych rozkazach, podoficerowie zawodowi, zaprzęgowi zawsze krzywym okiem patrzyli na podchorążych, ale jakoś tam się powypraszało u dowódców baterii, no i jazda!

Jest sobie dobre niedzielne letnie popołudnie, zielone liście drzew i wybujała letnia trawa kłosząca się w rowach przydrożnych. Skrzypią siodła, kiedy sobie taką kawalkadą kłusikiem ruszamy na południe. Księżycki ma garbonosego ze zwiadu swojej 5. Baterii,

Emil Milowicz kiwa się na swej szkapie – bardzo oboje do siebie nawet podobni. Jest nam wesoło i wolno, i beztrosko, hej, jakby świat cały po to tylko był stworzony, ażeby tacy niewyrośli panowie, jak my mogli sobie kłusikiem w niedzielne popołudnie wyrwać się daleko i bez nikogo na górze do trajdolenia o obowiązkach, dyscyplinie, opanowaniu, logice i tego tam innych wymyślonych pierdoleniach.

No to jedziemy.

Jechało się na południe, była w tym kierunku szosa na Włodawę, ale szosą trudno jechać konno, bitą nawierzchnią, no to skręciliśmy na poligon, który rozciągał się w tym kierunku i granica jego gubiła się w lasach tych południowych. Wydmy piaszczyste porosłe karłowatą sosną i brzozą, a między nimi niecki ze stojącą bagnistą wodą. Od czasu do czasu urządzaliśmy sobie mały wyścig, galopadę, a potem przechodziło się w statecznego stępa, ażeby konie wytchnęły, [bo] sierść im pociemniała od potu. Takeśmy sobie jechali, uważnie i krytycznie przyglądając się sobie nawzajem, jak tam każdy siedzi na tym koniu. Namarszczony Emil Milowicz, pyzaty Księżycki, Góralczyk pokazujący w uśmiechu swe spróchniałe zęby. Czasem konie się przyparły do siebie i zadzwoniły strzemiona sąsiadów. I gadaliśmy sobie o tym i o owym, i zjechaliśmy z właściwego kierunku, no i naturalnie zabłądziliśmy.

Był już las gęsty i trzymaliśmy się jakiejś leśnej drogi, która kręciła się teraz. Zebrało się nam na pragnienie i jakoś tu trzeba wybrnąć z tego lasu i [dojechać] do tego Kodnia. Jest dziko i leśnie. W końcu przejaśnia się pomiędzy drzewami, polan[a] i jakieś widać dachy: zagroda wpośród lasu. Takie wpośródleśne gospodarstwo jest bardzo inne od wsiowych i międzyludzkich [...].

[*Courtesy of Department of Special Collections, Stanford University Libraries*]

[*Ten stojący okrąg nie był milczący...*]

Ten stojący okrąg nie był milczący. Ciągle go wzburzał szum i drgnienie jak drgają czynele i brzękadła u lipowej obręczy tamburynu, jak drży długo po uderzeniu skóra na tę obręcz naciągnięta.

Z tego drgnienia, rezonansu, z tego podrygu skóry, pergaminu dochodzi mię raz głośniej, raz przygłuszony, raz wyraźnie, a drugi raz znowu tępo i przytłumiony pogłos i dudnienie: dyrrr, dyrrr! bum-pstryk! du-du-du!, szszsz!...

„Panie ten... Nasssypali piasku... Panie kapitanie, panie kapitanie..."

Potem z innej grupki to mówił ktoś: „To taj jak wyszliśmy dobrze za miasto, to porucznik komenderował: »A teraz coś sprośnego!«"

i zaśpiewali:

„A u mojej Mańki cycki jak dwie bańki,
Pierdolnica jak stolnica, a w dupie organki...",

ktoś inny dodał:

„Siedziała na sośnie, płakała żałośnie,
Że jej druga pizda pod kolanem rośnie..."

W innym miejscu: „Nie pierdol... nie pierdol... stara raszpla... i w to kimono!... sięgam-dryngam (*to jeszcze uczniowskie, szkolne, od: »przysięgam«, zaklęcie, zaklęcie się z oszustwem, ażeby nie powiedzieć całego »przysięgam«, taki szkolny folklor, magia, oszukańcza magia*), to względne (*w tym »względne« cała operacja, cały wykwint i sztuka trudnego słowa, snobizm słowny*), to względne: jednemu śmierdzą nogi – drugi gra na fortepianie... ty, o ile wiem, na fortepianie nie grywasz (*a więc pointa i odcięcie, nawet trafne i na miejscu, zresztą co za kopalnia w potocznej mowie, co za retoryka marnująca się na co dzień przy kawie przy śniadaniu, kiedy jednym palcem dłubie się w uchu, ileż takich szlifujących się powiedzeń, retort i retoryki marnuje się na co dzień!*)... śpi jak kuśka u świętych młodzianków, ale cholera się żeni tam dzisiaj... to znaczy: z gęby robić cholewę... że się od śmiechu nie powstrzymasz... (*na pierwszej odprawie, z całego kompleksu innego, obcego, przemądrzałego środowiska, to więc kompleksu niższości, to zaczął od razu, uczepił się – chwyt nachalny i wodzowski: uczepić się jednej rzeczy, i jak głupio, bo przecież połapią się na tym od razu, na tej pustce – to uczepił się tych nieszczęsnych szmat, że to walają się wszędzie te szoferanckie zatłuszczone szmaty, i to nieprawda do tego, bo było czysto, szpilki by nie znalazł, to wulgarnie, po legionowemu, na dorobku wyjechał od razu, że: »ja mu jaja wydrę!...«*), a powiadam wam: bania się rozbiła wtedy z tą mową... podpisano: »Szypułkowski, prezes m.p.« (*manu propria*)... ale paniaga jakiś... to siuchty! siuchty!..."

[*Courtesy of Department of Special Collections, Stanford University Libraries*]

[*Kiedyś, w krótki czas potem, wracałem z miasta do koszar...*]

Kiedyś, w krótki czas potem, wracałem z miasta do koszar. Wracałem z przepustki niedzielnej. Szło się szeroką ulicą wołyńskiego miasta z perspektywą niskich, drewnianych domów z podcieniami i gankami i w górze stały smutne krzyże słupów telegraficznych i krzywo wiszące na zawiasach bramy podwórz, i biedne sklepy przedmieść, szyldy szewców i kramów z piwem i wodą sodową, za tym, dalej, chude drzewa grodów mieszczańskich. Wieczór i żarówki lamp ulicznych z emaliowanymi na biało talerzowatymi daszkami. Śnieg. Śnieg udrapował domy w negatywy fotograficzne: tam, gdzie zwykle biało, tam czarno, niebo czarne, ziemia biała i długie cienie rzucane przez wspomniane latarnie. Z daleka czasem dobiega dzwonek sanek dorożek. Normalnie szło się chodnikiem z długich tarcic położonych po bokach ulicy, ale dzisiaj szło się środkiem spokojnej zimowej wieczornej niedzielnej ulicy wołyńskiego miasta.

Droga była wyślizgana w szlichtadę i biała, krystalicznie lśniąca i odbijająca biel wszystkiego tam, gdzie kręgi świateł. Kiedy wracałem ze smutnej samotnej wyprawy do miasta, z ciężką szablą, [w] długim płaszczu ściągniętym pasem i rękoma przed sobą, w rękawicach, mróz palący przyjemnie w twarz.

Na podeszwach i obcasach butów z cholewami nabiła się i przylepiła trwale warstwa cieniutka śniegu nieskalanego. Kiedy w swym marszu wyciągniętym i wojskowym wyrzucałem nogi w przód, to w tych momentach dalekie skośne światło latarń, wzmocnione bielą śniegu, odbijało się od mych podeszew i rzucało blaski na śnieg pociemniały w cieniu najbliższej okolicy, i stąpałem w blaskach rzucanych przez moje stopy, i było to najdziwniejsze ze zjawisk. Wydało mi się, że mocą nadprzyrodzoną wyrosły błękitne płomienie u mych stóp i goleni, że obdarowany zostałem nagle nadprzyrodzonymi właściwościami, że magiczne siły sprzysięgły się ze mną. Wydało mi się, że mogę wszystko, że mogę zmieniać porządek rzeczy, że kształtować mogę je w kształty dowolne, że nie tylko starczy mi na to wyobraźni i fantazji, ale że stać mnie na to także, ażeby chcieć. Nic nie stało na przeszkodzie temu. Co więcej, danym mi było z cennym poczuciem komizmu, danym mi było rozbawienie sytuacją, boskie poczucie paradoksu i kontrastu, które każe ścierać się przeciwnościom, jakie postrzegamy, ścierać się im, jak kamieniom krzemieni, w iskry i blask.

Tak to było, jak się miało dwadzieścia lat i szło się w wołyńską ulicę szeroką w dźwięku ostróg i z płomieniami tryskającymi u stóp.

Dodajmy do tego, że walnie pomogło to, że w tej dojrzałości rekruckiej wypiło się dwa kieliszki wódki na fason i animusz w brudnej restauracyjce żydowskiej.

Niechaj mi te koszarowe dygresje będą wybaczone – nie to jest ważne, a śnieg, który spadł dzisiaj, padał każdej mej zimy. Niech powraca, błogosławiony i zwodniczy. Niech ściele się u nóg i pokrywa góry, niech leży zaspą odwietrznych ścian chałup, przemyślnie ustawionych śniegochronów przy torach kolejowych, niech zwisa ciężką okiścią na wiecznie zielonych gałęziach choin, słomianych chochołach sadów, na parapetach okien, zza szyb których patrzą zdziwione, okrągłe oczy dzieci, niech taniutko przypomina nam się z trywialnych pocztówek powinszowań świątecznych, niech znaczy krwawy, tragiczny ślad, którędy poszedł ranny zwierz, niech chowa się długo na północnych stokach wzgórz i lepi się do butów, kiedy wchodzimy z zimna dworu do nagrzanych wnętrz domów, gdzie roztopi się w kałuże ku uprzykrzeniu gospodyń.

[1949]

[*Było to rano w Rachov...*]

Było to rano w Rachov, kiedy przespaliśmy się po prostu na gołej ziemi z Kowerskim, przykryci jakąś plandeką. Trudno było znaleźć swoich. Na tym placu, gdzie byliśmy, stały samochody nieporządnie zaparkowane i wszędzie coś się działo. Na przykład w jednym miejscu były zrzucone w kupę karabiny: kbk, mauzery, i polał to ktoś benzyną, i usiłował zrobić z tego stos całopalny. Ale trochę się to niezdarnie nadpaliło, źle palił się ten orzech kolb karabinów i zdaje się, że poniechano tego. Żołnierze stali wszędzie kupami, płaszcze zarzucone na ramionach i berety albo polówki. Koło każdego samochodu działo się coś w skrzyniach wystawionych na ziemię, puszkach otwieranych, ludzie mieli twarze dzieci pogubionych przez rodziców na jarmarku, pożal się Boże. Między tym nikle uwijało się paru zatroskanych żandarmów madziarskich z zuchowatymi piórami kogucimi u czarnych kapeluszy albo feldfeble od honwedów – chcieli coś z tego ratować, urządzać, ale było im nieswojo wśród tej armii obcych żołnierzy.

Potem znaleźliśmy swoich tam, gdzie stał jakiś wojskowy samochód osobowy, i zobaczyłem tam jakiegoś grubego pułkownika o czerwonej napuchłej twarzy. Powiedział mi ktoś, że to jest Rupert, właśnie kiedysiejszy dowódca pułku. „I" – dodał mój informator pośpiesznym szeptem – „stary ma wspaniałą szynkę w puszce..." „Co mówisz?" – pytam. – „Ale cóż, ja przecież go nie znam nawet". „Eee" – mój informator nie widział moich skrupułów – „idź, zamelduj się i dalej za szynkę". No to poszedłem i rzeczywiście na stopniach samochodu, w puszce z metalu z poodginanymi bokami wspaniała szynka lśniąca od galarety i tłuszczu. Więc bokiem zaszedłem do pułkownika i zameldowałem się, że niby podporucznik rezerwy jego dawnego pułku, że nie miałem zaszczytu... Pułkownik z obrzękłą zmęczoną twarzą trochę nieprzytomnie spojrzał na mnie – wbił już [w siebie], widać, parę kieliszków wódy (popijał gęsto, jak mię kiedyś poinformowano) – i wskazał bez słowa szynkę.

A dookoła góry, w dolinie rzeki płasko i zaraz staje wysoka ściana porosła szczotką jodeł, i zielono od tego, i raźno. Wszędzie woda przecieka między kamieniami i wszędzie te górskie mosty i mostki kładzione z tą rozrzutnością drzewa, gdzie go nie brakuje i jest do licha. Dalej widać dachy miasteczka i bodajże jakąś cerkiew, bo to Ruś Przykarpacka, o której się nic nie wie i nie wiedziało.

Wybierali sobie Ruś Przykarpacką do swoich romantycznych romansów o zamkach karpackich, odludziach, górach, szaletach myśliwskich pisarze romansów brukowych albo Żydów tamtejszych do potrzebnej im historii – bracia Tharaud. Albo naprawdę w tamte strony zajechał sobie na zaproszenie węgierskiego obszarnika nasz obszarnik i miał potem fotografie z tego, z polowania w Alpach Transylwańskich, albo też nasi piemontczycy ukraińscy spoglądali w tamtą stronę, uważając, i słusznie pewnie, to za swoją część. Albo nasi politycy robili tam dywersję już łajdacką i wysyłali młodych zawalidrogów, ażeby brutalizowali siedzących po dolinach rzek spokojnych ludzi w czasie, kiedy był krótkotrwały rząd Rusi Przykarpackiej. Jak kiedyś na nartach stałem na grzbiecie Gorców albo Gorganów, a z śniegu wyzierał kamienny słupek graniczny, a na nim z jednej strony „P", a z drugiej – „ČS", to patrzyły się na mnie stamtąd garby i wały rzucające śniegowy cień od słońca na lasy i doliny i pachniało żywicą tamtejszych sosen i dzikością zabitego od świata deskami kraju. Bardzo niczyjego kraju, bo jeżeli brać pod uwagę jedynie te miejsca ekologii, gdzie człowiek żyje, zasięg jego dziennego dreptania, dojeżdżania koleją, wozem, saniami i tego właśnie udeptywania ścieżek, to ograniczyłoby się to na mapie jedynie do cienkich i krótkich żyłek w dolinach rzek i czułek galaretowatych najbliższych dróg, to reszta to był las i stoki gór, i zręb stary i połonina nie wypasana nawet i dzika od tysiąca połoninowych traw i kwiatów.

Więc jak teraz było popatrzeć w tę dolinę Rachova, to tylko bity gościniec biały od tłucznia roztartego obręczami wozów i bicz trasy kolei żelaznej, i zaraz most wyskoczy wąski i z kratownic żelaznych, i szyny leżą solidnie przybite hakami do progów, i ostry szuter kamienny między progami kolejowymi, i słup telegraficzny kosmaty od zadziorów zrobionych przez raki i brzęczący drutami. Karczma drewniana z szybkami okien, stopnie z nowych desek i kolorowe reklamy poprzybijane do drzwi, i w karczmie-sklepiku lada z nie malowanego drzewa, i tania siwa wódka w kieliszkach i butelkach, trochę żelastwa i perkalików na sprzedaż, szuwaks „szwarc", tanie kapelusze męskie i babskie chustki z frędzlami, i „*tiutiun*" monopolowy albo papierosy. Karczmarz na takim odludziu zawsze się kręci koło jakichś podwórzowych spraw i w karczmie chłop drwal w rudej guni, i w płachcie jakieś tam jego łachy i żarcie, i siekiera, tobół ten koło ławy, drwal-chłop siedzi albo opiera się o szynkwas i śmierdzi jego poobgryzany cybuch fajki, zajeżdża smrodem, że daj Boże wytrzymać. A trochę dalej tartak i żółto, i pomarańczowo od gór trocin tam, gdzie trociny świeże, suche to prawie białe, a tam, gdzie mokre na dobre i na długo od wilgoci deszczowej, to czerwone, pomarańczowe, i blaszana rura tartacznego komina dymi, i fuka para poniżej i syczy. Góry desek i długie zwałowiska pni naciągniętych tu wozami, łuszczy się na nich brązowa kora i ukazują przekroje poprzeczne pni: tarcze z współśrodkowymi pierścieniami słojów, i na szynach wózek, na którym pnie podjeżdżają automatycznie do chodzącej w dół i w górę mnogiej piły zadyszanej w swym pośpiesznym przerzynaniu wzdłuż pni.

Więc skończyło się z tą szynką. Ciągle mam to wrażenie jak na stacji kolejowej, kiedy się boi, żeby nie stracić towarzyszy podróży w poczekalni, kiedy pociąg jest spóźniony i może w każdej chwili nadjechać i odjechać. Rozłażą się, chodzą. Mój Kowerski zawsze jest w ruchu, utyka na swą nogę. Jakiż on jest dziwny i banalny przy tym. Jak mu zazdrościłem na przykład jego stosunku do kanonierów, do chłopów. Bo niby że ziemianin z bardzo tak zwanej dobrej rodziny, z majętnych, z arystokratycznych, kiedy ma już wrodzony takt i dobry ton, swobodę i nonszalancję, jaką się nabywa, kiedy już niczego w domu nie brakowało, do tego jak dojdzie urodzona prawdziwa polska fantazja, zadzierżystość i animusz, i temperament, ale utemperowany, do tego instynkt i jakiś któryś tam zmysł robienia tego, co trzeba, i nierobienia tego, co niepotrzebne, i przy tym szczęściarstwo tego, co robi, że wszystko się składa i wychodzi właśnie tak, jak przystoi. Weźmy tych kanonierów, ułanów. O ile ja byłem bliższy im już nie tylko sentymentem demokraty, humanisty i z moją tolerancją od siedmiu boleści, i jeszcze raz ten sentyment, i moi to pochodzili ze wsi i bardzo byli bliscy chłopów, i nikt się zresztą tego u nas nie wstydzi[ł] ani w pokoleniu mego dziadka, który jeszcze siedział na wsi między chłopami, ale ojciec także miał [sentyment] i pracował wśród chłopów.

A tu Kowerski, taki panek ze swoją czerwoną twarzą i słomianym wąsem, to inaczej miał się do nich, aniżeli już taki inteligencki komiwojażer intelektualny, jakim byłem ja. Bo niech tylko zjawił się wśród baterii i krzyknął ochoczo i przyjacielsko, może trochę tak, jak u siebie na folwarku, i chłopom śmiały się gęby od razu do tego folwarcznego trochę pohukiwania; porzekadła i prymitywny, na poły przyjacielski, na poły naprawdę chłopski stosunek do ich rzeczywistości, kiedy ja w tym samym czasie miałem namarszczoną brew i spokój, i sztywność podchorążacko-inteligencką przyniesioną ze szkoły i pokutującą jak zabobon, banał i marynarka mieszczańskości.

A jeżeli zastanowić się, to o co chodziło jemu, a o co chodziło mnie? Bo jeżeli on przewodził, pohukiwał i żartował, i sam nadstawiał karku, ale i ich zmuszał do tego tym podpędzającym słowem, to nie tylko było to z tradycji, patriotyzmu, nakazu społecznego i innej tromtadracji, ale tak, jak nie bardzo wiedzieliśmy, do czego to wszystko wiedzie i czego się broni, to chyba on nie był na tyle głupi, ażeby dokładnie nie wiedzieć, czego. Bronił bardzo konkretnej sprawy, no co? przede wszystkim, trywialnie powiedziawszy, swego własnego interesu, co tu mówić. To, co szło, to miało zagrozić przede wszystkim jemu, jego pierwszej wygodzie: tenucie dzierżawnej i dochodom od korca i morgi. I tego w pierwszym rzędzie bronił. I jak widziałem jego szczerą, otwartą twarz, słomiane wąsy i fantazję, to jakbym się poza tym dopatrywał mrugnięcia szelmowskiego w oczach, że w rezultacie jest to nawet dobry kawał i przewodnictwa majstersztyk tak zagadać i zakomenderować, że bierze się to za właściwą monetę.

Ci ułani, jakich widziałem: w hełmach naciśniętych na brwi, z pasem ciężkim od ładownic, z troską na twarzy młodych ludzi, w tych hełmach postarzających ich twarze do wieku męskiego, średniego, popielatych od kurzu, spod którego [widać] zielone, rdzawe i brunatnożółte sukno munduru ściągające się w fałdy i zmarszczki na zgięciach [rąk] i barkach, kiedy szelki pasa wrzynają się w obojczyki i buty z cholewami są białe od gleby startej na proch, i o spoconych dłoniach, [i mają] pociemniałe od potu barki, i pałające twarze od słońca i zmęczenia, kiedy bagnet jest „na broń!" i gniecie karabinowego browning sekcyjny, i torba maski gazowej wysoko pod pachą, kiedy w kolumienkach stoją w rowie szosy i krzaki kryjące ich, krzaki przydrożne siwe są od kurzu gościńca, a na drodze ciągle coś się dzieje i stoją jacyś oficerowie, i przechylona tankietka, z której kapie oliwa, i usmarowany kierowca wychyla się z klapy, i jakiś samochód ciężarowy, i motocykl jeden, drugi gońców przewrócone na szosę, i kiedy wtedy taki patykowaty porucznik z pistoletem wysoko zapiętym, zdenerwowany, ale opanowany, mapnik zasunął daleko w tył, powiada, rozkazuje: „...pluton do walki pieszej..."

Ma spokój, jaki mu dało długie praktykowanie, szablon rutyny, zaklęcie w jednakowy, nauczony szymel, kiedy ma się już to tak we krwi, że żeby tam kije leciały z nieba, to jest się na czym oprzeć, jest chomąto, które podtrzyma i poprowadzi, bo wtedy można przymknąć nawet oczy i wiadomo, że tylko to ma się robić, a tam reszta to furda!

I jak idą! Ciężkim, chłopskim krokiem, naturalnie tu i ówdzie ze zgarbionej linii pleców, z drgania przeciążonych łopatek widać, że ten i ów jeszcze jest człowiekiem, że nie został kompletnie uwarunkowany, więc idą i wygląda to bardzo żelaźnie i trochę patetycznie, i jednak ma to swój wyraz niezapomniany – to, jak idą.

A przed nimi ścierń płowa leży szarym polem, a potem miedza zarosła krzakami, gałęzie młodych grabów i jesionów miedzowych, dalej widać zieleńsze, różowe jak ugier, i drzewa znów jakieś, i krzaki, i to już pewnie pierwszy przedmiot natarcia, które każe zamieniać się pejzażowi w schemat z sali wykładowej w koszarach. Różnica tylko, że zaczyna stamtąd czy nie stamtąd bić coś pośpiesznie jak puls krwi w skroni albo jak turkot wozu, pustego wozu, kiedy klekocą deski wąsągu pustego.

[*Courtesy of Department of Special Collections, Stanford University Libraries*]

[W przeddzień naszej wyprawy było Sylwestra...]

W przeddzień naszej wyprawy było Sylwestra i nie pomnąc na to, że popełniam sportowy shocking, wypiłem tyle, że o drugiej w nocy opłakane tego skutki znosiłem już w stanie ostatecznej rezygnacji i zobojętnienia. Po prostu wymiotowałem tak długo, dopóki nie miałem już czym więcej. Mój towarzysz, który u mnie nocował przed wyprawą, przejął się tym raczej ze strony humorystycznej, kiedy rano wstawaliśmy i ja zanurzałem się z głową w wannie. Bolała mię głowa i miałem uczucie zachwiania zmysłu równowagi, i miałem obiekcje wzwyż wspomniane natury sportowej, i zły byłem na siebie nieskończenie.

Umówiliśmy się u naszego przewodnika i lekarza w jego domu i tu widać było ślady przygotowań do wyprawy w postaci worka i czekanów rzuconych w korytarzu. Sam doktór był jakiś dzisiaj roztargniony i dosyć obojętnie słuchał opowiadania o mych nocnych perypetiach, które mu zażenowany referowałem, żeby na wszelki wypadek asekurować się w razie jakiejś gafy. Myślałem, żeby w ostatniej chwili się wycofać, ale mi było trochę wstyd i nie chciałem mym towarzyszom psuć tak zapowiadającego się projektu.

Władowaliśmy się do samochodu, worek, sznury i czekany poszły w tylny schowek i ruszyliśmy po wyjeżdżonym śniegu, który spadł dwucalową warstwą w ciągu tej nieszczęśliwej nocy.

Jak z pobieżnego rzutu oka na mapę wynikało, jedziemy w gniazdo górskie położone na północo-zachód jakieś dwadzieścia mil od naszego miejsca.

Doktór prowadzi wóz bardzo ostro, jest mistrzem kierownicy, robi to z najwyższą nonszalancją, jest to u niego zautomatyzowane w każdym stopniu i bierze zakręty, i dawkuje szybkość z nieomylnością mechanizmu. Jego nonszalancja jest pozbawiona jakiejkolwiek pozy, chociaż puszcza kierownicę, wciąga rękawiczki, przeciera szybę i w ostatniej chwili koryguje karygodne karkołomne sytuacje. Patrzę na to z zazdrością, a przy tym głowa szalenie mię boli i mam zawroty, i nie wiem, co z tego dalej będzie.

Straciłem poczucie kierunku, w jakim się poruszamy. Zdarza mi się bardzo często natrętne i świadome zbakierowanie poczucia orientacji. Jeżeli przyjadę pierwszy raz do jakiejś miejscowości i ubzdura mi się z tego czy innego powodu taka i taka sytuacja stron świata, to potem myli mię to i najpółnocniejsza na przykład strona znanego i kochanego domu będzie dla mnie zawsze południową, i to jest nie do odegnania, i czasami płata mi złośliwe figle. Teraz mój chaos powiększa jeszcze moja na pół przytomność.

Przez przednią szybę widzę z daleka góry, są przysypane śniegiem i niewyraźne, i pomimo szybkości, którą doktór stale podtrzymuje na liczniku, nie zbliżają się do nas ani na jotę. Pociesza mię to, może tam dzisiaj w ogóle nie dojedziemy, poza tym pogoda jest jakaś niewyraźna, może okazać się, że nie pozwoli nam dzisiaj na wyprawę. Nie było chyba człowieka bardziej zbliżającego się do celu z tą szybkością, niż ja w ówczesny poranek.

Droga, jak drogi szkockie, zmieniała co dwieście jardów kierunek, już bardzo dobrze, jeżeli tylko pod kątem dziewięćdziesięciu stopni. Do tego trzeba dodać nierówności terenowe, które wiernie odbija. Doktór prowadzi wóz po jednej i drugiej stronie drogi; jak to robi, że wie, kiedy trzeba trzymać się właściwej strony, kiedy na przykład nagle wyjeżdża *bus* ciężki pasażerami, nie wiem. Jest poza tym przestrzegający przepisów i regulaminowo zatrzymuje się przed słupami, na których widnieje: „HALT 'AT MAJOR ROAD AHEAD'".

Okolica, mimo mijanych paru lasów-parków, zaczyna po trosze pustoszeć. W zagłębieniach terenowych wznosiły swe mury jedynie fermy – solidne, z dużymi szopami zamykanymi na rozsuwane drzwi, z kupami nawozu, przy których stały dwukołowe ciężkie wozy na oponach. Z rzadka spotykało się niedzielnych przechodniów: kobiety ubrane zupełnie z miejska w kapeluszach, mężczyzn noszących się z farmerska, w butach gumowych z wywiniętymi na nie grubymi skarpetkami, z psem – angielskim, obojętnym, rasowym, nie szczekającym psem. Po przywianych śniegiem skibach polatują jakieś morskie ptaki i to – te mewy szalenie mię rażą, przyzwyczajonego do naszych kruków i gawronów zimowych.

Znów zakręt i znów zakręt, i nagle jesteśmy niespodziewanie wśród pokaźnych gór, czyli pryskają moje nadzieje na niedokonanie wycieczki. Zaczynam mgliście myśleć o bezwstydnej rejteradzie na miejscu, kiedy przyjedziemy – po prostu powiem, że się źle czuję, niech sami idą.

Droga zdecydowanie na przestrzeni dwu jardów nie jest prostą. Dziwi mię to i irytuje, że jeżeli buduje się tak drogą smołowaną drogę, [to] nie można już sobie pozwolić na trochę wytyczenia i niwelacji. Po obu stronach niskie mury ze składanych kamieni, za którymi pasą się owce. Są jednymi kulami wełny, te dalsze naprowadzają porównanie wszy na kożuchu. Pasą się, wygrzebując spod niegłębokiego śniegu trawę, i obchodzą się zupełnie bez obór, w swych kłakach dosłownie drwią sobie z mrozu.

Jedziemy doliną wśród gór. Góry są puste i nagie. W wyższych partiach śnieg tworzy solidne przykrycie.

Dolina kończy się nagle jak ucięta nożem, brama z prętów żelaznych z dużą tablicą: „PRIVATE". Doktór nieomylnie zahamował, znalazł jakiś objazd. Przed nami kotlinę zalega lasek, na lewo wznoszą się ponure budowle. Jakiś dom myśliwski czy coś w tym rodzaju. Samochód wykonuje dziwne ewolucje, w końcu tyłem zajeżdża do wyrwy żwirowiska i stopujemy.

Trzeba wysiadać. Na zewnątrz wozu jest zimno i świeże powietrze zdziela jak obuchem moją głowę. Nie mam odwagi przyznać się do najgłębszej niechęci do zrobienia dwudziestu kroków. Zdejmuję płaszcz i zezuję w stronę domu, czy nie nadałby się na długie chwile przeczekania. Nie mogę się w dalszym ciągu zdobyć na inicjatywę. Moi towarzysze wyciągają ekwipunek, pytają beztrosko, jak się czuję, doktór zapala lampę do ogrzewania silnika na czas naszej nieobecności, oplątujemy u przegubów czekany, i jazda.

Przygląda nam się raczej obojętnie niż nieprzychylnie *garde-chasse*, który znowu z obojętnym psem ukazał się na szkarpie żwirowiska.

Pogoda, jak na złość, robi się przecudowna. Niebo błękitnieje i promienie słońca palą się na pierzynowatych fałdach gór. Idziemy dosyć płaską ścieżką na ścieku dwu garbów w kierunku wybranego masywu.

....

Wchodziliśmy powoli na stok pierwszego garbu. Przed nami, w górze (trzeba było zadzierać głowę), za sunącą powoli kurtyną mgieł raz po raz odsłaniały się potężne kształty. Góry.

Ich olbrzymie masy w złym, nienawistnym orszaku wydawały się bliskie, prawie dotykalne.

Dlaczego człowiek został umieszczony między dwoma krańcowymi przygnębieniami-trwogami? Klaustrofobia i agorafobia. Lęk zamknięcia i lęk przestrzeni. Co jest gorsze?

Na razie byłem pod nieprzemożonym uczuciem agorafobii.

Jak to więc? W dół, poza mną powstaje przerażająca przestrzeń, w którą mój wzrok leciał jak kamień, myśl ciążyła jak kotwica. Gdzie to było? Aha – u Mickiewicza: „wsparty na Judahu skale...” – aha – Berentowskie tłumaczenie *Zaratustry*: „nie wyż! urwa jest rzeczą straszną...” Trochę nawet ta przestylizowana berentowszczyzna jest śmieszna.

Podchodzimy powoli, ale mimo to tętna szybciej biją i oddech przy zamkniętych ustach jest gorący. Nienawidzę tej rosnącej za mną, pode mną przestrzeni i na przekór temu oglądam się i zadaję sobie przymus.

[ok. 1944]

[*Courtesy of Department of Special Collections, Stanford University Libraries*]

[*Ale praktyka, praktyka, jak to wyglądało praktycznie?...*]

Ale praktyka, praktyka, jak to wyglądało praktycznie? No więc praktycznie codziennie odbywało się to przede wszystkim pośród krajobrazu, który był jakby wyłupany w krzemieniu, pod chmurami leżącymi twardo jakby były z worka na węgle. Jechało się, powiedzmy, trakiem trzyćwierćtonowym, jest pole okrutne i puste i podrywają się z niego mewy białe i stalowe, podrywają się z równiutko traktorem położonego skibami pola albo też jest zupełnie pusto. Potem jest dół, bo wybrała go woda, i jest nagle rozmaicie: droga schodzi ukosem, ażeby na dnie przeskoczyć po ciężkim łuku kamiennego mostu, którego omurowane bariery są porośnięte blaszanym bluszczem, i znowu pochyło pod górę. Tam w dole skupiły się drzewa, aż ich pnie czerwienią się, i gąszcz rododendronów i laurów, i było malowniczo samolubnie, ażeby znowu wyskoczyć na górę pustki. Tylko pola są umurowane murem z kamieni poskładanych od wielu dziesiątek setek lat i ten kamień poczerniał od słońca i mchu, i jest w tym murze coś nieskończenie obcego i samolubnego, że taki od czasów zasiedziały i wartościowy. Oko ciężko i z bólem odwraca się od tego muru, który kratkuje i żłobi tę ziemię w nieregularne wielokąty i odgranicza mię od tej ziemi.

A potem widzi się ciągle z daleka kępy drzew, zagajniki, ale stężałe i nieruchome pod ciężkim niebem. I jest wzgórze, ale inne aniżeli inne – królicze wzgórze, rude od ziemi wypapranej przez dzikie króliki, zawszawione tymi królikami; jak tamtędy przejść na wyprzódki, ażeby skrócić sobie drogę na przełaj, to ta królicza górka aż rusza się od zmykających króliczych omyków i zaniechlujone dookoła tymi króliczymi bobkami. Tam czasami o wczesnej porze widziałem wysokiego chudego starszawego jegomościa, który tam nastawiał jakieś druciane nieprawdopodobne sidła na te króliki, a potem o jakiejś porze przychodził i zdejmował z pułapek trofea. Poznać było te miejsca po tym, że były porzucone flaki po wypatroszonych królikach; resztę, tę nędzną króliczą skórę i mięso odartych ze skóry królików, zabierał i wynosił. Jak go było widzieć rankami, chudego i tykowatego, jak szedł zboczem ku swemu nieapetycznemu zajęciu, to wydawał mi się, jakby to była śmierć systematycznie i twardo-chudo kosząca pośród tego wstrętnego króliczego świata, który króliczył się i płodził potem z podwójną zawziętością, i miałem straszliwy wstręt do tego mrowiącego się bobkowatego króliczego świata i do tej chudej drewnianej systematycznej śmierci.

Nie wiem, czy udało mi się oddać ten krajobraz, krajobraz chłodny i daleki, i króliczej śmierci. Czasami aż zaciskałem zęby na to, że niby jak to się pośród tego znaleźć. To jakaś dziwaczna kwarantanna albo przedłużony pobyt na Polach Elizejskich, bo się zapomniało: hasła, paszportu, klucza na powrót.

[ok. 1944]

[*Courtesy of Department of Special Collections,*
Stanford University Libraries]

NOTA EDYTORSKA

Niniejsza edycja gromadzi takie teksty Zygmunta Haupta, które, choć nie należą do głównego nurtu twórczości autora *Pierścienia z papieru*, to jednak w istotny sposób poszerzają i wzbogacają jego wizerunek[1]. W stosunku do pierwszego wydania[2] zawartość książki przekomponowano, grupując utwory według kryterium stricte genologicznego, zgodnie z większością sugestii zawartych we wnikliwej monografii pisarstwa Haupta pióra Andrzeja Niewiadomskiego[3], (któremu, nawiasem mówiąc, jestem wdzięczny również za życzliwe uwagi, umożliwiające udoskonalenie kilku miejsc tekstów Haupta zarówno w drugim wydaniu *Baskijskiego diabła*, jak i w obecnym wydaniu *Z Roksolanii*).

Możliwość wznowienia *Z Roksolanii* dała również okazję do rewizji zasad przyjętych podczas opracowywania poprzedniej edycji. Oczywiście jedna reguła pozostała nie zmieniona: za podstawę publikacji przyjęto autografy – wszystkie, jakie udało się odnaleźć[4]. Usunięto natomiast figurujące w pierwszym wydaniu *Z Roksolanii* opowiadanie *Polowanie wigilijne* Zygmunta Jordana, którego personalia zostały wcześniej pochopnie uznane za pseudonim Haup-

1 Wszystkie zaś Hauptowskie niemarginalia zostały zebrane w tomie Z. Haupt, *Baskijski diabeł. Opowiadania i reportaże*, zebrał, opracował i notą edytorską opatrzył A. Madyda, wstęp A. Stasiuk, Wołowiec 2016.

2 Z. Haupt, *Z Roksolanii. Szkice, opowiadania, recenzje, warianty*, zebrał, opracował, bibliografią i posłowiem opatrzył A. Madyda, Toruń 2009.

3 Zob. A. Niewiadomski, *„Jeden jest zawsze ostrzem". Inna nowoczesność Zygmunta Haupta*, Lublin 2015, s. 177–178 i 183–190.

4 Zob. ich wykaz i omówienie w: A. Madyda, *Posłowie*, [w:] Z. Haupt, dz. cyt., s. 319–322.

ta. Usunięto też opowiadanie *Powrót* jako nieautorską (gdyż zaadiustowaną przez Mieczysława Grydzewskiego zbyt arbitralnie[5]) wersję *Kapitana Blooda* oraz pierwsze wersje *Polowania z Maupassantem* i *Gołębi z placu Teodora*, ponieważ przywrócono je w najnowszym wydaniu *Baskijskiego diabła* na ich pierwotne miejsca w cyklach. Włączono natomiast osiem nowych fragmentów wyjętych z archiwum pisarza: [*Leżałem jeszcze w łóżku...*], [*Było wtedy gorące lato...*], [*Dlatego też wielu rzeczy nie mogłem zrozumieć...*], [*Poligon leżał między Bugiem a Muchawcem...*], [*Ten stojący okrąg nie był milczący...*], [*Kiedyś, w krótki czas potem, wracałem z miasta do koszar...*], [*Było to rano w Rachov...*][6], [*Ale praktyka, praktyka, jak to wyglądało praktycznie?...*] oraz jedenaście nie znanych tekstów odnalezionych po 2009 roku w prasie międzywojennej: *Cel*, *Symbolika kwiatów*, *Curling w St-Moritz*, *Za rzeką Tweed leży Szkocja*, *Polo – sport high life'u*, *Rodeo – święto kowboja*, *Muzeum wojny w Paryżu*, *Szkocki pułk Argyll and Sutherland*, *Panowie! Zaczynamy!*, *„Gospoda pod Świętym Jerzym". (Album karykatur Stanisława Wołkowickiego)* oraz *„Wierchy". Rocznik XV* (dwie ostatnie publikacje – recenzje – odszukał Aleksander Wójtowicz, o czym poinformował na konferencji naukowej „Zygmunt Haupt. Powrót pisarza", która odbyła się 27–28 kwietnia 2017 r. w Kazimierzu Dolnym). Odkrycie to pozwoliło przesunąć datę prawdopodobnego debiutu pisarskiego Haupta o miesiąc wstecz w stosunku do dotychczasowych ustaleń, w myśl których za inicjację literacką autora *Pierścienia z papieru* uznawano wydrukowany 14 czerwca 1935 roku *Epilog. (Druga strona medalu w relacji uczestników)* – gdy tymczasem w świetle dzisiejszej wiedzy za debiut trzeba uważać napisane wspólnie z Władysławem Janem Turzańskim opowiadanie *Cel*, opublikowane 12 maja 1935 roku.

---

5 Zob. A. Madyda, *Nożyczki i czerwony atrament. O praktykach redaktorskich Mieczysława Grydzewskiego (na przykładzie twórczości Zygmunta Haupta z lat 1944–1948)*, [w:] tenże, *Od filologii do antropologii. Szkice*, Toruń 2015, s. 228–231.

6 Zygmunt Haupt papers, 1939–1976, Department of Special Collections and University Archives Stanford University Libraries, collection number M0356, [dalej: ZHP], box 5, folder 4. Trzeci od końca z wymienionych fragmentów miał swój pierwodruk w: A. Madyda, *Haupt. Monografia*, Toruń 2012, s. 158–160.

Usunięto oczywiste błędy literowe oraz zmodernizowano ortografię. Wyeliminowano dostrzeżone w pierwszym wydaniu zniekształcenie tekstu w szkicu *Robert Frost*. Poprawiono pisownię niefikcyjnych nazw miejscowych (najdalej idąca zmiana w tym zakresie to zastąpienie w *Z Roksolanii* nazwy nie istniejącej miejscowości „Pawęż" nazwą miasteczka Waręż), nazwisk autentycznych osób i tytułów realnie istniejących utworów, nie sprostowano jednak takich pomyłek językowych, które jednocześnie są błędami merytorycznymi, na przykład „z boku zabeczą najoryginalniejsze szkockie kobzy [właśc.: dudy – A. M.[7]]" (*Za rzeką Tweed leży Szkocja*), „Kowboje znikną, jak znikli wyparci przez nich Siuksowie, Kiowowie i Wilki [właśc.: Lisy – A. M.]" (*Rodeo – święto kowboja*) czy „Niemcy [właśc.: Francję – A. M.] nazwali od miana Fenicji Corfath. »Sefard« to nazwa Bosforu przeniesiona na Hiszpanię. »Aszkenaz« było imieniem własnym północnoazjatyckiego ludu i tym nazwali kraje słowiańskie [właśc.: Niemcy – A. M.], nazywane także przez nich ziemią Kanaan" (*Dzisiaj, przedwczoraj, wczoraj, jutro...*); wyjątkowo nie poprawiono błędnego tytułu recenzowanej książki: *Gospoda pod Świętym Jerzym* (prawidłowy tytuł: *Oberża pod św. Jerzym*). Przywrócono właściwą postać cytatom występującym w *Inwokacji do powiatu latyczowskiego* (w przypadku fragmentów listów Jerzego Stempowskiego posłużono się oryginałami zachowanymi w archiwum Haupta[8]). Tekst tytułowej odezwy z opowiadania *Zołota hramota* zestawiono z pierwodrukiem, którego odpis, dokonany przez autora, znajduje się w Bibliotece Greena w Stanford[9]. W przeciwieństwie do poprzedniej edycji postanowiono nie nadawać tytułów tekstom bezimiennym.

W obecnym wydaniu inaczej też rozwiązano problem Hauptowskiej interpunkcji. Pisarz posługiwał się bowiem przestankowaniem niekonsekwentnym, w wielu wypadkach niepoprawnym (np. czasem oddzielał podmiot od orzeczenia, przydawkę od wyrazu określanego, nie oddzielał zaś członów wyliczenia itp.), co w połą-

---

7 Por.: „[...] kiedy ostro brzmią dudy szkockie", [w:] Z. Haupt, *Szkocki pułk Argyll and Sutherland*, w niniejszym tomie, s. 89.

8 Listy J. Stempowskiego do Z. Haupta z 21 sierpnia 1963 i 3 grudnia 1963, ZHP, box 2, folder 8.

9 ZHP, box 10, folder 10.

czeniu ze skomplikowaną, niejednokrotnie zawiłą, a incydentalnie nawet i błędną składnią skutecznie zaciemniało znaczenie zdania. Dlatego w niniejszej edycji zdecydowano się na konsekwentne zastosowanie we wszystkich tekstach interpunkcji możliwie najprostszej, czyli takiej, która uwydatnia przede wszystkim logiczną strukturę wypowiedzi.

Zachowano cudzysłowy jako autorskie wyróżnienia wyrażeń obcojęzycznych i regionalizmów, dodając kursywę jako edytorski wyróżnik wyrażeń obcojęzycznych (lecz nie takich, które się już zleksykalizowały, i nie regionalizmów). Kursywą zaznaczono też autorskie wtrącenia nawiasowe i dopiski w przytoczeniach, występujące w *Z Roksolanii*, *Ptaki albo „Zanim zaczną schodzić się goście, przetańczmy jeszcze raz menueta..."*, *Inwokacja do powiatu latyczowskiego* i [*Ten stojący okrąg nie był milczący...*]. Uszanowano autorski zwyczaj ujmowania przytoczeń w cudzysłowy przy jednoczesnym oddzielaniu ich od narracji za pomocą myślników, a ponieważ ową manierę Haupt zaczął stosować w miarę konsekwentnie dopiero w ostatniej fazie twórczości, w latach 70., pozostałe utwory ujednolicono pod tym względem.

Modyfikacja przestankowania skutkowała w nielicznych wypadkach zmianą granic zdań, na przykład w opowiadaniu *Zołota hramota* tekst: „Dla krótkości przytoczę oderwany epizod. Jak już nadmieniłem, mój gościnny gospodarz i jego wnuczka trudnili się garncarstwem" zmieniono na: „Dla krótkości przytoczę oderwany epizod: Jak już nadmieniłem, mój gościnny gospodarz i jego wnuczka trudnili się garncarstwem", podobnie w [*Poligon leżał pomiędzy Bugiem i Muchawcem...*]: „I taki widok. Już ciemno, po osie w wodzie wóz, woda sięga do słomy dnie wozu i przy uprzęży majstruje coś chłopina, czapkę ma wciśniętą na uszy i ani uważa, co mu tam nagadują" – „I taki widok: Już ciemno, po osie w wodzie wóz, woda sięga do słomy dnie wozu [...]", „kanonierzy trochę rozbawieni i nie wierzący naprawdę, że ten chłop rzeczywiście na serio, tak go żartobliwie odmawiają. »*Diad'ka*« – mówią mu – »babę utopisz, konia szkoda także, a kobita rozpłynie ci się, rozpuści we wodzie«" – „[...] tak go żartobliwie odmawiają: »*Diad'ka*« – mówią mu – »babę utopisz, konia szkoda także, a kobita rozpłynie ci się, rozpuści we wodzie«" oraz w *Polskim ziarnie, niwie amerykańskiej* i *Ziarnie polskim, niwie amerykańskiej*: „Uderzało tam, jeżeli idzie o uczestników, trojakie zjawisko. *La présence* uczonych starszego pokolenia, ludzi wyszłych z wychowania i tradycji nauki w Polsce, obecność młodego pokolenia naukowców urodzonych w Polsce, ale wykształconych za granicą i wreszcie - młodego pokolenia uczonych wywodzących się z trzeciej czy czwartej generacji emigrantów przybyłych na ziemię amerykańską" - „Uderzało tam, jeżeli idzie o uczestników, trojakie zjawisko: *la présence* uczonych starszego pokolenia [...]".

Współczesne standardy wydawnicze narzuciły konieczność ingerencji w gramatykę i leksykę, a także stylistykę niektórych utworów, przy czym ustalanie nie umotywowanych względami artystycznymi odstępstw od norm poprawności dokonywało się głównie na podstawie tak zwanego *Słownika warszawskiego*[10], dokumentującego to stadium rozwoju polszczyzny, które ukształtowało indywidualny język pisarza.

Zachowano formy: „dykcjonariusz", „dziewczynina", „dzióbem", „gwoździk ['gatunek kwiatu' - A. M.]", „kiedysiejszy", „kilkonastolecie", „konsumcja", „ośmset", „pamiątniki", „plecyma", „podpędzające", „poobwlekany", „przejachanie", „przyszlą", „rozprószone", „siedmnastowieczny", „teoryzowania", „umurowane", „urgujący", „wazonki", „zaspakajać", „zastępywanie", „zeskład", „zewnątrz ['z zewnątrz' - A. M.]", „zdeaktualizowany" i oboczności: „absyda/ /apsyda", „doktor/doktór", „[ta] fałda/[ten] fałd", „idea/ideja", „Marii/Maryi", „mię/mnie", „mównica/mownica", „oczami/oczyma", „osiem/ośm", „przezroczyste/przeźroczyste", „siedem/siedm", „sutereny/suteryny", „szprychy/sprychy", „triumf/tryumf".

Nie zachowano form: „agio", „autocary", „bobsleighowy", „chiromania", „cowboy", „cowboyski", „currendy", „essay", „facsimile", „Hunnów", „hypnoza", „hypomaniak", „hyzop", „mediewalista", „nuworisze", „oekonomie", „*roast beef*", „rozsiodłowywać", „tamburin", „transwestycyzm", „wąsog", „żiletka" oraz podwojeń spółgłosek w wyrazach obcego pochodzenia: „assocjacje", „gaffa", „illustrowany", „intellekt", „Marokko", „mennonici", „nesseser",

10 J. Karłowicz, A. Kryński, W. Niedźwiedzki, *Słownik języka polskiego*, t. 1–8, Warszawa 1900–1927. Zob. też Z. Kurzowa, *Polszczyzna Lwowa i Kresów południowo-wschodnich do 1939 roku*, wyd. 2 rozszerzone, Warszawa–Kraków 1985.

„passaty", „passeizm", „pawillon", „pullmany", „pullower", „suggerowane", „tennis", „tonna", „waffenrok".

Wyeliminowano błędy leksykalne: „dezynteria" (*Cel*), „finlandzkiego" (*Muzeum wojny w Paryżu*) i „wymyśleć" ([*Dlatego też wielu rzeczy nie mogłem zrozumieć...*]).

Przywrócono zignorowaną niekiedy przez Haupta zasadę zgodności gramatycznej orzeczenia z różnorodzajowym podmiotem szeregowym. Skorygowano niekonsekwentną odmianę imion i nazwisk niepolskich. Rozwinięto niektóre skróty i skrótowce. Zwerbalizowano niektóre liczby wyrażone cyframi.

Poniżej podano pozostałe ważniejsze modyfikacje gramatyki, leksyki i składni:

I. Opowiadania:

Cel: „szwadrony dociągają popręgów" – „[...] popręgi"; „plugawe przekleństwa rozbestwionych *„poilu*" – „[...] *„poilus*"; „rozwalał się w uderzeniu o ziemię i jak meteor zdobił księżycowy krater" – „rozwalał się w uderzeniu o ziemię i, jak meteor, zrobił księżycowy krater";

Nowy Jork +70°: „był tak zawsze opanowany i chłodny" – „był zawsze tak opanowany i chłodny"; „temperatura newjorskiego Fahrenheita" – „[...] nowojorskiego [...]"; „to, co nazywa się New Yorkiem" – „[...] Nowym Jorkiem"; „Za czterdzieści pięć minut moim obowiązkiem jest właśnie z tyłu strzelić do ciebie" – „[...] będzie właśnie [...]"; „Brudna fala uderzyła miarowo o bulwar" – „[...] uderzała [...]"; „takiego brudasa rynsztokowego, jakich wiele na asfalcie wielkiego miasta" – „[...] wielu [...]"; „Zgrzyt hamulców, dzwonienie, gwar zbiegowiska dopełnił reszty oszołomienia" – „[...] dopełniły [...]";

Admirał Gaspar Hojeda: „nie nadawał swej twarzy srogiego marsu" – „[...] marsa [...]"; „patrzył w zieloną, oliwkowo toń" – „[...] zielonooliwkową [...]";

Pan Pickwick i dzieci. (À la manière Charles Dickens): „przy pomocy własnego organu głosu wydawał okrzyki" – „za pomocą własnego organu głosu wydawał okrzyki"; „popadł, w braku większego wyboru, w osłupienie" – „[...] z braku [...]"; „okrętu noszącego dumnie miano »Huragan«, a nieproporcjonalnie do wspaniałego mienia przewożącego kapustę" – „[...] wspaniałego miana [...]";

List z Arktydy: „Po tylu latach lody Północy wydały tych, których nieodparta siła kazała szukać nowych zdobyczy" – „[...] którym [...]";

Paralela ironiczna: „kiczu Almy Tademy" – „[...] Alma-Tademy";

Hansomcab: „wiara w nieuniknione wstępowanie schematu, jakim jest życie" – „[...] występowanie [...]"; „Zanim wielki, opasły Paddy, policjant, nadbiegł" – „[...] opasły bobby [...]";

Sprawa Wilsona. Biuletyn z gór: „był z ojcem swym w Kenya w Afryce" – „[...] Kenii [...]";

Wspomnienie o baterii motorowej: „wracał pewnie myślami w kraj i krąg swoich ludzi" – „wracał pewnie myślami do kraju i kręgu swoich ludzi"; „sterczałyby »rozpaczliwie« w niebo, gdyby nie to, że w całej tej atmosferze wojny nie było już miejsca na ten przymiotnik" – „[...] na ten przysłówek"; „Potem trzeba znów było się zatrzymać" – „Potem trzeba było znów się zatrzymać"; „tak niechętnie i niemile niespodziewane wydawało im się spotkanie ze mną" – „[...] niechętne [...]";

Zołota hramota: „*Sabretache* należy się tylko do moderunku huzarskiego" – „[...] należy tylko [...]"; „forgoczów" – „forgoczy"; „patrzył na niknące we mgle żagle jego fregaty »Wostok« i barki »Mirnyj«, płynące w nieznane" – „[...] płynących w nieznane"; „gestykulowali i przeciskali się jedni przez drugich" – „[...] jedni przed drugich"; „Wokoło piętrzyły się niebosiężne góry, tu, tuż, i stromo trzeba było zadzierać głowę, by ujrzeć ich lodowce i śniegi" – „[...] niebosiężne góry, tuż-tuż, i stromo [...]"; „dostałem egipskiego zapalenia oczu od nisko zalegającego dymu kurnej, kamiennej koliby i odblasku śniegów zalegających szczyty" – „[...] i od blasku śniegów [...]".

II. Eseistyka i reportaż:

Symbolika kwiatów: „do hibiskusu" – „do hibiskusa";

Curling w St-Moritz: „otwory, „*holes*", głębokie na dziesięć centymetrów, oddalone od siebie w rozmaitych odległościach od stu do pięciuset metrów, tak ponumerowanych, że ostatni kończący grę znajduje się w pobliżu pierwszego" – „[...] tak ponumerowane [...]"; „zapalony amator golfu" – „[...] golfa";

Za rzeką Tweed leży Szkocja: „gniewne fale Północnego Morza koło Dogger Bank niezgorzej trzęsły pudłem statku niż wyboje dróg hrabstwa Devonshire" – „[...] nie gorzej [...];

Polo – sport high life'u: „nie pozbawiony jest dreszczyka emocji" – „[...] dreszczyku [...]";

Rodeo – święto kowboja: „Wild West to kraina preryj i »*plains*«, gdzie ną [!] której horyzontu nie znaczą kleksy kominów ani słupów przewodów wysokiego napięcia" – „[...] gdzie horyzontu nie znaczą kleksy kominów [...]"; „lasów nie zaćmiewają puszki wycieczek weekendowych" – [...] nie zaśmiecają [...]"; „Niedbałej postawie obdartusa dodają marsu wiszące na biodrach na drugim pasie rewolwery" – „[...] marsa [...]", „cichy i spokojny Fort Albert pełen jest przyjezdnych" – „[...] Fort Alberta [...]", „Falujący tłum krzyczących, żujących gumę, gryzących »*cacachuets*«" – „[...] »*cacahuetes*«"; „koniowiązów" – „konowiązów"; „Siuksowie, Keiovehowie i Wilki" – „[...] Kiowowie [...]", „mało wydalał się w swym życiu z New Yorku" – „[...] Nowego Jorku";

Muzeum wojny w Paryżu: „Wspominając te dawne czasy, nasuwa się automatycznie wspomnienie" – „Gdy wspominam te dawne czasy [...]"; „Miastem, w którym na każdym kroku spotykamy się z pamiątkami wojen i wojska, to Paryż" – „[...] jest Paryż"; „Niezapomniany obraz da nam Stendhal w obrazie widzianym oczami najmłodszego entuzjasty cesarza w *Pustelni parmeńskiej*" – „Niezapomniany opis [...]";

Panowie! Zaczynamy!: „Jeżeli jednak teatr misteriów, jakie oglądano z racji Bożego Narodzenia, zapustów, Wielkanocy, w cieniu Świętego Sulpicjusza lub Notre-Dame, były widowiskiem przede wszystkim dla oczu" – „[...] był widowiskiem [...]";

Radio Alameda wzywa PBY na Pacyfiku!: „Jej udział z wojny światowej – niemieckie posiadłości Pacyfiku – są niczym dla jej potrzeb" – „[...] jest niczym dla jej potrzeb"; „*Dreadnoughty* buduje się ze stali i w stosunku szybkim czasie" – „[...] stosunkowo [...]"; „została ostatnio zajętą" – „[...] zajęta";

Wojsko Stanisława Augusta: „znawcy wszystkich niuansów kraju, munduru, kształtu czapki, obyczai wojskowych" – „[...] kroju munduru, kształtu czapki, obyczajów wojskowych"; „Co prawda pułki artylerii nie wszystkie miały działa" – „Co prawda nie wszystkie pułki artylerii miały działa";

Ptaki albo „Zanim zaczną schodzić się goście, przetańczmy jeszcze raz menueta...": „Darwin notuje, że tych dwoje w dalszym ciągu błądzili po tym wybrzeżu pierwotnego kontynentu, pochylali się nad swoimi znaleziskami i nie obdarzali najeźdźców nawet spojrzeniem" – „[...] błądziło [...] pochylało się [...] nie obdarzało [...]"; „»Proszę nie szczypnąć!«" – „»Proszę nie szczypać!...«"; „*The village was renamed Warsaw in 1848 in sympathy with the Polish struggle for liberty...*" – „[...] *about 1848* [...]";

Tam, gdzie rosną poziomki – i gdzie pieprz rośnie...: „kopiariusze, munimenty, intercyzy, heraldiusze, *liber chamorum*, manifesty, obdukcje, przywileje, nadania, zapisy, dożywocia, protesty, roki sądowe, kwerele, silva rerum, nakazy, pozwy" – „[...] *libri chamorum*, [...] silvae rerum [...]"; „patenty oficerskie, rozkazy dzienne i *ordre de bataille*, dowody nadań odznaczeń i dekoracji wojskowych" – „[...] *ordres de bataille* [...]"; „dzienniki klasowe, tezy doktorskie, tableau maturalne, laurki" – „[...] tableaux [...]"; „chodzić na targ na zakupy" – „chodzić na targ po zakupy"; „Bo kiedy od dawnego przedziela mnie nie tyle czas, co przestrzeń" – „[...] ile przestrzeń";

Dzisiaj, przedwczoraj, wczoraj, jutro: „[...] nie miał prawa czy autorytetu interweniować w tej drażliwej sytuacji użycia dla humanitarnych celów swej broni służbowej" – „[...] nie miał prawa czy autorytetu w tej drażliwej sytuacji użycia dla humanitarnych celów swej broni służbowej"; „z pedantycznymi opisami wbijań na pal, gwałtów, pożarów, ludobójstwa" – „[...] wbijania na pal [...]; „O wczorajszym pisze o niej najmłodszy, Włodzimierz Odojewski, w swym *Zasypie wszystko, zawieje...*" – „O wczorajszym pisze z nich najmłodszy [...]";

Z Roksolanii: „rozstai" – „rozstajów"; „Brakowałoby tylko, ażebym za tymi zakochanymi w klasyce poetami polskiego renesansu nie wprowadził zamiast tego Iwana czy Kłymki jakiegoś Satyra, czyli Dzikiego Męża, czy też, idąc jeszcze dalej, nie wystroił z tego coś w rodzaju *L'après-midi d'un Faune*" – „Brakowałoby tylko, ażebym za tymi zakochanymi w klasyce poetami polskiego renesansu wprowadził zamiast tego Iwana czy Kłymki jakiegoś Satyra, czyli

Dzikiego Męża, czy też, idąc jeszcze dalej, wystroił z tego coś w rodzaju *L'après-midi d'un Faune*".

III. Krytyka i publicystyka literacka:

„Biosfera sztuki". (Próba przykładu): „Jeżeli wyobrazimy sobie kulę ziemską średnicy dwunastu tysięcy kilometrów i przy pomocy utartych terminów naukowych zróżniczkujemy na współśrodkowe sferyczne warstwy stratosfery, atmosfery, litosfery" – „[…] za pomocą utartych terminów […]; „transponowany tu z Wenecji rokoko" – „[…] transponowane […]";

Dwie recenzje: „Autor, wydaje się, że przykłada jednakową wagę" – „Autor, wydaje się, przykłada jednakową wagę";

Pisarz polski osiedlający się w Nowym Świecie. Odpowiedź na ankietę „The Pacific Spectator. [Wersja pierwsza]: „Wrażenia, jakie by nie były, są starciem się z zewnętrznym światem zamiaru" – „[…] są starciem z zewnętrznym światem zamiaru"; „pozwala na przewożenie w dyplomatycznym worku poprzez wszystkie kordony swoje przywileje" – „[…] swoich przywilejów"; „Odpowiedzialność tego czasami dochodzi do identyczności w postaciach twórców" – „Odpowiedniość […]"; „Nie mam na myśli praktycznego życia, ale kontemplacji tego, co czytam, studiuję i obserwuję w literaturze amerykańskiej" – „[…] kontemplację […]"; „zadziwiony światem okoliczności" – „zadziwiony zbiegiem okoliczności"; *[Wersja druga]*: „Wrażenia są starciem się z zewnętrznym światem zamiaru, jaki się nosi w sobie" – „Wrażenia są starciem z zewnętrznym światem zamiaru, jaki się nosi w sobie";

Jak się uczyli współcześni pisarze polscy. Odpowiedź na ankietę „Wiadomości": „Kiedy w roku 1923 ochodzono we Lwowie 150-letnią rocznicę" – „[…] obchodzono […] 150. rocznicę"; „w co włączało się zapewne i wszelkie odkrycia i chuchania na »obiecujących«" – „[…] włączały […]";

The little magazine: „Ostatnią kontrowersją-skandalem to nadanie mu nagrody poetyckiej" – „Ostatnia kontrowersja-skandal to nadanie mu nagrody poetyckiej"; „F.O. Matthiessen (profesor Harvard, znawca twórczości Henry Jamesa" – „[…] Harvardu […]"; „był domokrążczym sprzedawcą książek" – „[…] domokrążnym […]";

Henry James: „ten ekspatriata, który więcej niż połowę życia spędził na dobrowolnym wygnaniu w Europie" – „ten ekspatriant [...]"; „przełożył życie wpośród pewnej klasy ludzi starej Anglii i dopasował się do tego życia z taką zdolnością *mimicry*, i to z takim gustem, że niektórzy postawią mu z tego powodu zarzut grubego snobizmu" – „[...] i dopasował się do tego życia, i to z takim gustem i z taką zdolnością *mimicry*, że [...]", [według autografu wcześniejszej wersji]; „równocześnie od swych pierwszych powieści podejmuje temat" – „równocześnie w swych pierwszych powieściach podejmuje temat";

James Agee: „Ale między światem rzeczy i głębią krajobrazu widzi przede wszystkim ludzi" – „Ale między światem rzeczy a głębią krajobrazu [...]"; „zdjęć, jakich dokonał towarzyszący poecie w Alabamie Walker Evans" – „zdjęć, które wykonał [...]";

Robert Frost: „synekdotystą" – „synekdochistą";

Kartoteka: „od z górą dziesięć lat działającego Teatru Przygody" – „[...] dziesięciu lat [...];

IV. Publicystyka społeczno-kulturalna:

„Bateria śmierci" 1. Pułku Artylerii Motorowej. W święto Pułku: „Oto jeszcze raz wstaje ponad nią dzień wrześniowy" – „[...] ponad nim [...]"; „W ich pułku na pamięć tego każda 1. Bateria nosi nazwę »Baterii Śmierci«" – „W ich pułku na pamiątkę tego [...]";

Święto 16. Dywizjonu Artylerii Motorowej: „Padają słowa kaznodziei za słowami poety" – „[...] ze słowami poety";

Święto 16. Dywizjonu Artylerii Motorowej. (Audycja na dzień 21 września 1941): „Kilka akordów z marszu artyleryjskiego" – „[...] z marsza [...]"; „Na pamięć tego czynu 1. nasza Bateria nosi miano »Baterii Śmierci«" – „Na pamiątkę tego czynu 1. nasza Bateria nosi miano »Baterii Śmierci«";

Stalin o językoznawstwie: „Jedynymi spadkobiercami Marksa i Engelsa uważają się Lenin, a po nim Stalin" – „Za jedynych spadkobierców Marksa i Engelsa [...]"; „oddziaływuje" – „oddziałuje";

Paderewski: „powziął się obrony jej spraw" – „podjął się obrony jej spraw";

Fundacja Kościuszkowska: **„Gdzie konia kują, tam żaba nogę nastawia"** – „[...] **nadstawia"**; „z tej cyfry wymienia się tylko imiennie połowę" – „[...] imiennie tylko połowę"; „Dalszymi ich zadaniami jest niesienie pomocy na badania naukowe" – „Dalszym ich zadaniem jest [...]"; „przysłowie: »Gdzie konia kują, tam żaba nogę nastawia«" – „[...] nadstawia"; „Jego pasem barkowym to znowu skupisko" – „Jego pas barkowy [...]"; „Przykładem chociażby jest zorganizowanie" – „Przykładem jest chociażby zorganizowanie"; „w Szkole Muzyki im. Juilliard w Nowym Jorku" – „[...] Juillarda [...]"; „nie można przemilczeć jej współtwórcy, współzałożyciela i wieloletniego gospodarza, jakim jest prezydent fundacji profesor Stefan Paweł Mierzwa" – „[...] którym jest [...]";

Polskie ziarno, niwa amerykańska. Zjazd naukowców polskiego pochodzenia w Nowym Jorku: „przy współudziale gości i zaproszonych stałe uczestnictwo przez przeciąg trzech dni wykazuje liczba ponad sześciuset osób" – „[...] liczbę [...]"; „świetnego polskiego logistyka i filozofa, nieżyjącego już profesora Kazimierza Ajdukiewicza" – „[...] logika [...]"; „w Santiago w Chile" – „w Santiago de Chile"; „logistyk Jan Łukasiewicz" – „logik [...]"; „logistyk Alfred Tarski" – „logik [...]"; „Było tu reprezentowanych 84 wyższych uczelni" – „Były tu reprezentowane osiemdziesiąt cztery wyższe uczelnie"; „Profesorem Uniwersytetu Toronto w Kanadzie był fizyk teoretyczny Leopold Infeld" – „[...] Uniwersytetu Torontońskiego [...]"; „Teodor Domaradzki – z Uniwersytetem Montrealu w Kanadzie" – „[...] z Uniwersytetem Montrealskim [...]"; „profesor Bogdan Zaborski z Uniwersytetu Montrealu w Kanadzie" – „[...] z Uniwersytetu Montrealskiego [...]"; „Mówił w nim o doniosłym dokumencie z roku 1264, wydanym przez księcia Bolesława Pobożnego: przywileju znanym pod nazwą statutu kaliskiego, a mówiącym o prawach Żydów osiedlających się w Polsce, ustanawiając na ziemi polskiej schron, azyl, dla narodu żydowskiego" – „Mówił w niej [...] ustanawiającym [...]"; „brak zainteresowania się dobrami materialnymi" – „brak zainteresowania dobrami materialnymi";

Jan kardynał Król, arcybiskup Filadelfii: „W roku 1967, gdy temu właśnie Janowi, dzisiaj arcybiskupowi Filadelfii, papież włożył na głowę kapelusz kardynalski, a na tytularną siedzibę w Rzymie wyznaczył nowemu purpuratowi kościół Santa Maria della Mercede" – „W roku 1967 temu właśnie Janowi [...]"; „oddziaływują" – „oddziałują"; „Filadelfia i Pensylwania do dziś dzień jest terytorium wielu różnych przekonań religijnych" – „[...] po dziś dzień są [...]".

V. Warianty:

Kapitan Blood. [Wersja druga]: „asonansy" – „asonanse"; „Wara ze swoją głową *caput mors*" – „[...] *caput mortis*";

Stacja Zielona: „wydobyto kłąb sznuru" – „[...] sznura"; „kolumny i toczenia dzwonów zegarowych St-Étienne-du-Mont, słyszane w bezsenne noce malarskiej mansardy w Paryżu" – „[...] słyszanych [...]"; „Robiłem to przy pomocy tak zwanej »kociuby«" – „[...] za pomocą [...]";

Zabawa w „zielone". [Wersja pierwsza]: „kiedy myślę, że ma pewnie właściwości dzięki specjalnym bakteriom" – „[...] pewne [...]";

Paderewski. [Wersja drukowana]: „prezydent dołącza do grupy osób stojących pod pomnikiem poświęconemu tym, którzy przed przeszło pół wiekiem zginęli na pokładzie pancernika »Maine«" – „[...] poświęconym [...]";

Fundacja Kościuszkowska i jej słownik: „Przykładem chociażby jest zorganizowanie" – „Przykładem jest chociażby zorganizowanie";

Ziarno polskie, niwa amerykańska: „Profesorem Uniwersytetu Toronto w Kanadzie był fizyk teoretyczny Leopold Infeld" – „[...] Uniwersytetu Torontońskiego [...]"; „Teodor Domaradzki – z Uniwersytetem Montrealu" – „[...] z Uniwersytetem Montrealskim"; „profesor Bogdan Zaborski z Uniwersytetu Montrealu w Kanadzie" – „[...] z Uniwersytetu Montrealskiego [...]"; „mówi o idei amerykanizmu przebijającej w twórczości Reymonta, szczególnie zaś w idealizacji postępu w jego *Ziemi obiecanej*" – „[...] szczególnie zaś o idealizacji postępu w jego *Ziemi obiecanej*";

VI. Fragmenty:

[*W niewypowiedziany zimny ciemny zimowy ranek...*]: „upewniał się w straszliwym postanowieniu i zaparciu się w siebie, i umacniał w sobie żelazną konsekwencję" – „[...] zaparciu się w sobie [...]";

[*Leżałem jeszcze w łóżku...*]: „zapalam gaz: pstryk! przy pomocy metalowej zapalniczki do gazu" – „[...] za pomocą [...]";

[*Dlatego też wielu rzeczy nie mogłem zrozumieć...*]: „i jak to wychodził?" – „i jak na tym wychodził?"; „jak przy pomocy tego schematu mam sobie urządzić" – „[...] za pomocą [...]"; „Dlatego omijając kodeksy, bardzo brutalnie ją remediowano, począwszy przez ostre pobicie przez policjanta, skończywszy na doraźnym, czasem okrutnym samosądzie – „Dlatego omijając kodeksy, bardzo brutalnie ją remediowano, począwszy od ostrego pobicia przez policjanta, [a] skończywszy na doraźnym, czasem okrutnym samosądzie"; „Jeszcze najpewniej czujemy się w rutynowanym kieracie" – „[...] rutynowym [...]";

[*Poligon leżał pomiędzy Bugiem i Muchawcem...*]: „Szabla była francuska, pod rękojeścią na klindze było wytrawione: „*Sabre de reglement de cavalerie, model 1818*" – „[...] „*Sabre de régiment de cavalerie, modèle 1818*";

[*Było to rano w Rachov...*]: „Było to rano w Rachov, kiedy przespałem się po prostu na gołej ziemi z Kowerskim, przykryci jakąś plandeką" – „[...] przespaliśmy się [...]"; „Mój Kowerski zawsze jest w ruchu, utyka na swej nodze" – „[...] utyka na swą nogę"; „i przy tym szczęściarstwo to, co robi, że wszystko się składa i wychodzi właśnie tak, jak przystoi" – „i przy tym szczęściarstwo tego, co robi [...]"; „i chłopy śmiały się im gęby od razu do tego folwarcznego trochę pohukiwania" – „i chłopom śmiały się gęby od razu do tego folwarcznego trochę pohukiwania"; „popielatych od kurzu, spod którego zielono, rdzawo i brunatnożółto sukno munduru ściągającego się w fałdy i zmarszczki na zgięciach i barkach, kiedy szelki pasa wrzynają się w obojczyki i buty z cholewami są białe od gleby startej na proch, i w spoconych dłoniach, pociemniałe od potu barki, i pałające twarze od słońca i zmęczenia" – „popielatych od kurzu, spod którego [widać] zielone, rdzawe i brunatnożółte sukno munduru ściągające się w fałdy i zmarszczki na zgięciach [rąk] i barkach, kiedy szelki pasa wrzynają się w obojczyki i buty z cholewami są białe od gleby startej na proch, i o spoconych dłoniach, [i mają] pociemniałe od potu barki, i pałające twarze od słońca i zmęczenia"; „gałęzie młodych grabów i jesionów miedzowych, dalej widać zieleńsze, różowe jak ugór" – „[...] różowe jak ugier";

[*W przeddzień naszej wyprawy było Sylwestra...*]: „Nie było chyba człowieka bardziej zbliżającego się do celu z tą szybkością, co ja w ówczesny poranek" – „[...] niż ja w ówczesny poranek"; „i to – te mewy szalenie mię rażą, przyzwyczajony do naszych kruków i gawronów zimowych" – „[...] przyzwyczajonego [...]";

Wyeliminowano nie uzasadnione względami stylistycznymi powtórzenia wyrazów w zdaniach: „**Ziemia** czarnymi gejzerami tryskała w niebo, a strzępy podartego słońca tańczyły po ~~**ziemi**~~" (*Cel* – skreślone słowo zastąpiono zaimkiem „niej"); „Niezwykłością tego podgórza karpackiego były przede wszystkim góry. Ich sąsiedztwo sprzyja ~~**jakby**~~ odosobnieniu, bo są ~~**jakby**~~ naturalną przeszkodą, przegrodą, wałem, w którym każda dolina jest osobnym światem, w każdym z ogniw tego łańcucha gór zachowuje się osobny język, obyczaj, strój, kultura materialna" (*Inwokacja do powiatu latyczowskiego*); „Ale i wpośród współczesnych **sobie**, i dzisiaj zyskał ~~**sobie**~~ tytuł Mistrza przez wielkie »M«" (*Henry James*); „Na **poezji jego** poznano się w Anglii, dokąd wyjechał na trzy lata w roku 1912. Tutaj ukazały się dwa pierwsze zbiory ~~**jego poezji**~~ i one to otworzyły mu drogę do sławy w Ameryce" (*Robert Frost*); „Brak miejsca nie pozwala wyliczyć tych, którzy **reprezentują** inne działy nauk humanistycznych i ścisłych ~~**reprezentowanych**~~ na zjeździe" (*Polskie ziarno, niwa amerykańska*); „Brak miejsca nie pozwala wyliczyć tych, którzy **reprezentują** inne działy nauk humanistycznych i ścisłych ~~**reprezentowane**~~ na zjeździe" (*Ziarno polskie, niwa amerykańska*); „Raz, pamiętam, ~~**mało**~~ chłop z koniem, wozem i babą **mało** się nie potopili, kiedy chciał przeprawić się na drugą stronę" ([*Poligon leżał pomiędzy Bugiem i Muchawcem...*]); „A trochę dalej tartak i żółto, i pomarańczowo ~~**tam**~~ od gór trocin **tam**, gdzie trociny świeże", „i nikt się zresztą tego u nas nie wstydzi[ł] ani ~~**jeszcze**~~ w pokoleniu mego dziadka, który **jeszcze** siedział na wsi między chłopami" ([*Było to rano w Rachov...*]); „Przez przednią szybę widzę ~~**widzę**~~ z daleka góry" ([*W przeddzień naszej wyprawy było Sylwestra...*]).

Tytuł ostatniego napisanego przez Haupta opowiadania, figurującego jako *Złota hramota* w opracowanym przez Renatę Gorczyńską zbiorze *Szpica*, zmodyfikowano, respektując wolę pisarza wyrażoną w liście do Jerzego Giedroycia: „Gdyby to miało kiedyś pójść do druku, to chciałbym zrobić zmianę w tytule na *Zołota hramota*, a więc wersję w pełni ukraińską, a to żeby odróżnić od podobnego tytułu jednej z książek Łobodowskiego"[11]. Spolszczono tytuł *New York +70°*, a tytuł *Zapisków autobiograficznych* zmieniono na *Pisarz polski osiedlający się w Nowym Świecie. Odpowiedź na ankietę „The Pacific Spectator"* zgodnie z najnowszymi ustaleniami na temat genezy tego tekstu[12].

Adresy bibliograficzne niektórych pierwodruków i nieliczne niezbędne uzupełnienia redakcyjne tekstu podano w nawiasach kwadratowych.

Aleksander Madyda

---

11 List Z. Haupta do J. Giedroycia z 10 grudnia 1972, Archiwum Instytutu Literackiego w Paryżu.

12 Zob. Z. Haupt, *Listy do redaktorów „Wiadomości"*, oprac. i przyp. opatrzył A. Madyda, konsult. edyt. B. Dorosz, Toruń 2014, s. 54.